これならわかる!

褥瘡ケア

ケアの基本から、ケース別の予防、治療まで

昭和大学横浜市北部病院看護部次長
佐々木舞子 編著

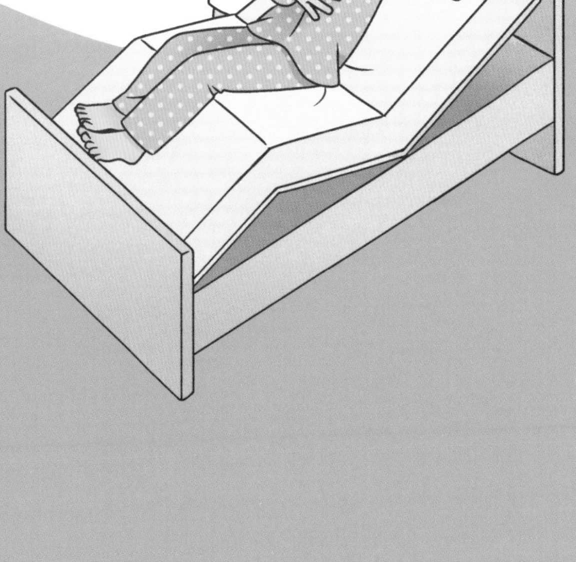

ナツメ社

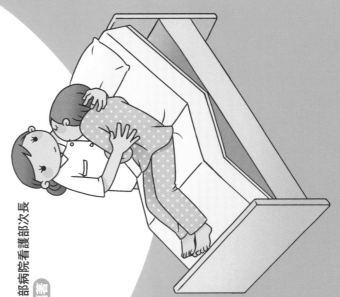

はじめに

褥瘡は診療現場でよく遭遇する疾患で、いったん発生すると治療に難渋することが少なくありません。しかも、悪化すると患者さんの苦痛は強まり、QOL（生活の質）も低下していきます。

私たち看護師は、患者さんに最も近い存在であり、患者さんに褥瘡ができないよう予防ケアに取り組み、あるいはすでに褥瘡がある場合は、適切な介入を行って褥瘡の改善に努めています。ただし、そうした褥瘡ケアは看護師だけでできるものではありません。医師（形成外科医や皮膚科医など）、薬剤師、管理栄養士などの協力があってはじめてより良い褥瘡ケアを提供することができます。昭和大学の各病院でも、多職種による褥瘡対策チームが構成されており、病棟における褥瘡対策に力を入れています。

今回、本書を企画するにあたり、各病院でWOCナース（皮膚・排泄ケア認定看護師）として活動している看護師、管理栄養士、さらに当院・褥瘡対策チームの形成外科医、皮膚科医の先生方にご執筆いただきました。折しも、2022年に日本褥瘡学会より『褥瘡予防・管理ガイドライン（第５版）』が発表され、執筆者からは「改訂ガイドラインを含め、改めて褥瘡ケアの基本を振り返るよい機会になった」という声もいただいています。私たちにとっても、執筆をとおして今後の看護実践に役立つものになったと実感しています。

本書は、褥瘡ケアの基本的な内容が中心ですが、私たちが現場で遭遇した症例やケア方法についても紹介しています。現場で褥瘡ケアに取り組んでいらっしゃる医療者の方々の参考になれば幸いです。また、褥瘡ケアについてもっと深く知りたいという看護師の方は、ぜひ皮膚・排泄ケア認定看護師の取得をめざしていただきたいと思います。皮膚・排泄ケア認定看護師は、褥瘡の治癒過程または患者さんのQOLの改善過程において、患者さんと一緒に治療に取り組み、達成感を得ることのできる、責任とやりがいのある仕事です。

本書が日々の褥瘡ケアに役立ち、さらには資格取得へのきっかけになれば、このうえない幸せです。

昭和大学横浜市北部病院
皮膚・排泄ケア認定看護師
佐々木 舞子

もくじ

Part1 褥瘡ケアの基礎知識

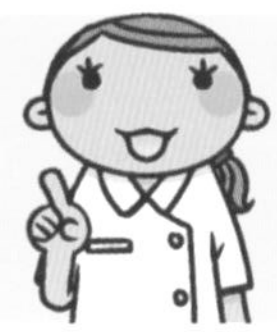

Part2 褥瘡を予防する

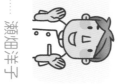

Part3 褥瘡を治療・管理する

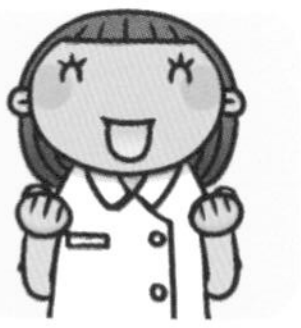

Part4 自重褥瘡と間違われやすい創傷

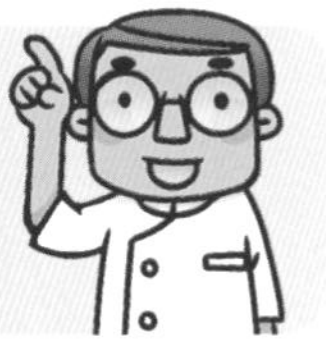

本書で取り上げた創傷被覆材、薬剤、医療機器等は例として紹介しているものであり、特定の商品を推奨するものではありません。また、これらについては、必ず最新の添付文書や取り扱い説明書をご確認ください。

本書の使い方

POINT 節ごとのポイントを箇条書きで記しています。

イラスト・写真でわかりやすく解説しています。

重要語句を赤字で示しています。

重要ポイントを**下線**で示しています。

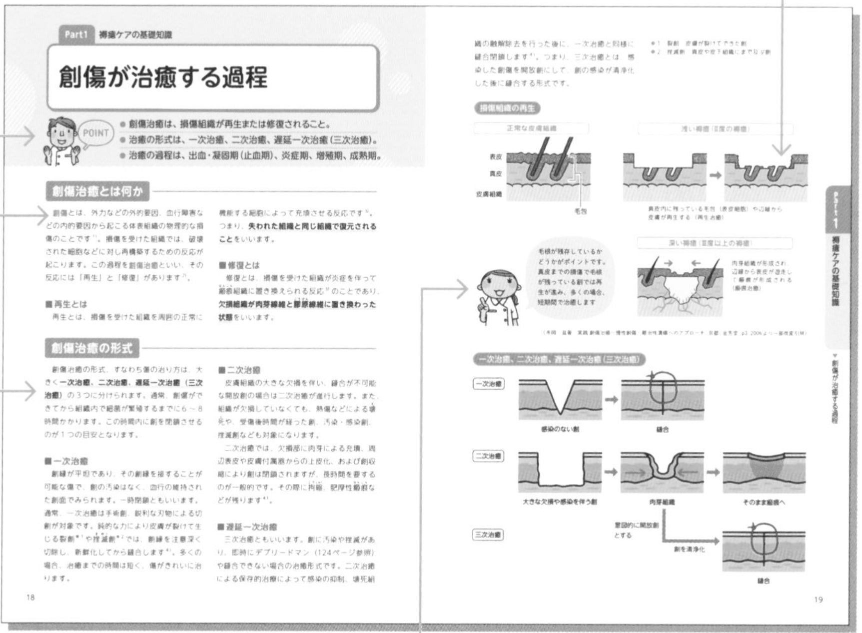

その他のポイントをふきだしで示しています。

動画の視聴方法

本書の ▶動画 マークの箇所は、YouTubeで解説動画が視聴できます。

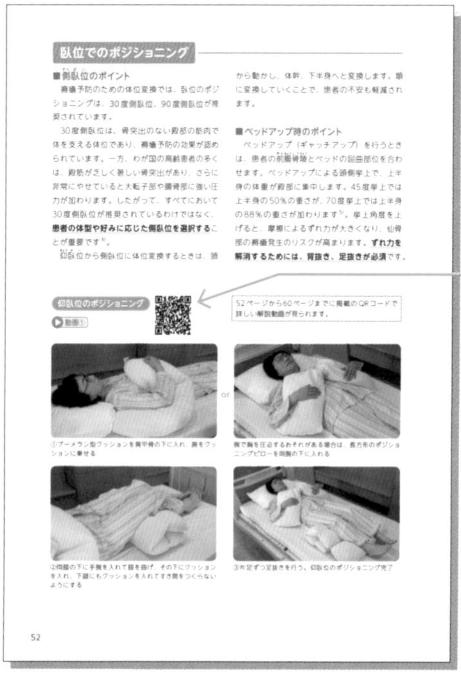

QRコードをスマートフォンなどのカメラで読み取り、YouTubeの解説動画を再生することができます。

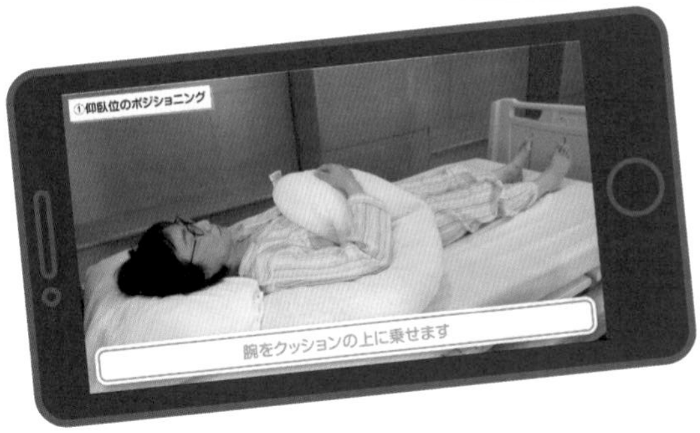

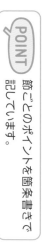

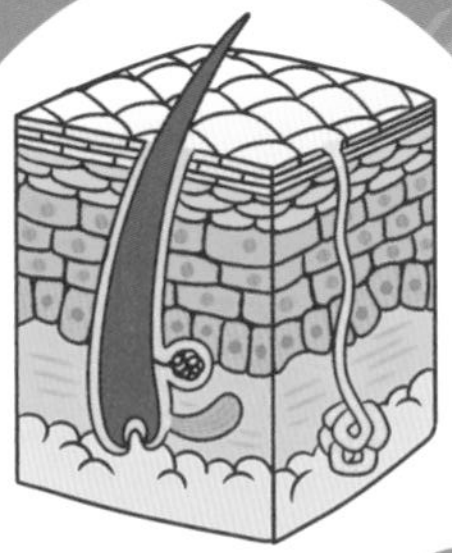

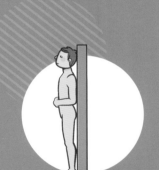

Part1
褥瘡ケアの基礎知識

褥瘡はどうやってできるのか、
どうやって治癒していくのかを
理解しましょう

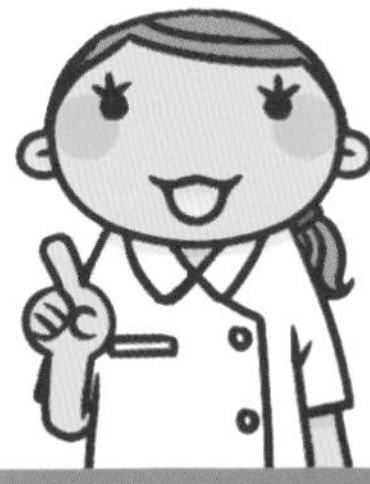

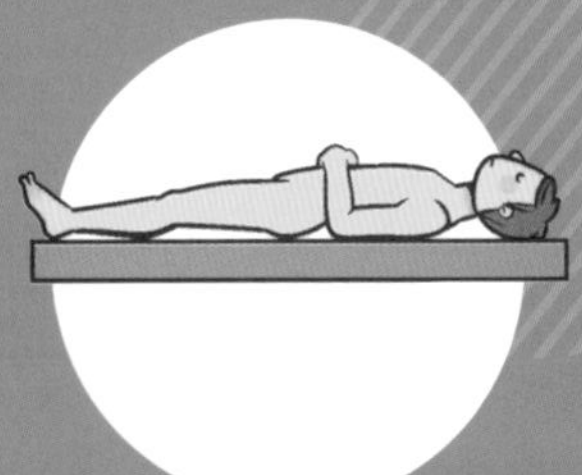

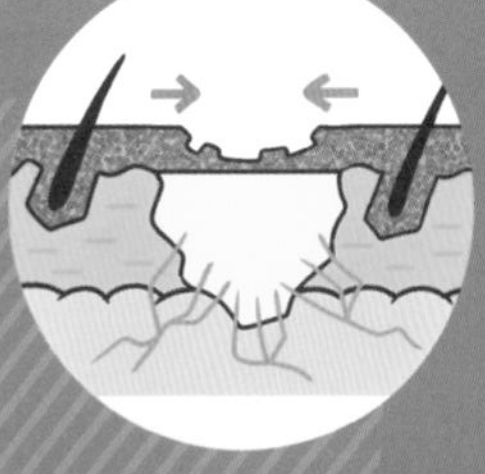

知っておきたい皮膚の構造

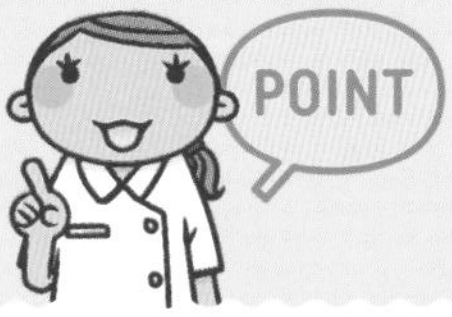

- 表皮は皮膚のバリア機能を担っている。
- 真皮には毛細血管が張り巡らされており、神経も通っている。
- 皮下組織の大部分は脂肪組織で、真皮と深部組織をつなげている。

皮膚の構造

皮膚は人体の一番外側で体の表面を覆っており、私たちを守ってくれている人体最大の臓器です[1)]。成人の皮膚面積は約1.6m^{2}で、畳１枚分に相当します[2)]。

皮膚の構造は表面から順に、**表皮**、**真皮**、**皮下組織**の３層構造から成り、これ以外に毛孔や皮脂腺、汗腺などの付属器があります[3)]。

皮膚の構造

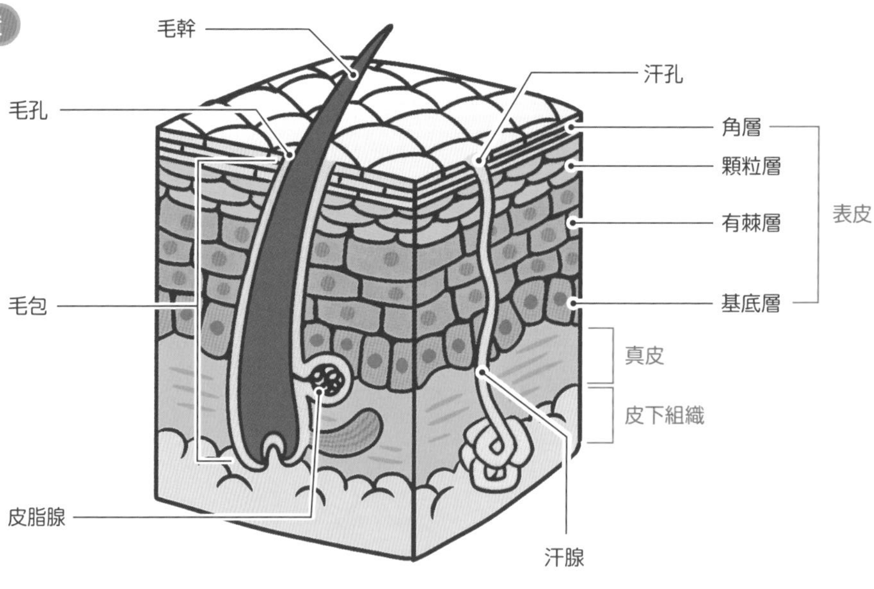

表皮

■4層構造の薄い膜

表皮の厚さは約0.2mmで、角化細胞がそのほとんどを占めます[3)]。表皮は、下から順に基底層、有棘層《ゆうきょくそう》、顆粒層、角層と４層で構成されている**非常に薄い膜状の組織**で、生体防御の最前線として生命の維持や身体の健康に重要な器官です[4)]。

■皮膚の新陳代謝のしくみ

表皮では、絶えず新しい細胞が生まれ、**新陳代謝を繰り返しています。**

まず、表皮の一番下にある基底細胞が細胞分裂し、２つに分かれた細胞の片方が有棘層、顆粒層へと皮膚表面に向かって分化していき、それによって古い細胞は押し上げられていきます。

古い細胞は最終的に細胞死し、それが角層で層を成し（約10層）、その最外層がいわゆる“垢《あか》”として皮膚から剥がれ落ちます。これが皮膚の新陳代謝であり、通常45日を要するといわれています[3]。

■皮膚を守るバリア機能

表皮は、皮膚の最大の機能である**バリア機能を担っています。**

①**角層のバリア機能**：表皮の分化の最終段階である顆粒細胞は、強度の高い構造性蛋白質を豊富に含んでおり、細胞死を迎える際に強く凝集して強固な角質細胞となります。また、顆粒細胞からはセラミドを主とする脂質成分が分泌され、角層の角質細胞と角質細胞の隙間では脂質成分や水分の多重構造が形成されています（角質細胞間脂質）。

②**顆粒層のバリア機能**：基底層から顆粒層にかけては、それぞれの細胞から無数の突起（細胞質突起）が伸び、細胞同士が隙間なく密着し整列しています[4]。隣り合う細胞と細胞の隙間をぴったりとくっつけるタイトジャンクションという構造を形成しており、細胞間を体液や物質が通過するのを防いでいるのです[3、5]。

表皮における皮膚の新陳代謝

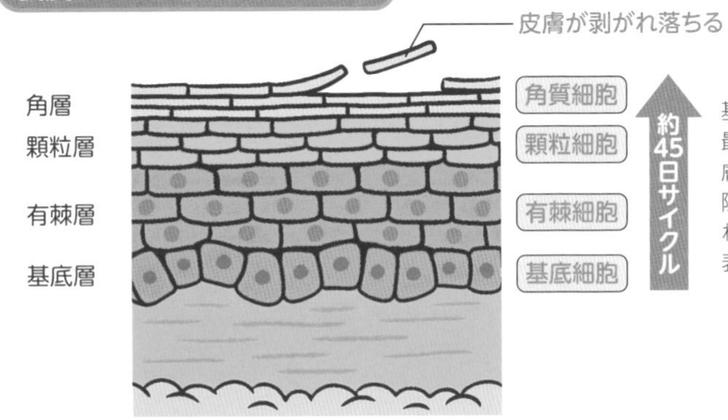

基底細胞から顆粒細胞、有棘細胞へと分化し、最終的に角質細胞となり、“垢”となって皮膚から剥がれ落ちる。この過程は皮膚の「新陳代謝」あるいは「ターンオーバー」と呼ばれている。新陳代謝が繰り返されることで、表皮は常に新しくなる

表皮のバリア機能

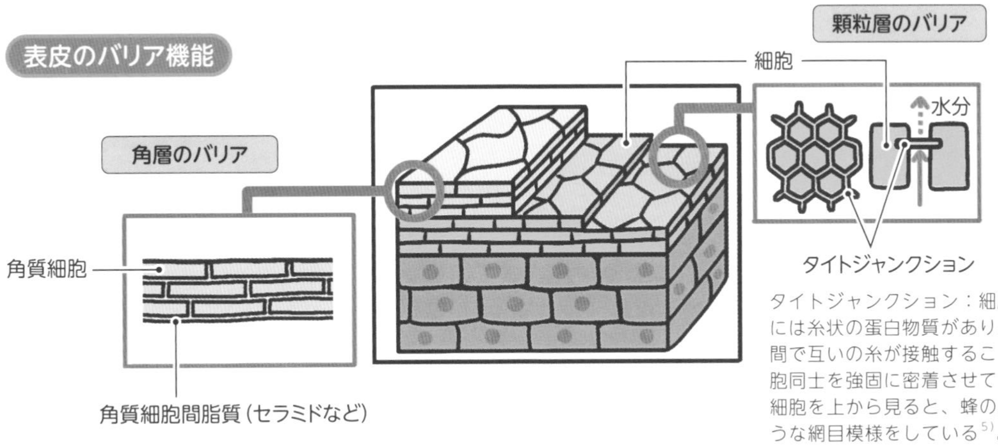

タイトジャンクション：細胞の膜には糸状の蛋白物質があり、細胞間で互いの糸が接触することで細胞同士を強固に密着させている。細胞を上から見ると、蜂の巣のような網目模様をしている[5]。

真皮

真皮は体重の15～20％に相当します[1]。真皮は**膠原《こうげん》線維（コラーゲン）を多量に含む**厚い組織であり、表皮の約40倍の厚さがあります[3]。真皮には血管、リンパ管、神経、汗腺、皮脂腺なども存在し、血管の周囲には肥満細胞が分布しています。

■真皮の血管走行

真皮の血管走行をみてみると、動脈は皮下組織から上行して真皮に入り、真皮の深い部分で、

表皮に平行した網目状の構造（網工《もうこう》）を形成します（皮下血管叢《けっかんそう》）。さらに血管は垂直に上行し、乳頭下で第２の網工を形成します（乳頭下血管叢）。ここから血管は細く毛細血管となり、真皮乳頭でループの形をとった後、静脈へ下行します。静脈も動脈と同様に２つの網工を形成します[6]。

この真皮内の血管が垂直に走る解剖学的特徴が、「ずれ応力」が発生した際に表皮と真皮上層で虚血が起こり、褥瘡やスキン-テアが発生することにも関与していると考えられます。

■神経の分布

真皮には**知覚神経と自律神経が分布しています。**触覚や圧覚、振動覚などの感覚[6]や血管や汗腺の機能を調節し、真皮の特定部分への血流を調節することにより、体温調節に重要な役割を果たしています。

表皮の血管走行

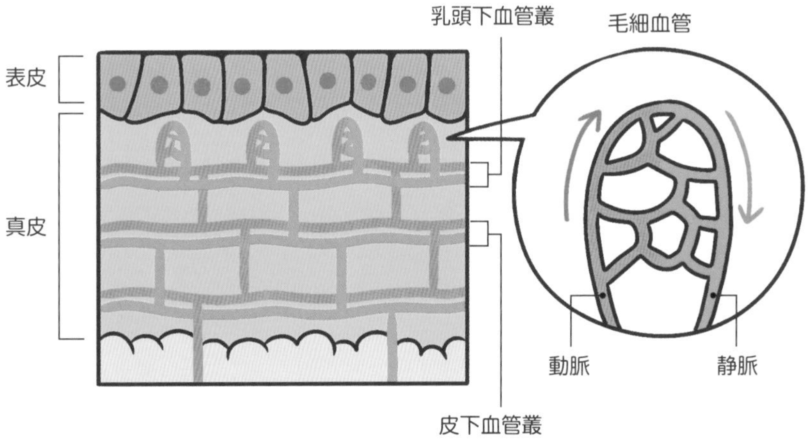

毛細血管には、動脈から皮膚に栄養や酸素を送り、一方で老廃物を回収して静脈に送る働きがある

皮下組織

皮下組織とは真皮の下にある層のことで、大部分が脂肪細胞で構成されていることから、皮下脂肪組織ともいわれます。

皮下組織には、中性脂肪を貯蔵する役割のほか、外力に対するクッションの役割、保温機能の役割もあります[7]。皮下組織の保温機能とは、寒いときは皮下脂肪によって体温が外気へ逃げ出さず、体温の低下を防ぎます。一方、暑いときは、外気の暑さが体内に伝わりにくく、体温の上がりすぎを防ぎます。

また、真皮から産生された線維束が皮下組織に存在し、さらに筋膜や骨膜まで至ることで、真皮とそれより深部の組織を強固なものにしています。

【引用・参考文献】

1）草津民子：高齢者のかゆみ／高齢者の皮膚の解剖生理. とくにかゆみについて. WOC Nursing. 3（1）, 7-12, 2015
2）鈴木定, 古田恭子：ナースのためのやさしくわかる褥瘡ケア第2版. 東京, ナツメ社, p10-11, 2013+
3）日本創傷・オストミー・失禁管理学会編：スキンケアガイドブック. 東京, 照林社, p4-9, 2017
4）峰松健夫ほか：浸軟皮膚における組織構造とバリア機能の変化. 日本創傷・オストミー・失禁管理学会誌, 15（4）, 278-281, 2012
5）久保亮治：皮膚バリア機構の解明. 科研費NEWS, Vol.1, p17, 2017 https://www.jsps.go.jp/j-grantsinaid/22_letter/data/news_2017_vol1/p17.pdf
6）北海道大学大学院医学研究院皮膚科学教室：あたらしい皮膚科学（第3版1章）ー皮膚の構造と機能「C. 真皮」, p17-20 https://www.derm-hokudai.jp/textbook-md/txtmd-01
7）北海道大学大学院医学研究院皮膚科学教室：あたらしい皮膚科学（第3版1章）ー皮膚の構造と機能「D. 皮下脂肪組織」, p20 https://www.derm-hokudai.jp/textbook-md/txtmd-01

なぜ褥瘡はできるのか

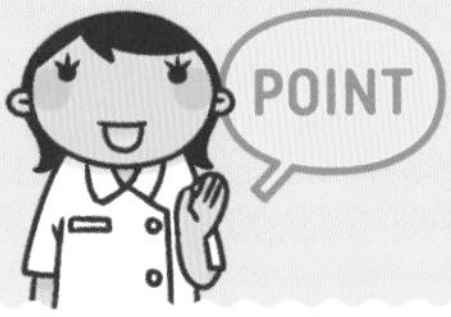

- 褥瘡はさまざまな要因が複合的に組み合わさって起こる。
- 褥瘡発生に外力（圧力、ずれ、摩擦）、応力が関わっている。
- 弱い外力でも時間が長ければ褥瘡は発生する。

褥瘡発生の要因

褥瘡はなぜできるのでしょうか？　「寝たきりで関節拘縮《こうしゅく》があるから」、「体位変換の間隔が長すぎたから」、「適切な体圧分散用具が選択されていないから」、「栄養状態が悪いから」、「スキンケアが適切に行われなかったから」、「疼痛《とうつう》コントロールが不十分だったから」などが思い当たるかもしれません。これらはいずれも褥瘡の要因ですが、１つの要因で発生するものではありません。

褥瘡発生の概念図に示すように、固体要因、環境・ケア要因、および褥瘡発生しやすくなる発生状況も加わり、**さまざまな要因が複合的に組み合わさって褥瘡発生に至ります**[1～3]。

褥瘡発生の概念図

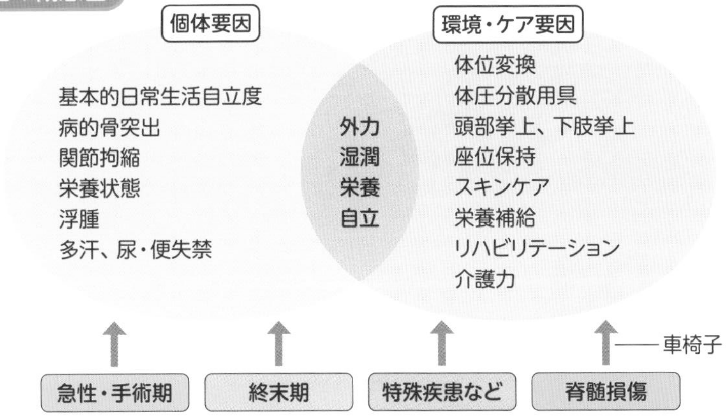

（日本褥瘡学会学術教育委員会：褥瘡発生要因の抽出とその評価．褥瘡会誌，5，136-149，2003より一部改変）

褥瘡が発生しやすい状況と要因

患者の状況	要因
寝たきりの高齢者	自力体位変換困難、低栄養、廃用性萎縮、スキンケア困難、身体拘束、ネグレクトなど
急性期	発熱、疼痛、知覚低下、意識障害など
周術期	術前安静、術中体位、手術時血圧低下、カテコールアミン、術後疼痛除去など
特殊疾患・状態	脊髄損傷、神経変性疾患、精神疾患、鎮静薬使用、身体抑制、急性薬物中毒、糖尿病、血液透析など
終末期	疼痛、呼吸困難、低栄養など

（宮地良樹，溝上祐子編：褥瘡治療・ケアトータルガイド．照林社，p24，2009より引用）

褥瘡の定義

日本褥瘡学会によると、褥瘡の定義は、「身体に加わった外力は骨と皮膚表層の間の軟部組織の血流を低下、あるいは停止させる。この状況が一定時間持続されると組織は不可逆的な阻血性障害に陥り褥瘡となる。」[4] とあります。

ここで重要なことは、皮膚への単なる圧迫ではなく、**さまざまな外力が加わって褥瘡が発生する**ということです。

皮膚に強い**外力**が加わると、皮膚の下の動脈が閉塞して虚血に陥り、組織への酸素や栄養の供給が滞るようになります。さらに、ずれ力が加わると血管が変形しやすくなるため、弱い外力でも血管が閉塞してしまいます。

外力が血管に及ぼす影響

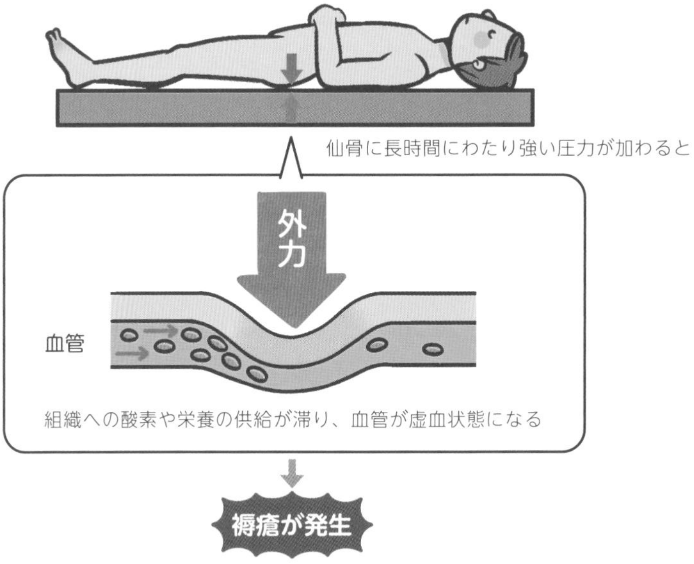

褥瘡発生に関わる外力

■外力と応力

褥瘡発生に関わる外力とはどのようなものがあるでしょうか？

外側から物体に力を加えることを、「圧力」、「ずれ」、「摩擦」などの用語で示すことができますが、これらは全て「外力」という用語で表すことができます。

一方、外力が物体に作用することにより物体内に生じる力を「応力」といいます。実際には、外力は生体内では応力となりさまざまな方向に働きます。**応力は、「圧縮応力」、「引っ張り応力」、「せん断応力」**の3種類に分けられます[5]。

3つの応力

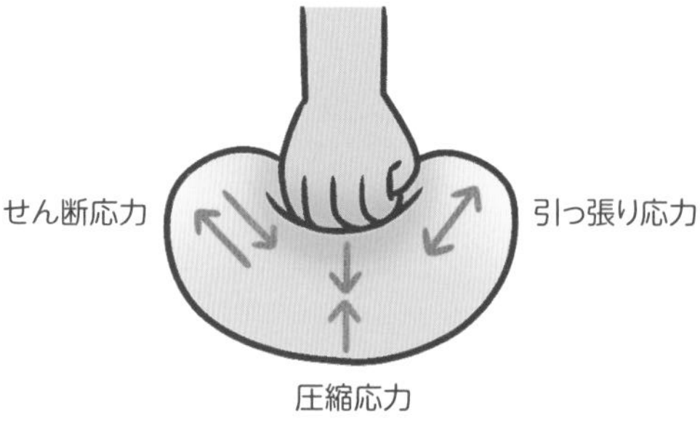

皮膚への圧迫などの外力を受けたとき、生体内部では同時に3つの力が働く

外力と褥瘡発生[6)]

圧力

❶ベッド上の仰臥位では、ベッドの上面に体重がかかることで、仙骨部の皮膚に圧力（外力）が加わる。

❷生体内組織では圧縮応力が生じ、組織深部では引っ張り応力によって皮膚組織が引き伸ばされ、血管がつぶれて虚血状態となり、褥瘡が発生する。

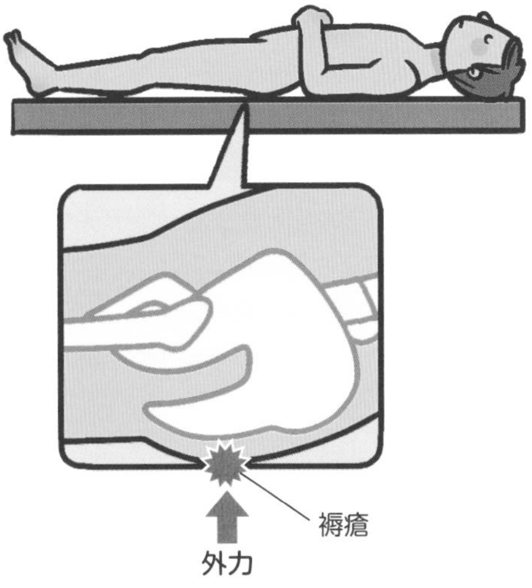

摩擦とずれ

❶ベッド上での頭側挙上では、身体は自身の重みで下方向にずり落ちようとするが、ベッドは上方向に上がるため、皮膚とベッドとの間には水平方向に摩擦とずれ（外力）が生じる。また、ベッドの上面に体重がかかることで、仙骨部や尾骨部の皮膚に圧力（外力）が加わる。

❷皮膚に２つの逆方向の力が働くことで、生体内組織ではせん断応力（ずれ力）が生じる。組織深部にせん断応力と圧力による圧縮応力が伝わり、引っ張り応力が生じる。こうした力が加わることで、皮下の毛細血管が大きく変形し、血流障害が増強して、褥瘡が発生する。

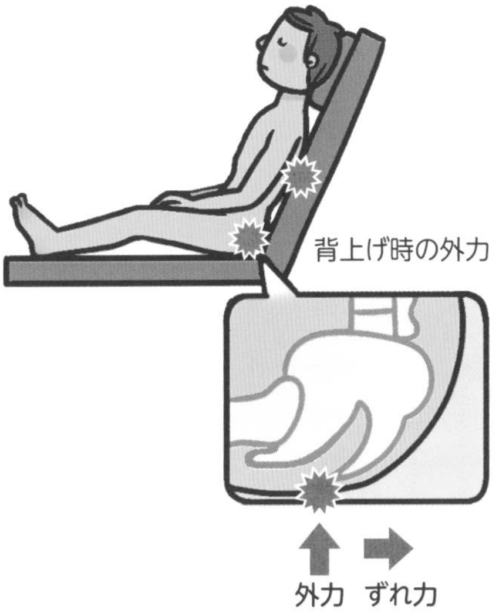

■応力も踏まえた褥瘡予防を

骨突出がある人を対象に、体表面の圧と生体内の圧を測定したところ、生体内の圧が体表面よりも３～５倍であったという報告[7)]があります。また、円座による弊害はよく知られていますが、これも応力の概念から理論的に説明ができます。踵に円座を使用している場合、踵部への圧力（外力）はありませんが、生体内では引っ張り応力やせん断応力が生じているため、踵部に褥瘡が発生したり悪化してしまいます。

こうしたことから、褥瘡予防を考えるときは外力だけでなく、応力も考慮していくことが望ましいでしょう。

円座使用による応力の影響

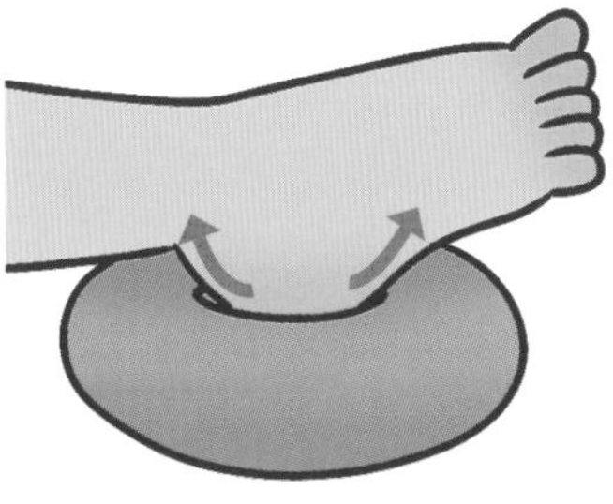

踵への圧力はゼロでも、応力はゼロではない

■外力と時間の関係

皮下の動脈系の毛細血管圧は32mmHgであり、そのため32mmHg以上の圧が加わると血流が阻害され、褥瘡が発生すると考えられています。

生体に大きな外力が加わっても、瞬間的な時間であれば血流が途絶することはなく、生体にもほとんど影響を及ぼしません。一方、弱い外力でも長時間の圧力が加わると、組織の壊死《えし》を引き起こすことがあります[5]。すなわち、長時間の圧力によって静脈系の毛細血管にうっ滞、組織に浮腫が生じ、さらに動脈系の血流も低下して、組織が低酸素状態となります。そうして静脈内に血栓を引き起こし、最終的に静脈圧、組織圧が動脈圧を上回って虚血に至ります[1]。

このように、**外力と時間の組み合わせ**が、毛細血管に及ぼす実際の物理的な要因となります[5]。

褥瘡発生までの経過

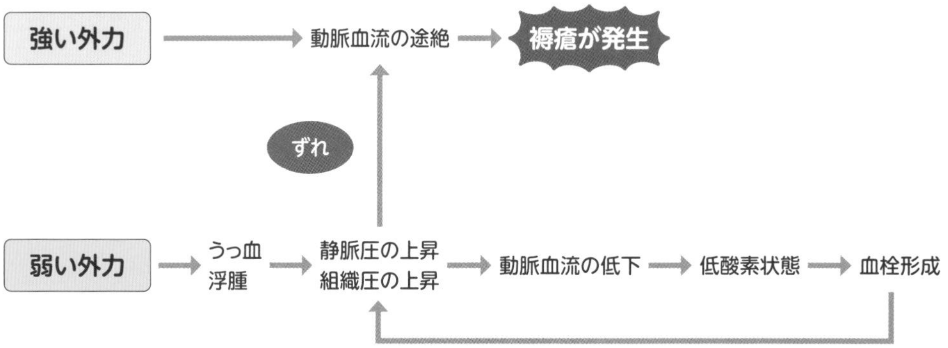

（岡田克之：特集 高齢者の褥瘡1. 褥瘡のリスクアセスメントと予防策. 日老医誌. 50, 583-591, 2013より一部改変）

外力（応力） × **時間** = **褥瘡の発生**

褥瘡発生のメカニズム

褥瘡の定義にあるように、褥瘡発生の最大の要因は**阻血性障害**ですが、その他にも再灌流《かんりゅう》障害、リンパ系機能障害、機械的変形などの要因が複合的に関与していると考えられています[6]。

■阻血性障害

皮膚に外力が加わると微小血管が閉塞して血栓が生じ、血流が途絶えます。血流障害が起こると組織が低酸素状態となり、酸素を消費しないエネルギー代謝（嫌気性代謝）が亢進され、組織内に乳酸が蓄積し、組織のpHが低下して組織が酸性に傾きます[8]。また、血流が遮断されていることでグルコースが減少します。こうした**組織の酸性化やグルコースの不足など**が細胞死を引き起こし、褥瘡が発生します[6]。

■再灌流《かんりゅう》障害

阻血性障害で一度途絶えた血流が再開すると、蓄積された有害物質が血流に乗って拡散されます[6]。また、阻血状態の組織に血液が流れ込むことで、組織内の活性酸素が過剰となり、生体炎症反応が起こって、炎症性サイトカインや組織障害因子であるフリーラジカルが生じて組織を破壊します[6]。再灌流障害は、単なる阻血よ

褥瘡発生の4つの要因

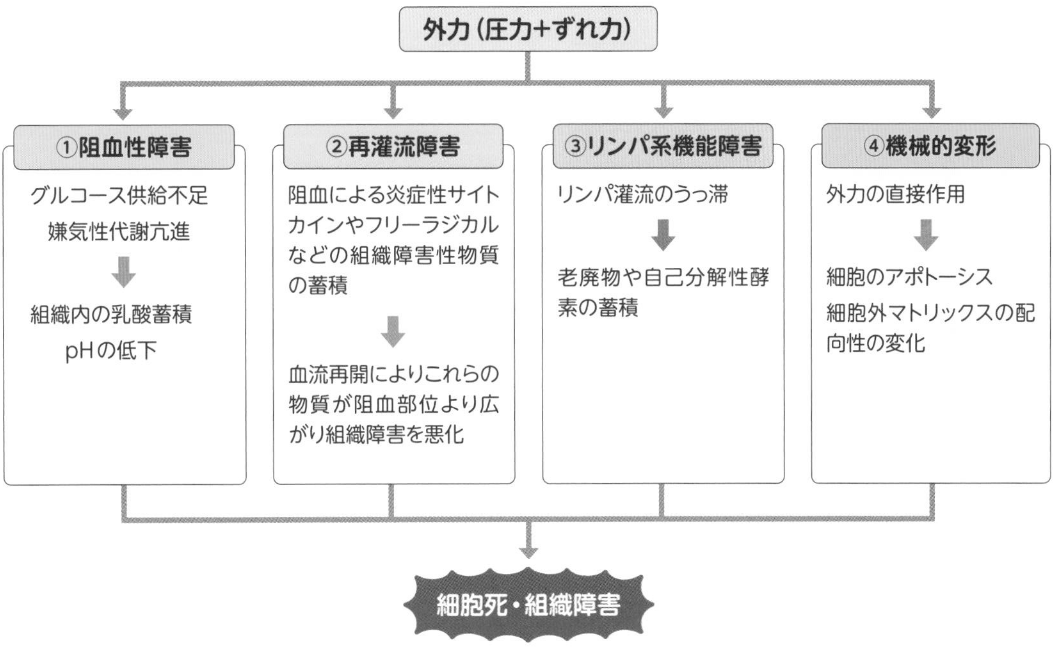

（日本褥瘡学会編：褥瘡予防・管理ガイドライン．照林社，p19, 2009より引用）

りも強い組織障害を生じることから、**褥瘡の重症化（特に体位交換などに伴う）の要因の一つ**として重要視されています[8]。

■リンパ系機能障害

リンパ系は、損傷した細胞を体から排除して感染やがんの拡大を阻止するという重要な機能を果たしています。外力によってリンパ灌流がうっ滞すると、局所に毛細血管から静脈へ戻ることができなかった水分や老廃物、酵素などが蓄積されてしまい、組織の壊死へとつながっていきます[6]。

■機械的変形

細胞の機械的変形そのものも、褥瘡発生に関与していると考えられています[9]。

個体を健全な状態に維持するために細胞にプログラミングされた細胞死をアポトーシスといいます。外力を加えて細胞自体が変形を起こすと、アポトーシスの割合が増加します[6、9]。また、細胞と細胞の隙間を埋めている細胞外マトリックスという構造物（真皮はでコラーゲンを主とする高分子蛋白質で構成）の配列が変化したりする（配向性の変化）ことでも細胞の障害が誘発され、褥瘡が発生します[6]。

【引用・参考文献】
1）岡田克之：褥瘡のリスクアセスメントと予防策．日老医誌．50, 583-591, 2013
2）日本褥瘡学会学術教育委員会：褥瘡発生要因の抽出とその評価．褥瘡会誌．5, 136-149, 2003
3）宮地良樹，溝上祐子編：褥瘡治療・ケアトータルガイド．東京，照林社，p24, 2009
4）日本褥瘡学会編：科学的根拠に基づく褥瘡局所治療ガイドライン．東京，照林社，2005
5）大浦武彦，田中マキ子編：TIMEの視点による褥瘡ケア創床環境調整理論に基づくアプローチ．東京，学研，p126-134, 2004
6）丹波光子編著：だけでいい！褥瘡・創傷ケア．大阪，メディカ出版，p10-13, 2021
7）Le KM, et al.：An in-depth look at pressure sores using monolithic silicon pressure sensors. Plast Reconstr Surg. 74(6), 745-754, 1984
8）日本褥瘡学会編：褥瘡予防・管理ガイドライン．東京，照林社，2009
9）仲上豪二朗：新しい褥瘡発生メカニズムの考え方．MB Medical Rehabilitation. 159, 5-11, 2013

創傷が治癒する過程

- 創傷治癒は、損傷組織が再生または修復されること。
- 治癒の形式は、一次治癒、二次治癒、遅延一次治癒（三次治癒）。
- 治癒の過程は、出血・凝固期（止血期）、炎症期、増殖期、成熟期。

創傷治癒とは何か

創傷とは、外力などの外的要因、血行障害などの内的要因から起こる体表組織の物理的な損傷のことです[1)]。損傷を受けた組織では、破壊された細胞などに対し再構築するための反応が起こります。この過程を**創傷治癒**といい、その反応には「再生」と「修復」があります[2)]。

■再生とは

再生とは、損傷を受けた組織を周囲の正常に機能する細胞によって充填させる反応です[3)]。つまり、**失われた組織と同じ組織で復元されること**をいいます。

■修復とは

修復とは、損傷を受けた組織が炎症を伴って瘢痕《はんこん》組織に置き換えられる反応[3)]のことであり、**欠損組織が肉芽線維と膠原《こうげん》線維に置き換わった状態**をいいます。

創傷治癒の形式

創傷治癒の形式、すなわち傷の治り方は、大きく**一次治癒、二次治癒、遅延一次治癒（三次治癒）**の３つに分けられます。通常、創傷ができてから組織内で細菌が繁殖するまでに６～８時間かかります。この時間内に創を閉鎖させるのが１つの目安となります。

■一次治癒

創縁が平坦であり、その創縁を接することが可能な傷で、創の汚染はなく、血行の維持された創面でみられます。一時閉鎖ともいいます。通常、一次治癒は手術創、鋭利な刃物による切創が対象です。鈍的な力により皮膚が裂けて生じる裂創※1や挫滅《ざめつ》創※2では、創縁を注意深く切除し、新鮮化してから縫合します[4)]。多くの場合、治癒までの時間は短く、傷がきれいに治ります。

■二次治癒

皮膚組織の大きな欠損を伴い、縫合が不可能な開放創の場合は二次治癒が進行します。また、組織が欠損していなくても、熱傷などによる壊《え》死《し》や、受傷後時間が経った創、汚染・感染創、挫滅創なども対象になります。

二次治癒では、欠損部に肉芽による充填、周辺表皮や皮膚付属器からの上皮化、および創収縮により創は閉鎖されますが、長時間を要するのが一般的です。その際に拘縮《こうしゅく》、肥厚性瘢痕《はんこん》などが残ります[4)]。

■遅延一次治癒

三次治癒ともいいます。創に汚染や挫滅があり、即時にデブリードマン（124ページ参照）や縫合できない場合の治癒形式です。二次治癒による保存的治療によって感染の抑制、壊死組織の融解除去を行った後に、一次治癒と同様に縫合閉鎖します[4)]。つまり、三次治癒とは、感染した創傷を開放創にして、創の感染が清浄化した後に縫合する形式です。

※1　裂創：皮膚が裂けてできた創
※2　挫滅創：真皮や皮下組織にまで及ぶ創

損傷組織の再生

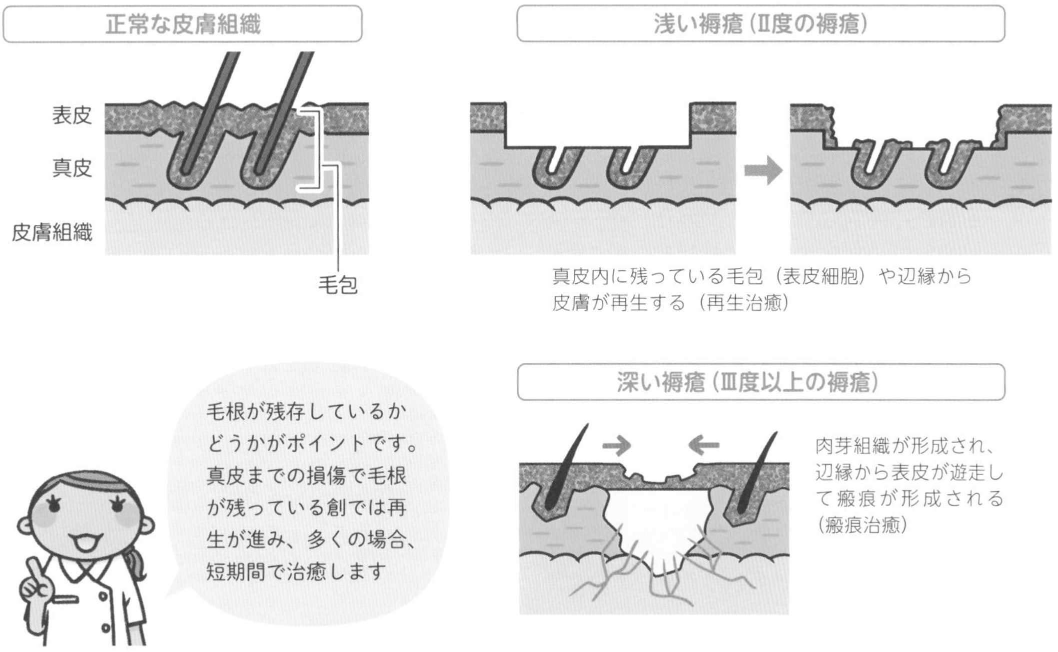

正常な皮膚組織
表皮
真皮
皮膚組織
毛包
浅い褥瘡（Ⅱ度の褥瘡）
真皮内に残っている毛包（表皮細胞）や辺縁から皮膚が再生する（再生治癒）
毛根が残存しているかどうかがポイントです。真皮までの損傷で毛根が残っている創では再生が進み、多くの場合、短期間で治癒します
深い褥瘡（Ⅲ度以上の褥瘡）
肉芽組織が形成され、辺縁から表皮が遊走して瘢痕が形成される（瘢痕治癒）

（市岡　滋著：実践 創傷治癒―慢性創傷・難治性潰瘍へのアプローチ. 京都, 金芳堂, p3, 2006より一部改変引用）

一次治癒、二次治癒、遅延一次治癒（三次治癒）

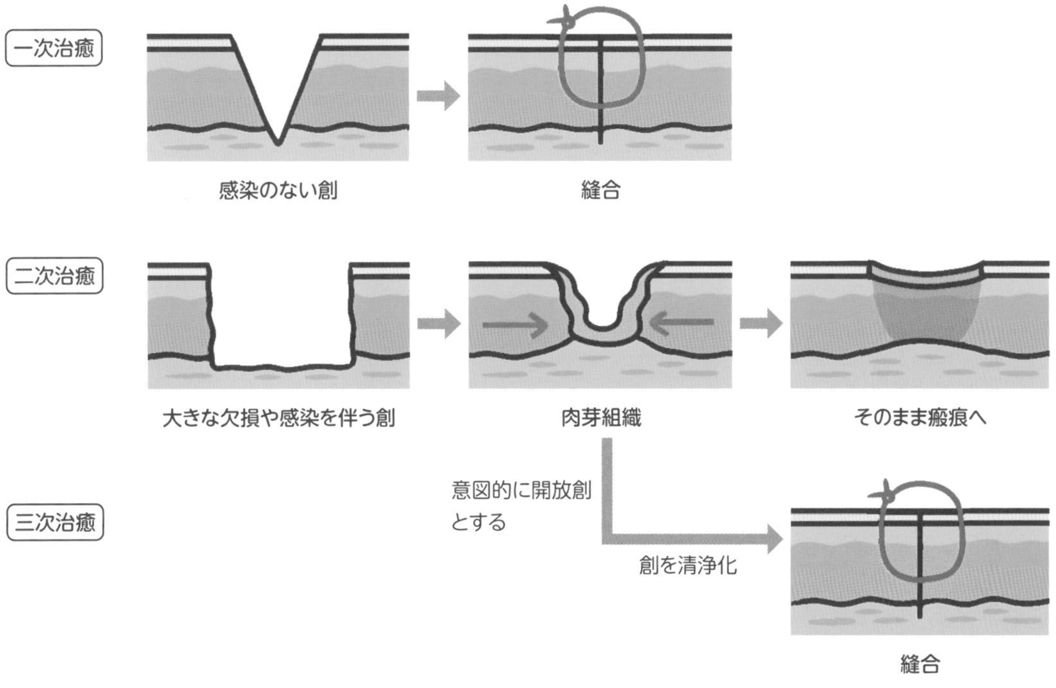

一次治癒
感染のない創
縫合
二次治癒
大きな欠損や感染を伴う創
肉芽組織
そのまま瘢痕へ
三次治癒
意図的に開放創とする
創を清浄化
縫合

創傷治癒の過程

創傷治癒は、出血・凝固期（止血期）、炎症期、増殖期、成熟期の４つの過程を経ます。

■①出血・凝固期（止血期）―受傷後数時間

出血による凝血塊が損傷部を塞ぎ、**止血**する時期です。

皮膚や皮下組織が損傷を受けると、損傷部から出血が起こります。血管が収縮して血流が低下すると同時に血小板による血液凝固が生じ、損傷部は凝血塊（血餅）で覆われます。その際に、血小板由来増殖因子（PDGF）などの増殖因子やサイトカインが放出されます。

■②炎症期―受傷後３～５日間

炎症性細胞が損傷した組織を攻撃して**炎症反応**が起こる時期です。主な炎症反応として**発熱、発赤《ほっせき》、腫脹《しゅちょう》、疼痛《とうつう》**がみられます。

損傷部に炎症反応が生じると、傷害された組織や肥満細胞からヒスタミンやプロスタグランジンといった物質が放出されます。それらの物質によって毛細血管が拡張し、血管の透過性が亢進して、血漿《けっしょう》成分を血管外に漏出させます。一方、出血・凝固期に放出された増殖因子やサイトカインが誘導して、白血球も血管外に遊走（細胞の移動）し、好中球、リンパ球、マクロファージ（単球）などの炎症性細胞が損傷部位に集まります。そうして、蛋白分解酵素や活性酸素を分泌して壊死《えし》組織を融解または殺菌したり、死滅した細胞を取り込んで除去すること（食作用）で、損傷部が清浄化します。さらに、次のステップとして、これらの細胞から連鎖的にTGF-βやFGFなどのサイトカイン、増殖因子が放出されます。

なお、血漿成分のフィブリノーゲンは、損傷部位においてフィブリンという線維となり、血小板と接着[5]して凝血塊を形成します。

■③増殖期―受傷後１～２週間

清浄化した損傷部において、線維芽細胞が周辺から集まって欠損部を埋めるための細胞の足場をつくったり、新しい血管が作られ（血管新生）たりして、**肉芽組織**が形成される時期です。

損傷部の清浄化が進むと、マクロファージを中心とした細胞から炎症期とは異なる増殖因子（グロースファクター）が分泌されます。すると損傷部の線維芽細胞や血管内皮細胞が遊走し、分裂を開始します[6]。線維芽細胞からはコラーゲンに代表される細胞外マトリックス※3が合成され、細胞移動・接着などの足場となります。また、栄養などを補給するための血管新生も起こります。新生血管と、線維芽細胞などの各種細胞、そしてコラーゲンなどの細胞外マトリックスが混合された組織を肉芽組織といい、これが欠損部を埋めていきます[7]。

肉芽組織で覆われた創では、線維芽細胞から分化した筋線維細胞が欠損部面積を縮めようとする創収縮という現象が起こります。また、表皮細胞（ケラチノサイト）が遊走して上皮化が進みます。**創収縮、上皮形成という２つの機序**で創面積が収縮します[7]。

※3　細胞外マトリックス：細胞の周りを構成する骨格構造で、細胞の外側に存在する。代表的なものにコラーゲン、エラスチン、フィブロネクチンなどがある[8]。

■④成熟期（リモデリング期）―受傷後２週間以降

コラーゲンが十分に産生され、線維芽細胞が減少して**瘢痕《はんこん》**[9]になる時期です。

欠損部では、血管新生によって血管網が形成され、コラーゲン線維も吸収されて成熟していきます。瘢痕組織は、当初赤みを帯びて盛り上がっていますが、数カ月かけて白く柔らかく成熟し、瘢痕は目立たなくなります[6、7]。

こうして治癒した組織は、創傷発生６カ月ごろまでには、正常組織の80%程度まで強度を取り戻します[5]。

創傷治癒の過程

深い創

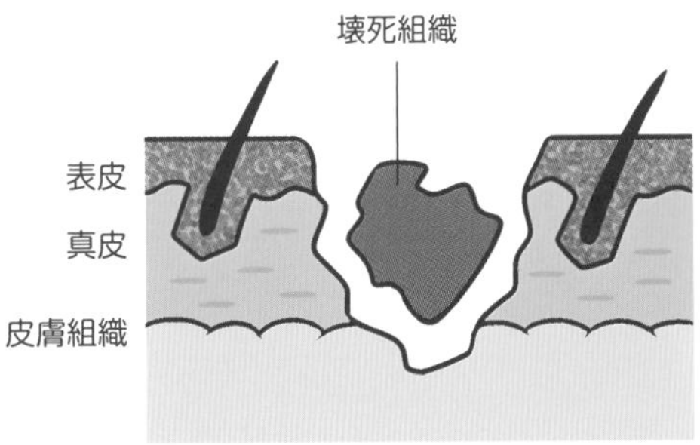

真皮を越え、壊死組織が残っている欠損

①出血・凝固期（止血期）、②炎症期

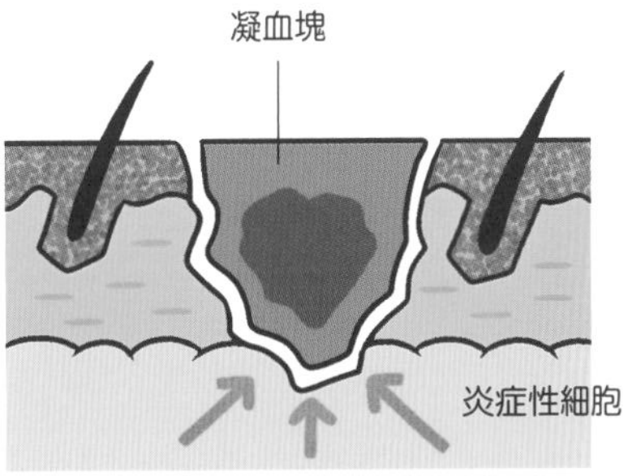

出血により凝血塊が欠損部を覆う（①）
炎症性細胞が壊死組織や細菌などを撲滅する（②）

③増殖期

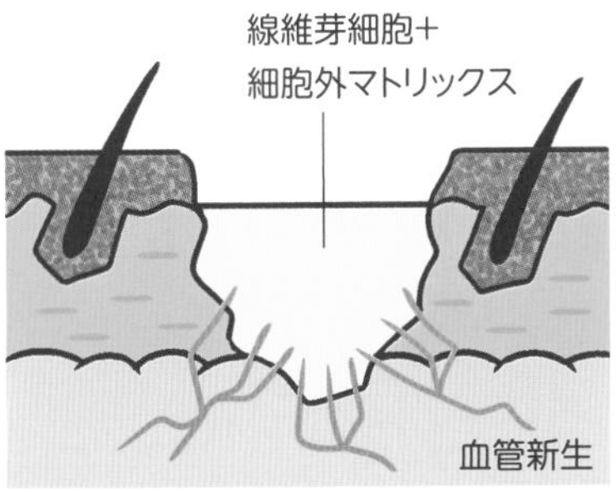

線維芽細胞や細胞外マトリックス、新生血管などによって
肉芽組織が形成される

④成熟期（リモデリング期）

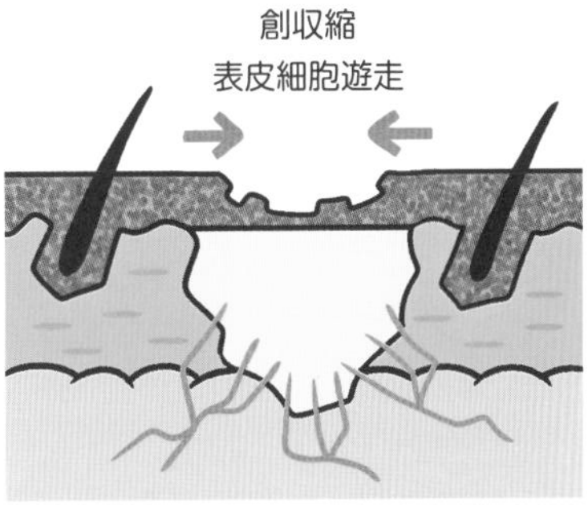

表皮組織が遊走して創が閉鎖される

（市岡　滋著：実践 創傷治癒ー慢性創傷・難治性潰瘍へのアプローチ. 京都, 金芳堂, p4, 2006より一部改変引用）

【引用・参考文献】
1）前川二郎：特集2 創傷のアセスメントー今日からできる 救急・ICUでの創傷ケア. エマージェンシー・ケア. 21(10), 964-969, 2008
2）森口隆彦：分かりやすい創傷治癒理論と治療の実際. 日本創傷・オストミー・失禁ケア研究会誌, 11(2), 1-10, 2007
3）小野一郎：創傷治癒と増殖因子. 医学のあゆみ. 210, 711-716, 2004
4）穴澤貞夫ほか：ドレッシングー新しい創傷管理（改訂）. 東京, へるす出版, 2005
5）小山 諭ほか：創傷の予防と治癒のための栄養管理法ー創傷ケアにおける周術期栄養管理の役割. WOC Nursing, 2(7), 2014
6）高岡駅南クリニック：創傷治癒過程における炎症期の重要性. https://www.ekinan-clinic.com/publication/118 （高岡市医師会報掲載）
7）日本褥瘡学会編：褥瘡予防・管理ガイドライン（第4版）, 2015
8）市岡　滋：実践 創傷治癒ー慢性創傷・難治性潰瘍へのアプローチ. 京都, 金芳堂, p3-6, 2006
9）田中マキ子：新 まるわかり褥瘡ケア. 東京, 照林社, p9-10, 2022

創傷の急性期、慢性期

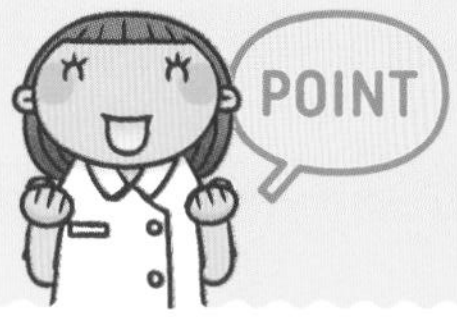

- 創傷は急性期と慢性期とでは進展が異なる。
- 急性期褥瘡では、紅斑《こうはん》、紫斑《しはん》、水疱《すいほう》、びらんなどがみられる。
- 慢性期褥瘡は「浅い褥瘡」と「深い褥瘡」に分けられる。

急性創傷と慢性創傷

一般的に、創傷は**「急性創傷」と「慢性創傷」**とに分けられます。

急性創傷とは、外傷や手術創など、短期間で治癒する創傷です。5～7日ほどで抜糸が行われ、5～14日で治癒に至ります。つまり、正常な創傷機転が働き、治癒が期待できる創傷のことです[1)]。

一方、治癒するまでに時間がかかる創傷を慢性創傷といいます。つまり、「何らかの原因によって正常な創傷治癒機転が働かない創傷」のことです[1)]。

創傷治癒過程でみると、「出血・凝固期（止血期）→炎症期→増殖期→成熟期（リモデリング期）」と順を追って治癒するのが急性創傷であり、その過程のいずれかが妨げられて治癒が遅くなったものが慢性創傷ともいえます。

褥瘡の「急性期」と「慢性期」

褥瘡も「急性期褥瘡」と「慢性期褥瘡」に分けることができます。

■急性期褥瘡とは

褥瘡が発生した直後から1～3週間のものをいいます。この時期の局所の状態は不安定で、紅斑、紫斑、水疱、びらん、浅い潰瘍《かいよう》など多様な症状を示します[1)]。

■慢性期褥瘡とは

慢性期とは、**急性期以降の局所病態が比較的安定する時期**のことであり、慢性期褥瘡では、褥瘡の深さが真皮までに留まるものを「浅い褥瘡」、真皮を越えて深部組織まで及ぶものを「深い褥瘡」と大別します[2)]。

浅い褥瘡と深い褥瘡では治癒過程が異なります。浅い褥瘡は急性期と同様の紅斑、水疱、びらんなどを示し、ほとんどの場合は創縁・創底の双方から再上皮化が進み、早期の創閉鎖が期待できます[3)]。つまり、再生の形式となります。一方、深い褥瘡では、壊《え》死《し》組織の除去が治癒への大前提となります。その後に良好な肉芽組織が形成され、創の収縮と周囲からの上皮化により創閉鎖に至ります[3)]。つまり、修復の形式となります。

【引用・参考文献】
1）田中マキ子：新 まるわかり褥瘡ケア. 東京, 照林社, p15-17, 2022
2）日本褥瘡学会編：褥瘡予防・管理ガイドライン（第4版）, 2015
3）褥瘡辞典 for MEDICAL PROFESSIONAL ～褥瘡（床ずれ）の正しいケアと治療のために～. マルホ株式会社. https://www.maruho.co.jp/medical/jokusoujiten_fm/

創傷治癒の基本となる概念

POINT

- Wound Bed Preparationは創面環境を整えること。
- TIME《タイム》コンセプトに基づきWBPを進める。
- Moist Wound Healingは創面の湿潤環境を保持すること。

創傷治癒環境を整える

創傷治癒を促進するには治癒環境を整えることが大切です。近年確立された**Wound Bed Preparation（WBP：創面環境調整）とMoist Wound Healing（MWH：湿潤環境下療法）**という概念が基本となります。たとえば、慢性期の深い褥瘡の局所管理では、治療前半（黒色期、黄色期《おうしょくき》）にはWBPを目指し、治療後半（赤色期、白色期）にMWHを目指します[1)]。

Wound Bed Preparation（WBP：創面環境調整）

急性創傷は治癒しやすく、慢性創傷は治癒しにくいとされています。その**治りにくい慢性創傷を管理していく**ために、2003年にSchulzらによって炎症期から増殖期に移行する際の治癒遅延の要因を分析して、Wound Bed Preparation（WBP：創面環境調整）という考え方が提唱されました。

WBPとは、「創傷治癒を妨げる因子を取り除き、治りにくい状態を是正するために創面環境を整える」ことです。具体的には、TIMEコンセプトに基づいて、壊死組織の除去、細菌負荷の軽減、創部の乾燥防止、ポケットや辺縁の処理などを行います[2、3)]。

TIME《タイム》コンセプト

WBPでは、創傷治癒を妨げる４つの項目を掲げ、これらの頭文字をとって**TIME**と呼んでいます。

①Tissue（組織）
②Infection or inflammation
（感染または炎症）
③Moisture（湿潤）
④Edge of wound（創辺縁）

このTIMEを用いて**実際の臨床現場で治療やケアへの介入に活用できるようつくられた指針がTIMEコンセプトです**[3、4)]。

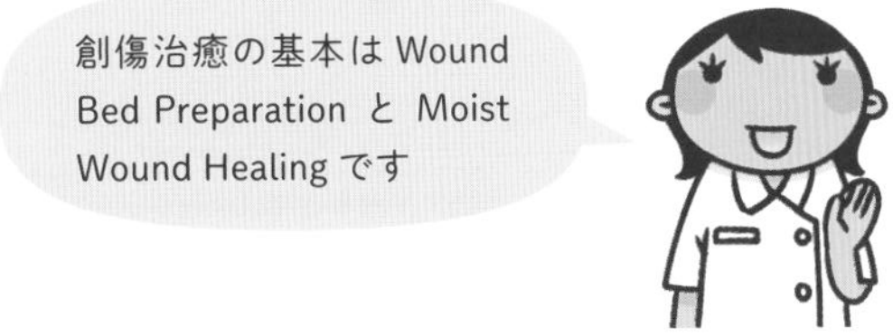
創傷治癒の基本は Wound
Bed Preparation と Moist
Wound Healing です

TIMEの項目とケア介入

項目	ケア介入への活用
Tissue non-viable or deficient	活性のない組織、壊死組織への介入。 壊死組織が治癒を遅らせる。感染・炎症の原因ともなり、肉芽形成や上皮化を阻害する。 介入：外用薬の使用や外科的なデブリードマンなど。
Infection or inflammation	感染または炎症への介入。 感染または炎症を適切にコントロールできなければ、創傷の慢性化や治癒の遅延が発生する。 感染の評価は、米国感染症学会（IDSA）による局所感染の診断として、①局所の主張および硬結、②発赤、紅斑、③局所の圧痛・疼痛、④局所の熱感、⑤不透明、白色もしくは血性の膿汁分泌物のうち２つ以上含むものを局所感染ありと判断する。 介入：抗菌薬の内服・点滴・外用薬の使用、バイオフィルム※の除去にはメンテナンスデブリードマンや物理的洗浄など。
Moisture imbalance	湿潤の不均衡への介入。 乾燥や過剰な滲出液は治癒を遅らせる。適度な湿潤環境を保つことで創傷治癒が早くなる。 介入：創傷被覆材の使用や局所陰圧閉鎖療法（NPET）など。
Edge of wound-non advancing or undermined epidermal margin	創辺縁の管理。 創の辺縁が瘢痕化していたり、皮下ポケットが形成されている場合は、創の上皮化は進まない。 介入：瘢痕部のデブリードマンやポケットの入り口を切開し内部を洗浄できるよう整えるなどの処置。

※　バイオフィルム：微生物が固相表面に形成した集合体

慢性創傷におけるWBPとTIME

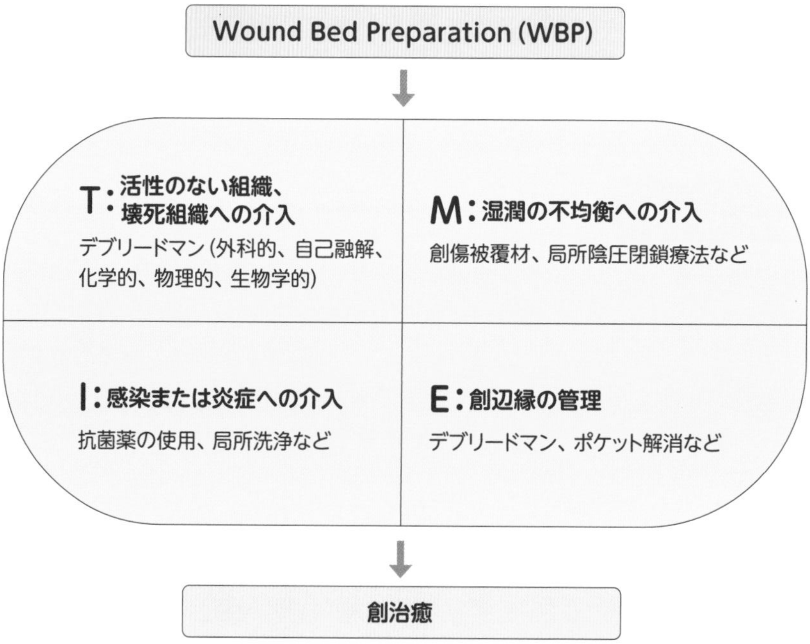

慢性創傷の創傷治癒を阻害している要因を取り除き、創面環境を整える（WBP）ために、TIMEコンセプトに基づいて創の治療・ケアを行い、治癒へとつなげていく

Moist Wound Healing（MWH：湿潤環境下療法）

創部の滲出《しんしゅつ》液には、さまざまな細胞増殖因子が豊富に含まれています。創面から滲出液が除去されていない湿潤環境下では、それらの細胞増殖因子によって、真皮内で線維芽細胞、コラーゲンの増生が起こり、良性の肉芽が形成されていきます。そして、創表面において表皮の遊走・移動が円滑に進み、上皮化がすみやかに起こります。

Moist Wound Healing（MWH：湿潤環境下療法）とは、**創面を湿潤した環境に保持する方法**であり、すなわち閉鎖性ドレッシング（湿潤療法）のことです。閉鎖性ドレッシングには一般的に創傷被覆材を使用します。MWHの適応となるのは、良好な肉芽が準備された創傷であり、感染を伴う場合や不良肉芽がある創傷には、基本的にこの方法は行いません。なお、原則として「きれいな創面」にするために、WBPを行うことが前提となります[5)]。

Moist Wound Healingのしくみ

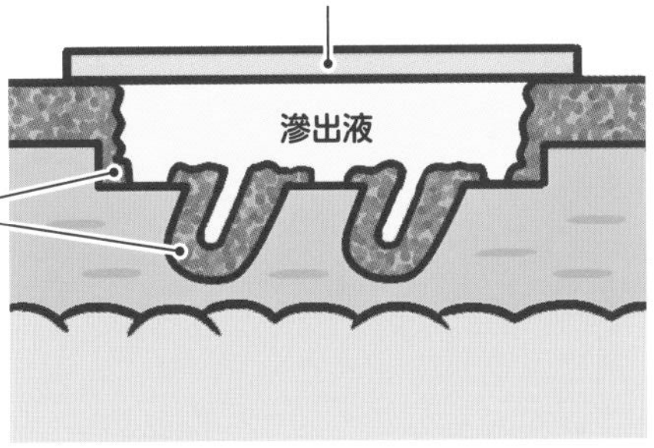

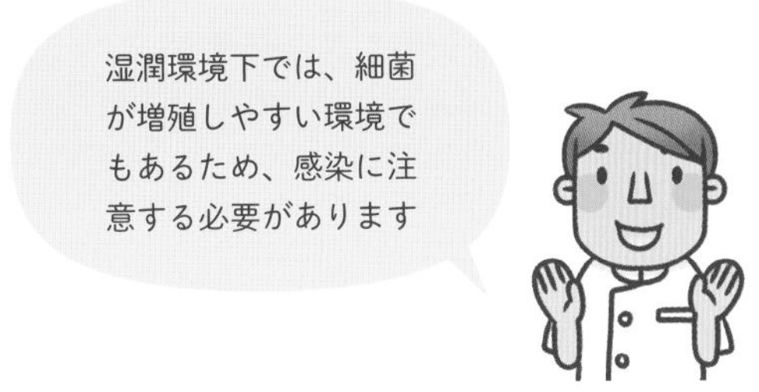

表皮細胞が再生される
滲出液には、創の修復に関与する多核白血球やマクロファージ、細胞増殖因子などが含まれている
表皮細胞の再生が促進

湿潤環境下では、細菌が増殖しやすい環境でもあるため、感染に注意する必要があります

【引用・参考文献】
1）日本皮膚科学会：創傷・褥瘡・熱傷ガイドライン－2. 褥瘡診療ガイドライン. 日皮会誌, 127(8), 1689-1744, 2017
2）田中マキ子：新 まるわかり褥瘡ケア. 東京, 照林社, p80-83, 2022
3）日本褥瘡学会 用語集. https://www.jspu.org/medical/glossary
4）市岡　滋：実践 創傷治癒―慢性創傷・難治性潰瘍へのアプローチ. 東京, 金芳堂, p63, 2006
5）褥瘡辞典 for MEDICAL PROFESSIONAL ～褥瘡（床ずれ）の正しいケアと治療のために～. マルホ株式会社. https://www.maruho.co.jp/medical/jokusoujiten_fm/

褥瘡の予防・治療・管理の流れ

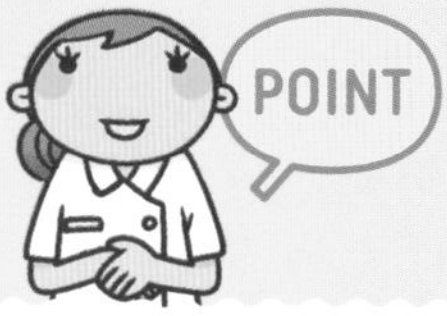

- 褥瘡予防・管理はアルゴリズムに則って進める。
- 予防ケアは、褥瘡発生リスクを取り除く、または軽減する。
- 褥瘡発生後は、処置選択だけでなく原因を取り除くことも大切。

褥瘡予防・管理のアルゴリズム

褥瘡予防や発生後のケアのプロセスを、わかりやすく示したものが**褥瘡予防・管理のアルゴリズム**です。アルゴリズムを用いることで、**経験に左右されず誰でも同じプロセスを経てケアすることが可能になります。**

最初に対象者の全身観察と発生リスクの評価を行います。リスクがない場合は経過観察とし、発生リスクがある場合は、局所の観察を定期的に行います。その上で、褥瘡がない場合とある場合に分けて予防・管理を進めます。

褥瘡予防・管理のアルゴリズム

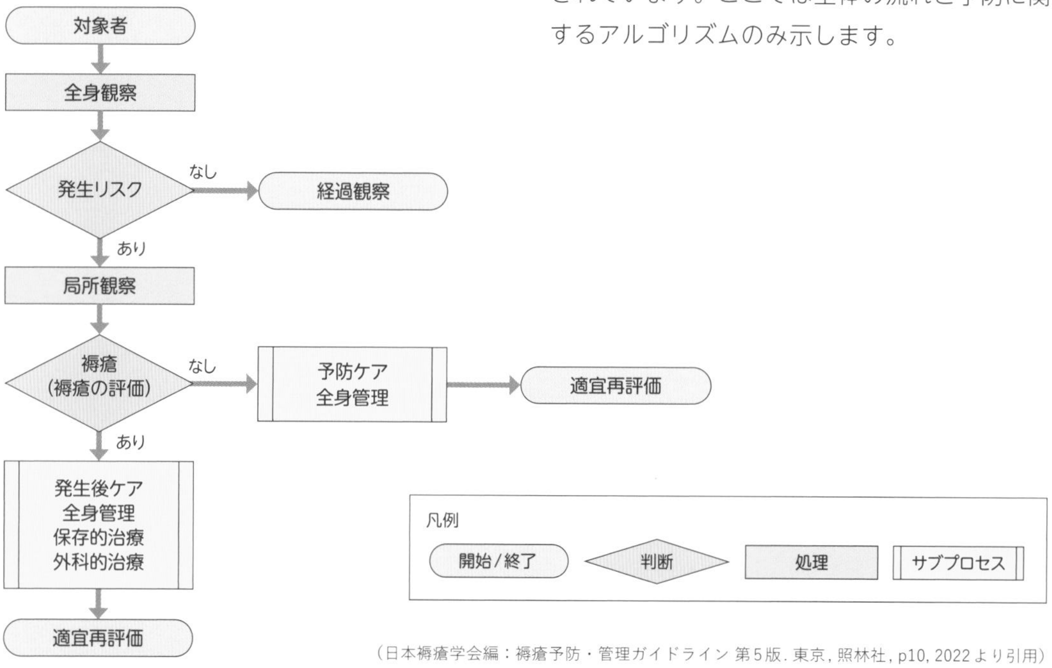

(日本褥瘡学会編：褥瘡予防・管理ガイドライン 第5版. 東京, 照林社, p10, 2022より引用)

■褥瘡がない場合

予防ケアのアルゴリズムと全身管理のアルゴリズムに則り、ケアを実践、適宜再評価します。

■褥瘡がある場合

創の評価を行い、発生後ケアのアルゴリズム、発生後全身管理のアルゴリズム、保存的治療のアルゴリズム、外科的治療のアルゴリズムに則り、ケアを実践し、適宜再評価を行います。

これらのアルゴリズムは、日本褥瘡学会の『褥瘡予防・管理ガイドライン（第5版）』に掲載されています。ここでは全体の流れと予防に関するアルゴリズムのみ示します。

予防ケアのアルゴリズム

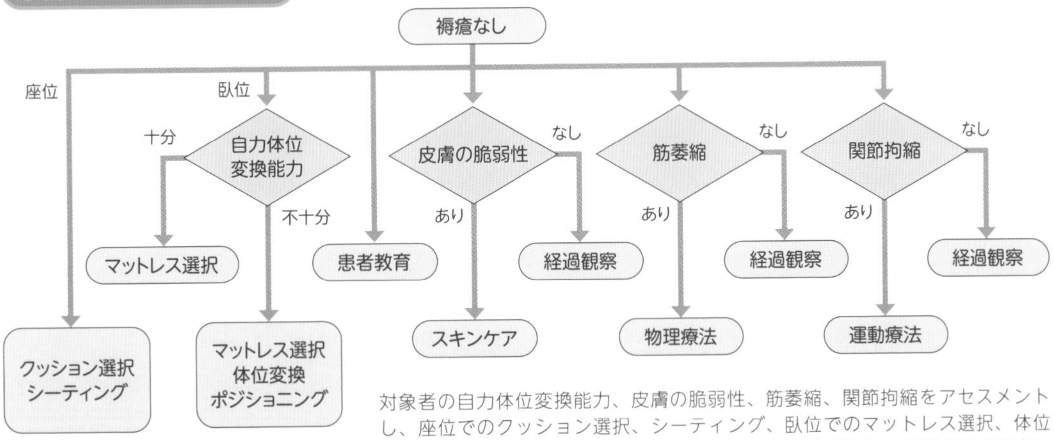

対象者の自力体位変換能力、皮膚の脆弱性、筋萎縮、関節拘縮をアセスメントし、座位でのクッション選択、シーティング、臥位でのマットレス選択、体位変換、ポジショニング、患者教育、スキンケア、物理療法、運動療法を選択・実施する。

発生予防全身管理のアルゴリズム

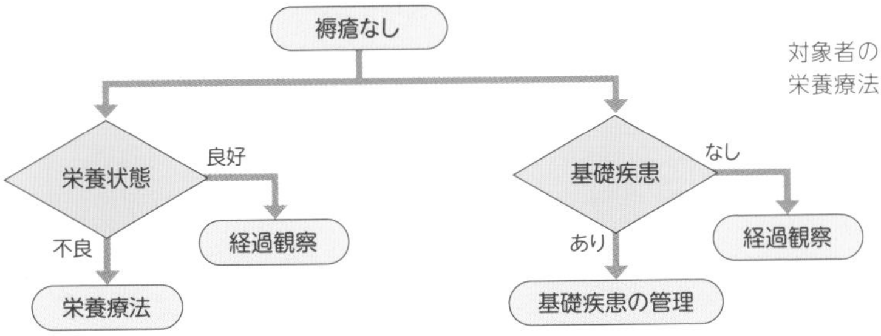

対象者の栄養状態、基礎疾患をアセスメントし、栄養療法、基礎疾患の管理を選択・実施する。

（日本褥瘡学会編：褥瘡予防・管理ガイドライン 第5版. 東京, 照林社, p11, 2022より引用）

褥瘡を予防する

臨床現場では日々褥瘡予防に取り組んでいますが、すべて防ぐことができているとはいえないのが現状です。病状によってはどうしても予防困難なものもありますが、介入の仕方次第でもっと予防できる褥瘡があることを再認識する必要があります。褥瘡は、患者に苦痛が生じるだけでなく、自宅退院時の訪問看護導入で金銭的な負担が生じたり、転院先の決定に時間を要し、入院期間が延長したりします。このような弊害が生じることのないよう、以下のポイントを留意して褥瘡予防に努めることが大切です。

■皮膚観察

褥瘡予防では、**最初に全身の観察を行います。** 褥瘡発生リスクの高い患者は、好発部位の定期的な観察を行い、皮膚変化がある場合は褥瘡であるかを判断することが必要です。

局所に外力が集中すると発赤《ほっせき》が生じますが、消退する場合とそうでない場合があり、消退しない場合を褥瘡と判断します。また、深部損傷褥瘡（Deep Tissue Injury：DTI）は骨突出部から離れた位置に二重紅斑《こうはん》として現れることがあります。基本的には骨突出部を重点的に観察しますが、骨突出部以外の確認が必要な場合があります。

また、観察が必要な患者を見極めることが重要です。見逃されやすいのは、歩行可能でも日中の大半をベッド上で過ごしている場合です。化学療法や放射線治療を受けるがん患者で見られることがあります。副作用による苦痛や体力低下から、排泄や入浴以外はベッド上で過ごしますが、自力歩行が可能なため、アセスメント上は自立しているとみなされます。すると、観察が必要な患者として認識されず、褥瘡の発見の遅れにつながることがあります。また、造血幹細胞移植後で移植片対宿主病（GVHD）※を合併した患者は、皮膚が脆弱であるため、日常生活動作（ADL）が自立していても褥瘡が発生することがあります。

このように、褥瘡が発生しやすい患者の背景は病棟によって異なるため、担当する病棟患者の特徴を分析し、注意が必要な患者を把握しておくことが大切です。

※移植片対宿主病（GVHD）：Graft Versus Host Disease。ドナーのリンパ球が移植を受けた人の組織細胞を攻撃する現象。

■発生予測 ➡38ページ

褥瘡予防は、患者の個別性を踏まえ、**発生リスクを適切にアセスメントする**ことから始まります。

褥瘡の発生予測にはリスクアセスメントスケールを用いることが推奨されており、一般的にはブレーデンスケール、OHスケール、K式スケール、厚生労働省危険因子評価などがあります。また、小児患者を対象とするブレーデンQスケール、脊髄損傷患者を対象とするスケール(SCIPS)、在宅患者を対象とする在宅版K式スケールなどがあり、対象に合わせたスケールを用いることが重要です。その上で、初回や定期評価以外の状態変化時にアセスメントを行います。

状態変化とは、呼吸状態悪化時、血圧低下時、発熱時などです。呼吸状態悪化時、血圧低下時は局所が虚血状態となるため、褥瘡発生リスクが高まります。体温は1℃上昇すると組織の代謝が10％亢進する[1)]といわれています。代謝亢進時は、体がいつも以上に酸素や栄養を必要としています。局所に外力が集中すると、血管が閉塞し酸素の供給量が不足しますが、代謝亢進時はいつも以上に酸素を消費するため、外力が集中した部位は虚血状態に陥りやすくなります。そのため、発熱時はアセスメントが再度必要になります。

こうした状態変化の具体的な状況を想定しておき、リスクアセスメントをタイムリーに行うことで、予防ケアを強化するタイミングを逃さないようにします。臨床判断とリスクアセスメントスケールを組み合わせることで、より適切な褥瘡発生の予防介入が可能となります。

■体圧分散マットレス ➡44ページ

褥瘡は体に加わる外力によって発生するため、その**外力をいかにコントロールするかが予防において重要です。**そして、外力をコントロールするための役割を果たしているのが体圧分散マットレスです。

人の身体は生理的な弯曲《わんきょく》があるため、仰臥位《ぎょうがい》となった場合、背側のすべての面がマットレスには接触しません。これは、接する部位だけで体重を支え、圧がそこに集中していることを意味します。特に、高齢者は筋肉量の減少により骨突出が顕著になるため、圧がさらに高まります。これは褥瘡発生の大きな要因であり、いかに身体の広い面をマットレスに接触させ、一カ所にかかる外力を分散させるかが重要です。そこで体圧分散マットレスを使用します。体圧分散マットレスには、圧再分配という機能があります。圧再分配とは、「沈める」「包む」「経時的に接触部分を変化させる」という３つの機能によって、一か所にかかる圧力を分散させることであり、外力の管理に有用です。

体圧分散マットレスには様々な種類があり、発生リスクに応じて選択を行います（48ページ参照）。褥瘡予防の観点では、交換圧切換型/上敷圧切換型多層式エアマットレスの使用が推奨されていますが、その選択が寝心地の良さや離床時の起き上がりやすさにつながらないこともあります。機能や特徴を理解したうえで、褥瘡発生リスク、患者の主観も考慮しながら体圧分散マットレスを選択することが重要です。

■体位変換・ポジショニング ➡51ページ

褥瘡予防における体位変換は２時間ごとに行

うことが浸透していますが、近年、その間隔について検討が重ねられています。『褥瘡予防・管理ガイドライン（第5版）』では、「高齢者に対する褥瘡の発生予防のために、体圧分散マットレスを使用したうえでの4時間を超えない体位変換間隔を提案する」[2] ことを推奨しています。これは画一的に4時間を超えない間隔で体位変換を行うということではなく、使用している体圧分散マットレス、体格、病状、治療内容など、あらゆるリスクをアセスメントした上で、患者にとっての適切な間隔が求められています。

体位変換の角度については30度側臥位《そくがい》が浸透していますが、患者によってはその角度が循環動態に影響したり、安楽を阻害したりする場合があります。また、仙骨部や尾骨部の骨突出が顕著であれば、30度側臥位の姿勢をとっても効果的な除圧がなされない場合も考えられます。**体型や安楽、患者の希望なども考慮しながら角度を選択することが必要です。**

■スキンケア ➡63ページ

スキンケアは、皮膚の生理機能を維持または向上させるために行うケアであり、**組織耐久性低下に関するリスク因子への対策**です[3]。排泄物、特に水様便が付着すると活性の高い消化酵素により皮膚が障害されます。また、ドライスキンに傾くと皮膚の滑らかさが失われ、浸軟《しんなん》すると細胞間の結びつきが弱まります。このような皮膚は、外力に対し非常に脆弱であり、褥瘡発生のリスク要因となります。

褥瘡を予防するためには、皮膚の清潔の保持、排泄物による化学的刺激の除去、ドライスキンの予防、湿潤による浸軟の回避などがあげられ、これらを念頭に置いたスキンケアを行います。

また、皮膚の摩擦防止などを目的としたドレッシング材の使用も推奨されています。

■栄養 ➡83ページ

褥瘡発生リスクがある、または褥瘡を保有する患者に対する栄養管理の基本は、**低栄養状態を改善**することです。まず、褥瘡のリスクアセスメントスケール、栄養状態を評価するツールなどを用いて栄養状態を把握します。そうして、現在の摂取量や栄養所要量から必要な介入を検討し実行します。

基本的には、蛋白質・エネルギー低栄養状態(Protein-Energy Malnutrition：PEM)であれば、これを改善する介入を行います。加えて、褥瘡を保有している患者の場合は、創傷治癒の助けとなるような特定の栄養素を補充します。ただし、栄養状態改善に対する介入が、病状に影響を及ぼしたり、特に慢性の低栄養状態にある人はリフィーディング症候群※を発症したりすることがあります。そこで、栄養サポートチーム(NST)を活用し、様々な側面から検討した上で具体的な方法を決定することが望まれます。そして、定期的に評価とリスクアセスメントを繰り返しながら適切な栄養管理につなげます。

※リフィーディング症候群：長期低栄養状態の人に高栄養を投与して起こる、低リン血症などの重篤な合併症。

■リハビリテーション

褥瘡予防におけるリハビリテーションとは、**発生要因となり得る関節拘縮《こうしゅく》や筋委縮、活動性の低下を予防する**ために行われる運動療法や物理療法のことを指します。褥瘡予防では体位変換や体圧分散マットレスの選択などが重要ですが、褥瘡発生リスクを高めないためのアプローチも不可欠です。また、車椅子の使用者では、座位姿勢（バランスやアライメントなど）を考慮することも大切です。入院早期から、リハビリテーションの専門職と連携して廃用症候群の予防に取り組みます。

■患者教育

入院中は、座位姿勢や車椅子乗車時の患者自身での除圧行動が褥瘡予防につながります。そこで、患者に対し除圧やずれ・摩擦を解除する方法を指導します。その際には、褥瘡発生リスクが高い部位などを体圧測定器を用いて可視化して示し、疼痛《とうつう》などの異常があれば医療者に申告するよう説明します。

褥瘡を治療・管理する

褥瘡が発生した場合、なぜ、この患者のこの部位に褥瘡が発生したのかを明らかにすることが必要です。褥瘡が発生すると、処置方法の選択に重きを置く傾向にありますが、褥瘡が発生した原因を明らかにし、それを取り除かない限り治癒が進まないことを理解しておくことが大切です。

また、早急に外科的処置が必要な褥瘡であるかどうかを見極めることも重要です。明らかな感染兆候があるにも関わらず切開が遅れると、生命の危険につながる場合があるため、早めの対処が必要な褥瘡についても知っておくことが大切です。

褥瘡発生後は、アルゴリズムに則ったケア計画の立案や処置方法の選択を行います。保存的治療の場合、数多くの創傷被覆材や外用薬の中から処置方法を選択しなければならないため、それぞれの特性をよく理解しておくべきです。

ただし、褥瘡の部位によっては、外用薬を創内に留めておくことができなかったり、創傷被覆材が外力によって剥がれてしまったりすることもあります。これらは工夫することで対処可能なものもありますが、処置方法を選択する時点で、できるだけこうした状況を招かない方法を選ぶことが大切です。

NOTE 褥瘡に関するガイドライン

日本褥瘡学会による『褥瘡予防・管理ガイドライン』は、2005年『科学的根拠に基づく褥瘡局所治療ガイドライン』の発表後、2009年に予防や発生後のケアを追加した『褥瘡予防・管理ガイドライン』を改訂版として発表し、以後、2012年に第3版、2015年に第4版、そして2022年に第5版が発表されました。

一方、日本皮膚科学会からは、2017年に『創傷・褥瘡・熱傷ガイドライン』が発表されています。同ガイドラインは、治療に重点を置いたガイドラインです。

・日本褥瘡学会
https://www.jspu.org
・日本皮膚科学会
https://www.dermatol.or.jp

【引用・参考文献】
1）Fisher SV, Szymke TE, et al：Wheelchair cushion effect on skin temperature. Arch Phys Med Rehabil. 59(2), 68-72, 1978
2）日本褥瘡学会：褥瘡予防・管理ガイドライン 第5版. 東京, 照林社, p34, 2022
3）真田弘美, 宮地良樹：NEW 褥瘡のすべてがわかる. 東京, 永井書店, p66, 2014

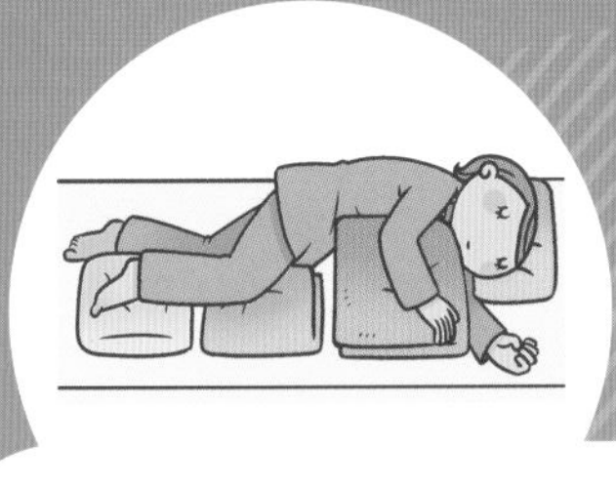

Part2
褥瘡を予防する

褥瘡は発生させないことが大切です。
予防ケアの方法を学びましょう

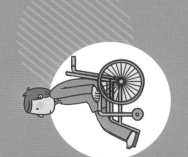

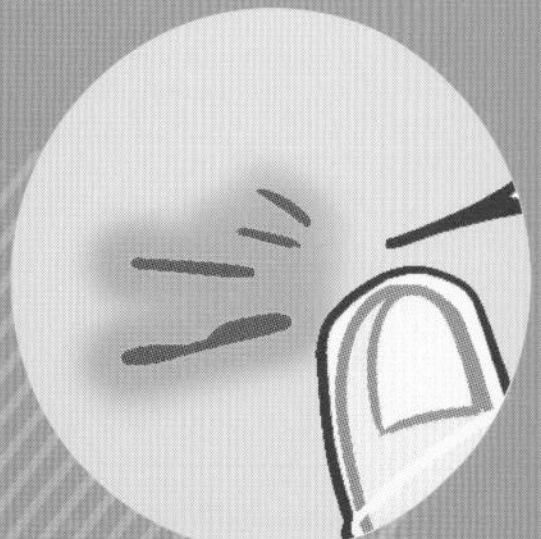

皮膚観察のポイント

POINT
- 浮腫、浸軟《しんなん》、発赤《ほっせき》の有無を確認する。
- 「一時的な発赤」と「持続する発赤」を見極める。
- DTI（深部組織損傷）は重症化しやすい。

皮膚観察では、褥瘡発生リスクが高い患者の褥瘡好発部位の観察を1日1回行うことが重要です。皮膚観察では、**浮腫**、**浸軟**、**発赤**の有無を確認します。皮膚の変化が認められたら、その**深達度**を予測してケアや局所治療選択につなげます。

浮腫[1)]

浮腫は、全身性浮腫と局所性浮腫に大別されます。それぞれの原因は以下のとおりです。

・**全身性浮腫**：心性、肝性、腎性、内分泌性、薬剤性など

・**局所性浮腫**：リンパ管閉塞、静脈血栓、アレルギー性、血管神経性、炎症性など

浮腫のある皮膚は、菲薄《ひはく》となり外力による損傷を受けやすく、また皮脂分泌の低下、皮膚水分保持能力の低下によりドライスキンになりやすいという特徴があります。

浮腫の圧痕の有無、弾力性の有無、皮膚温、緊満《きんまん》（皮膚が張り、硬くなった状態）、全身性か局所性かを観察します。浮腫が確認されたら、原因となる基礎疾患や全身状態を把握します。

浮腫のケアとしては、**体圧分散、摩擦とずれの予防、スキンケア**が重要です。また、肌に触れる下着はできるだけ縫い目のない、やわらかい素材を選ぶようにします。

浮腫の原因別の対処法

原因	対処
低栄養	栄養サポートチーム（NST）にコンサルタントを行い、栄養状態の改善を図る
リンパ性浮腫	適応と禁忌に注意した上で、リンパドレナージマッサージの導入を検討する
静脈性浮腫　リンパ性浮腫	圧迫圧に注意しながら、弾力性ストッキング、弾力性包帯を使用する

浮腫の圧痕

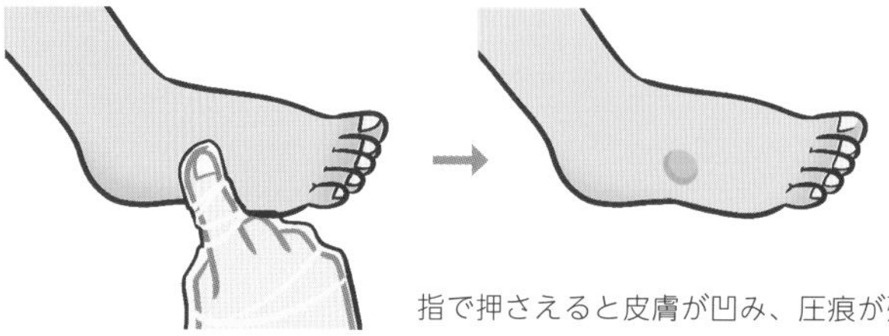

指で押さえると皮膚が凹み、圧痕が残る

浸軟《しんなん》[2)]

浸軟とは「水に浸漬して角層の水分が増加し、一過性に体積が増えてふやけることで、可逆性の変化である」と定義されています。正常な皮膚には適度に潤いがあり、乾燥した状態ですが、浸軟した皮膚は、さまざまな要因で皮膚が湿っている状態です。

皮膚湿潤の原因は、便および尿失禁や多量の発汗によるおむつ内の高温多湿の環境が影響します。また、おむつを重ねて使用すると皮膚の湿潤を招きやすくなります。そのほかにも、鼠《そ》径部《けいぶ》や殿裂部（お尻の割れ目）など、皮膚と皮膚が密着している部位も湿潤しやすい部位です。

湿潤した皮膚は接触しているものに密着しやすいため、摩擦やずれによって褥瘡が生じやすくなります。また、湿潤を防ぐための過度な拭き取りは、角層の損傷および皮膚成分の喪失を招き、ドライスキンの原因となるので注意してください。

浸軟した皮膚は**組織耐久性が低下している**ため、軽微な外力が加わっただけで皮膚が損傷し、びらんや感染を起こしやすくなります。また、褥瘡がある場合、創周囲が浸軟すると**上皮化の遷延《せんえん》**（長引くこと）につながります。浸軟の観察では、浸軟の有無だけでなく、発赤、びらん、感染などの皮膚障害の有無も観察します。

浸軟のケアでは、特におむつの重ね付けは行わず、適切な頻度で交換することを心がけます。

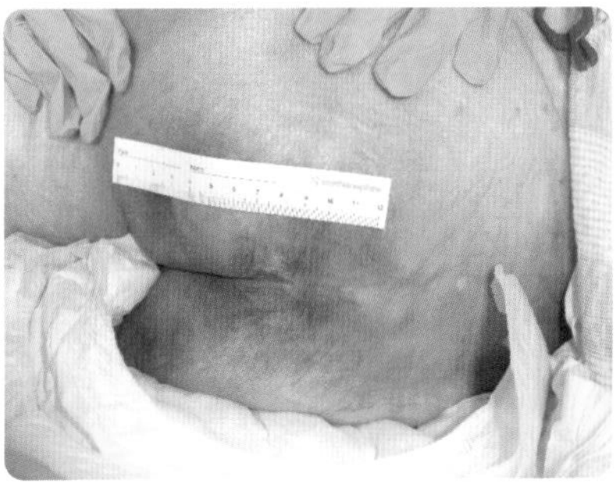

殿裂部の浸軟

おむつの使用による浸軟

発赤《ほっせき》[2,3)]

褥瘡の初期段階では、多くの場合、発赤という皮膚変化が観察されます。発赤には**「一時的な発赤」**と**「持続する発赤（消退しない発赤）」**があります。問題となるのは持続する発赤であり、すでに組織の破綻が起こっていることを示しています。後述する**DESIGN《デザイン》-R分類ではd 1、NPUAP分類**（35ページ参照）**ではステージⅠ**です。

持続する発赤かどうかを見極めるためには、皮膚の保清の際に褥瘡好発部位だけでなく、全身の皮膚状態を観察することが大切です。

持続する発赤には、「発赤部位が骨から離れている」「二重発赤がある」という2つの所見があります。また、発赤を見つけた時点で、持続する発赤を鑑別する方法として**「指押し法」と「ガラス板圧診法」**があります。この鑑別方法を用いることで、褥瘡の予後をある程度予測することができます。

持続する発赤が認められたら、褥瘡の発生原因となった外力を徹底的に除去し、創面を保護することで、多くは皮膚欠損に至らず治癒します。ただ、それでも悪化する発赤もあるので、引き続き観察を続けてください。

発赤の鑑別方法

指押し法

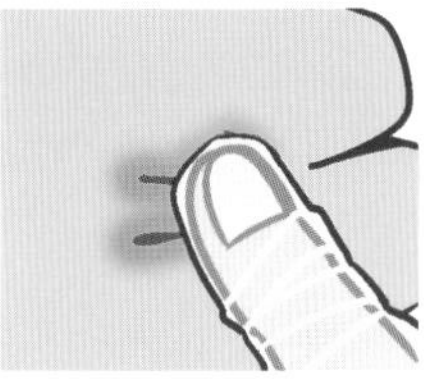

発赤部分を指で3秒間圧迫する

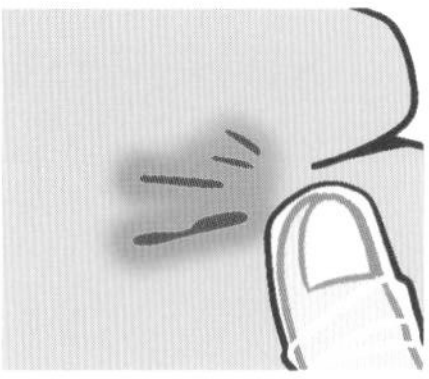

指を離し、発赤部分の色の変化を観察する

ガラス板圧診法

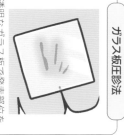

透明なガラス板で発赤部位を3秒圧迫する

発赤が消退しない → **褥瘡の初期状態**

白く変化する → 反応性充血であり、正常な皮膚の状態

ガラス板圧診法は、指押し法より力加減による差は少なく、圧迫した状態での観察ができるため判断が容易です

反応性充血とわかっても、体圧分散マットで除圧するなどして褥瘡発生を防ぎましょう

深さの判定

d 0	・皮膚損傷、発赤のない状態 ・主に褥瘡が治癒した状態のときに評価される
d 1	・持続する発赤の状態 ・皮膚の発赤のみで、皮膚の欠損のない状態である。この発赤は指で押しても消退しない紅斑を指す
d 2	・真皮までの損傷の状態 ・創面に毛根や真皮乳頭層の白い斑点状の表皮が観察される ・水疱も真皮までの損傷をきたしている状態 ・褥瘡の治癒過程においては、創縁と創底に段差がなくなり、表皮細胞がみえ始めるころ
D 3	・皮下脂肪までの損傷 ・創縁と創底に段差があり、創底には脂肪層の壊死組織がみられることがある ・壊死組織が厚い場合、深さの判定は困難 ・褥瘡の治癒過程においては、ほとんど壊死組織がなく、肉芽組織で充填されているが、まだ創底と創縁に段差がみられる状態
D 4	・皮下組織を越える損傷で、筋膜、筋肉、腱、骨のいずれかがみえる状態 ・褥瘡の治癒過程においては、皮下脂肪層よりも深い状態で肉芽がうっすらと覆っていたり、腱がみえながらも肉芽でその周囲が覆われている状態
D 5	・関節腔、体腔に至る状態 ・D 5には治癒過程の評価はない
DTI	・深部損傷褥瘡（DTI）疑い
DU	・壊死組織で覆われ深さ判定が不能な状態

（日本褥瘡学会編：褥瘡ガイドブック 第3版．東京，照林社，p173, 2023より引用）

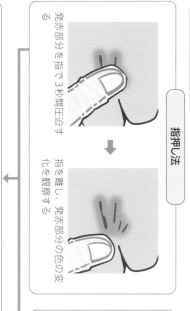

DTI[4)]

DTI（Deep Tissue Injury）は、**深部損傷褥瘡**のことであり、体の深部組織に損傷が起こっている状態を表すものです。ただし体表は、明らかな皮膚欠損はなく、皮膚が紫色や栗色に変色したり、水疱《すいほう》を伴ったりするだけであったりするため、一見しただけでは深部損傷に気づかない場合があります。

DTIは、肉眼的にはNPUAP分類のステージⅠ～Ⅱに見えますが、多くの場合、**急速にステージⅢ、Ⅳへと悪化する**ことが多いため、皮膚の異常を発見したら早く判定することが大切です。

骨突出部に一致しない大きさの紅斑が見られる、強い痛みや硬結、泥のような浮遊感（ぶよぶよした感じ）、皮膚温の変化（温かい、冷たい）を伴うなどの所見があればDTIを疑います。また、超音波画像診断を用いて客観的にアセスメントを行うことも有用とされています。

DTIが疑われた場合は、まず**適切な除圧を行う**ことが重要です。さらに、頻回に褥瘡部位を観察することを心がけてください。

DTIが疑われる褥瘡

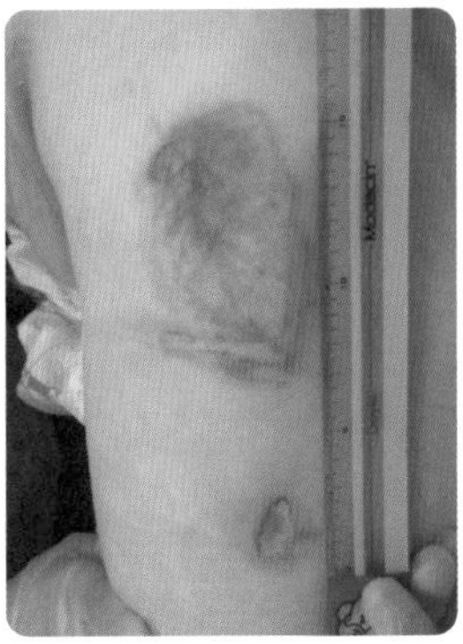

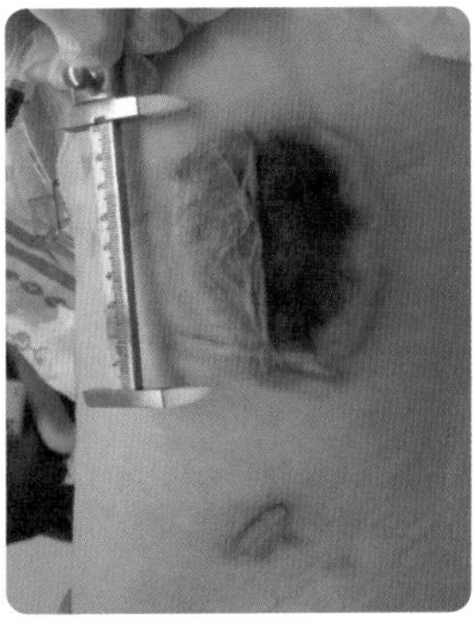

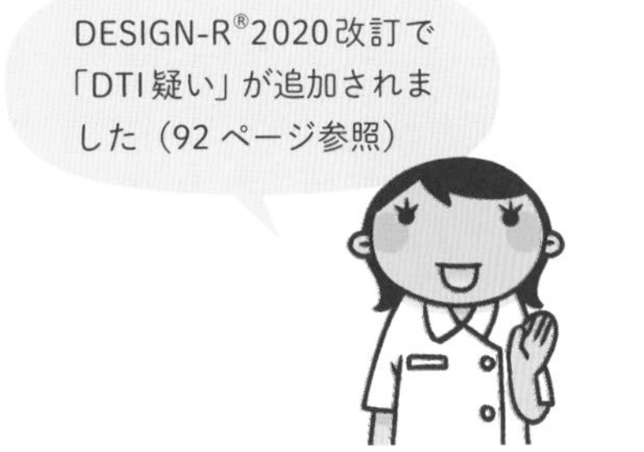
DESIGN-R®2020改訂で「DTI疑い」が追加されました（92ページ参照）

NOTE NPUAP分類とは

欧米のNPIAP（NPUAP）／EPUAPによる褥瘡の深達度分類で、重症度の指標として現場でよく用いられています。

カテゴリーのステージⅠ・Ⅱは浅い褥瘡、ステージⅢ・Ⅳは深い褥瘡に分類されます。また、深さが不明（分類不能）、表皮損傷はないが深部損傷が疑われるDTI疑いも加えられています。

・ステージⅠ：圧迫しても白くならない発赤がある
・ステージⅡ：真皮にまで及ぶ損傷。浅い潰瘍《かいよう》、水疱などがある
・ステージⅢ：皮下組織にまで及ぶ損傷
・ステージⅣ：筋肉や骨にまで達する損傷

【引用・参考文献】
1）宮地良樹，溝上祐子編著：褥瘡治療・ケアトータルガイド．東京，照林社，p88-90, 2009
2）宮地良樹，溝上祐子編著：褥瘡治療・ケアトータルガイド．東京，照林社，p92-94, 2009
3）日本褥瘡学会編：褥瘡ガイドブック 第2版．東京，照林社，p126-129, 2015
4）内藤亜由美，安部正敏編：スキントラブルケアパーフェクトガイド．東京，学研，p230, 2013

褥瘡が発生しやすい部位とは

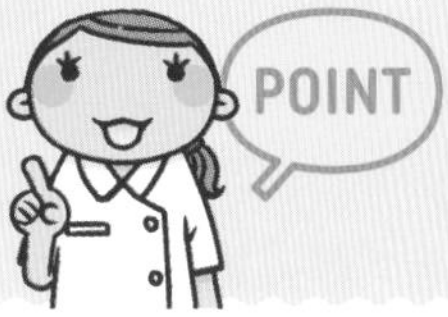

- 骨突出部はとくに褥瘡が好発する部位。
- 体位により好発部位が異なる。
- 仙骨部、尾骨部、大転子部、踵骨部にできやすい。

体位別の褥瘡好発部位

限局性の圧迫が褥瘡の原因となりますが、身体の中でもとくに**骨突出部は褥瘡が発生しやすい部位**です。そのほか、仙骨部、踵骨《しょうこつ》部、頭部にも発生します。円背がある人では背部にも発生する可能性があります。

■仰臥位《ぎょうがい》

仰臥位では仙骨部が最も多く、ついで踵骨部、肩甲骨部、後頭部などに多く見られます。仰臥位では仙骨部に圧が集中します。

褥瘡好発部位

仰臥位

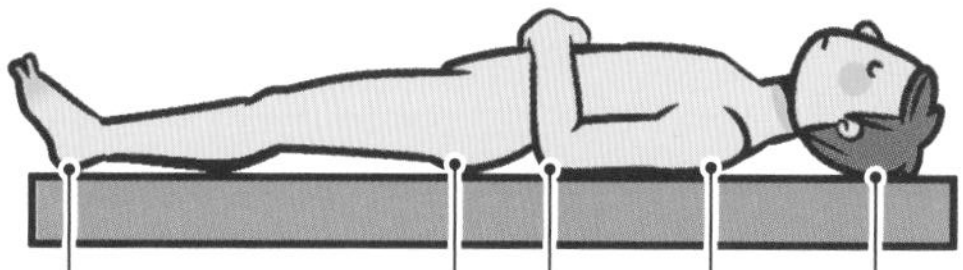

座位

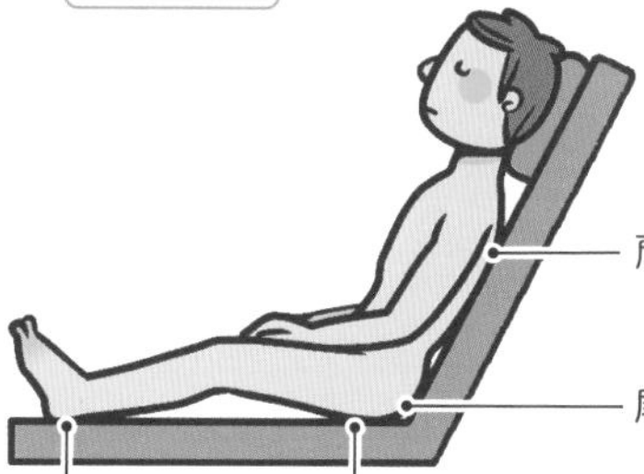

側臥位

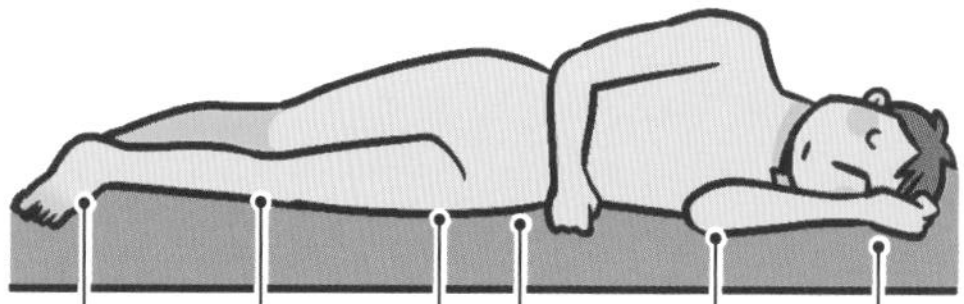

顔面を下に向けた状態では、前額部、鼻骨部、下顎部、胸部（女性）、陰部（男性）、膝正面、足指に褥瘡が好発する

車椅子座位

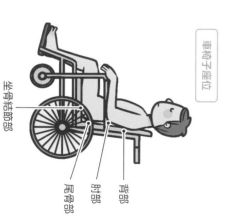

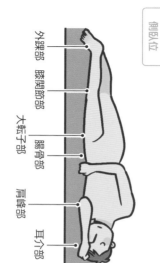

■側臥位《そくがい》

側臥位では、大転子部と足の外踝部に褥瘡が多く見られます。仰臥位に比べ、30度側臥位、90度側臥位では、大転子部付近に高い圧が加わります。また、90度側臥位では肩部にも高い圧がかかるため、肩も褥瘡が好発する部位です。

■座位（頭側挙上）

頭側挙上では、仙骨部から尾骨にかけて圧が集中します。また、頭側挙上時に圧迫された部位がずれやすく、皮膚や皮下組織への栄養血管が強く引っ張られて虚血状態となり、褥瘡が発生しやすくなります。

車椅子を使用している患者では、座面のたわみによってハンモック現象※を起こし、突出した尾骨部に褥瘡が起こりやすくなります。また、背部のたわみは、脊柱への圧迫の原因にもなります。座面を可能な限りフラットに維持したり、クッションを使用したりすることは効果的ですが、長時間座った状態を続けると殿部への圧が長くかかり、褥瘡発生の原因となります。

※ハンモック現象：シーツがピンと張った状況下で、接触面積が狭くなり、骨の突出部に圧が高まる現象。

状況別の褥瘡好発部位

■手術中

手術中は、全身麻酔下などで意識がない状態となり体位変換が困難となるため、長時間にわたって同一体位をとらざるをえない状態となります。また、手術操作が安全に行えるよう術野を確保するために、腹臥位や側臥位、座位、砕石位などの非生理的（人為的）な特殊体位を強いられます。こうした長時間の同一体位と特殊体位により、**術中は骨突出部に過度な外力が加わり**、褥瘡が発生する危険があります。

骨突出がない患者であっても、術中の長時間にわたる同一体位による外力が原因で褥瘡が発生することもあります。

また、体位別にみた場合、腹臥位、側臥位（パークベンチ位を含む）、砕石位の順にマットレスとの接触面積は小さく、その面積が小さくなればなるほど褥瘡発生率は高くなる傾向にあります。

■拘縮《こうしゅく》がある患者

関節拘縮がある患者では、日常生活動作（ADL）のみならず、ベッド上の体位や車椅子での動作や肢位に制限が生じるため、褥瘡発生のリスクが増大します。

また、四肢の関節に屈曲拘縮があると、関節の伸展側は、骨が突出して骨性隆起部となり、一方、その部位の皮膚や血管は常に伸展されるため血流が減少し、褥瘡の発生しやすい状態となります。股関節や膝関節に屈曲拘縮がある場合は、骨突出部に限らず、仰臥位では坐骨部に、側臥位では大転子部にも圧が集中します。手指、足趾《そくし》に拘縮があると、皮膚同士の密着で軟部組織に圧が加わり、褥瘡を生じることがあります。

そのほかにも、拘縮や変形があると座位が安定しないため、前方にずれて尾骨部に圧が集中します。

【引用・参考文献】
1）溝上祐子編著：創傷ケアの基礎知識と実践―褥瘡・手術部位感染・糖尿病性足潰瘍. 大阪, メディカ出版, p102-103, 2011
2）日本褥瘡学会編：褥瘡ガイドブック 第2版. 東京, 照林社, p184-185, 2015
3）田中 マキ子, 柳井 幸恵編：これで安心！症状・状況別ポジショニングガイド, 東京, 中山書店, p141, 2012
4）真田弘美, 宮地良樹編著：NEW 褥瘡のすべてがわかる, 東京, 永井書店, p117, 2012
5）松原康美編著：スキントラブルの予防とケア, 東京, 医歯薬出版, p75-76, 2008

褥瘡のリスクアセスメント

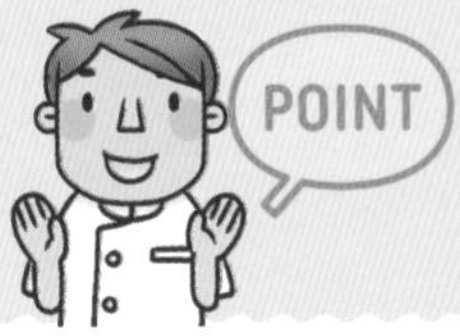

- 褥瘡のリスクアセスメントは、患者の状況に応じたスケールを選ぶ。
- 「ブレーデンスケール」は代表的なスケール。
- 高齢者、在宅患者、脊髄損傷者に特化したスケールもある。

褥瘡のリスクアセスメントとは

褥瘡発生のリスクを予測するために、褥瘡のリスクアセスメントを用います。**リスクアセスメント・スケール**を用いて、日常生活動作(ADL)や全身状態など収集した情報を整理・分析し、褥瘡発生のリスクを判断して、褥瘡予防や治療、看護などに活用します。リスクアセスメントは一度行えばよいのではなく、**定期的に実施することでハイリスク者を抽出する**ことができます。

リスクアセスメント・スケールには、ブレーデンスケール、K式スケール、OHスケール、褥瘡危険因子評価票、ブレーデンQスケール、在宅版褥瘡発生リスクアセスメント・スケール、SCIPUS（脊髄損傷褥瘡スケール）があります。これらのスケールを選択・使用する前に、リスクアセスメント・スケールの特徴と留意点を理解しておくことが大切です。

褥瘡リスクアセスメントの特徴と留意点

特徴	留意点
・スケールを用いることで褥瘡発生リスクがわかり、観察ポイントが統一できる ・経時的に観察・評価できる ・チーム内で褥瘡発生リスクを共有でき、リスクに応じた予防対策が明確になる ・スケールによっては、すぐに予防対策としての看護介入が行いやすいものもある	・適切なスケールを選ぶ必要がある ・スケールを正しく採点し、正しくアセスメントに活かすための研修が必要 ・スケールを用いてハイリスク患者を抽出できても予防対策が功を奏しない場合がある

おもなリスクアセスメント・スケールと評価項目

	外力							湿潤	栄養
	知覚の認知	活動性	可動性	摩擦とずれ	過度な骨突出	浮腫	関節拘縮		
ブレーデンスケール	○	○	○	○				○	○
K式スケール		○	○	○	○			○	○
OHスケール			○		○	○	○		
厚生労働省危険因子評価票		○	○	○	○		○	○	○

（宮地良樹，真田弘美編著：現場の疑問に答える褥瘡診療Q&A. 東京，中外医学社，p37, 2008より一部改変引用）

ブレーデンスケール

■特徴

推奨度が高く、褥瘡発生予測および費用対効果の面からも有用とされています。

観察・評価項目は①知覚の認知、②湿潤、③活動性、④可動性、⑤栄養状態、⑥摩擦とずれで、合計点数が低いほど褥瘡発生の危険性が高くなります。定期的に採点し、**点数が低い項目を重点とした褥瘡予防計画を立案**します。

■使用方法と留意点

それぞれの観察・評価項目を「1点：最も悪い」～「4点：最も良い」（摩擦とずれは1～3点）で評価し、合計点で判断します。初回の採点は、入院後24～48時間以内もしくは、可動性、活動性が2点以下になったときに行います。急性期は48時間ごと、慢性期では1週間ごとに採点します。

ブレーデンスケール

患者氏名：　評価者氏名：　評価年月日：

知覚の認知 圧迫による不快感に対して適切に対応できる能力	**1. まったく知覚なし** 痛みに対する反応（うめく、避ける、つかむなど）なし。この反応は意識レベルの低下や鎮静による。あるいは、体のおおよそ全体にわたり痛覚の障害がある	**2. 重度の障害あり** 痛みにのみ反応する。不快感を伝えるときには、うめくことや身の置き場なく動くことしかできない。あるいは、知覚障害があり、体の1/2以上にわたり痛みや不快感の感じ方が完全ではない	**3. 軽度の障害あり** 呼びかけに反応する。しかし、不快感や体位変換のニードを伝えることが、いつもできるとは限らない。あるいは、いくぶん知覚障害があり、四肢の1、2本において痛みや不快感の感じ方が完全ではない部位がある	**4. 障害なし** 呼びかけに反応する。知覚欠損はなく、痛みや不快感を訴えることができる	
湿潤 皮膚が湿潤にさらされる程度	**1. 常に湿っている** 皮膚は汗や尿などのために、ほとんどいつも湿っている。患者を移動したり、体位変換するごとに湿気が認められる	**2. たいてい湿っている** 皮膚はいつでもではないが、しばしば湿っている。各勤務時間中に少なくとも1回は寝衣寝具を交換しなければならない	**3. ときどき湿っている** 皮膚はときどき湿っている。定期的な交換以外に、1日1回程度、寝衣寝具を追加して交換する必要がある	**4. めったに湿っていない** 皮膚は通常乾燥している。定期的に寝衣寝具を交換すればよい	
活動性 行動の範囲	**1. 臥床** 寝たきりの状態である	**2. 座位可能** ほとんど、またはまったく歩けない。自力で体重を支えられなかったり、椅子や車椅子に座るときは、介助が必要であったりする	**3. ときどき歩行可能** 介助の有無にかかわらず、日中ときどき歩くが、非常に短い距離に限られる。各勤務時間中にほとんどの時間を床上で過ごす	**4. 歩行可能** 起きている間は少なくとも1日2回は部屋の外を歩く。そして少なくとも2時間に1回は室内を歩く	
可動性 体位を変えたり整えたりできる能力	**1. まったく体動なし** 介助なしでは、体幹または四肢を少しも動かさない	**2. 非常に限られる** ときどき体幹または四肢を少し動かす。しかし、しばしば自力で動かしたり、または有効な（圧迫を除去するような）体動はしない	**3. やや限られる** 少しの動きではあるが、しばしば自力で体幹または四肢を動かす	**4. 自由に体動する** 介助なしで頻回にかつ適切な（体位を変えるような）体動をする	
栄養状態 普段の食事摂取状況	**1. 不良** 決して全量摂取しない。めったに出された食事の1/3以上を食べない。蛋白質・乳製品は1日2皿（カップ）分以下の摂取である。水分摂取が不足している。消化態栄養剤（半消化態、経腸栄養剤）の補充はない。あるいは、絶食であったり、透明な流動食（お茶、ジュースなど）なら摂取したりする。または、末梢点滴を5日間以上続けている	**2. やや不良** めったに全量摂取しない。普段は出された食事の約1／2しか食べない。蛋白質・乳製品は1日3皿（カップ）分の摂取である。ときどき消化態栄養剤（半消化態、経腸栄養剤）を摂取することもある。あるいは、流動食や経管栄養を受けているが、その量は1日必要摂取量以下である	**3. 良好** たいていは1日3回以上食事をし、1食につき半分以上は食べる。蛋白質・乳製品を1日4皿（カップ）分摂取する。ときどき食事を拒否することもあるが、勧めれば通常補食する。あるいは、栄養的におおよそ整った経管栄養や高カロリー輸液を受けている	**4. 非常に良好** 毎食おおよそ食べる。通常は蛋白質・乳製品を1日4皿（カップ）分以上摂取する。ときどき間食（おやつ）を食べる。補食する必要はない	
摩擦とずれ	**1. 問題あり** 移動のためには、中等度から最大限の介助を要する。シーツでこすれず体を動かすことは不可能である。しばしば床上や椅子の上でずり落ち、全面介助で何度も元の位置に戻すことが必要となる。けいれん、拘縮、振戦は持続的に摩擦を引き起こす	**2. 潜在的に問題あり** 弱々しく動く。または最小限の介助が必要である。移動時皮膚は、ある程度シーツや椅子、抑制帯、補助具などにこすれている可能性がある。たいがいの時間は、椅子や床上で比較的よい体位を保つことができる	**3. 問題なし** 自力で椅子や床上を動き、移動中十分に体を支える筋力を備えている。いつでも、椅子や床上でよい体位を保つことができる		
				Total	

訳：真田弘美（東京大学大学院医学系研究科）／大岡みち子（North West Community Hospital. IL. U.S.A.）
日本褥瘡学会編：褥瘡ガイドブック 第3版．東京，照林社，p164, 2023より引用

K式スケール

■特徴

「前段階要因」と「引き金要因」で構成されています。

前段階要因は、患者が普段から持っている要因のことであり、①自力体位変換不可、②骨突出、③栄養状態悪いという3項目があります。危険要因の有無をスクリーニングするものです。

引き金要因は①体圧、②湿潤、③ずれです。これらは**短期間の褥瘡発生を予測する**ものです。状態に変化がみられ、加点された項目があった場合は、短期間で褥瘡が発生するリスクが高いと考えられます。

■使用方法

各項目は、YES：1点、NO：0点とし、各要因の合計点（0～6点）が高いほど発生リスクが高いと判断されます。前段階要因が1点でもあれば発生リスクのある状態ですが、そこに引き金要因が加わるとリスクは高まります。

K式スケール

No.___ 患者氏名_________ 記入日___／_______／___

前段階要因　YES 1点　　日中（促さなければ）臥床・自力歩行不可　　前段階スコア　点

自力体位変換不可 [　　]	骨突出 [　　]	栄養状態悪い [　　]
・自分で体位変換できない ・体位変換の意思を伝えられない ・得手体位がある	・仙骨部体圧40mmHg以上（仰臥位） 測定できない場合は ・骨突出（仙骨・尾骨・坐骨結節・大転子・腸骨稜）がある ・上肢・下肢の拘縮、円背がある	・まず測定　Alb3.0g/dL ↓ or TP6.0 g/dL ↓ Alb、TPが測定できない場合は ・腸骨突出40mm以下 上記が測定できないときは ・浮腫・貧血 ・自分で食事を摂取しない ・必要カロリーを摂取していない（摂取経路は問わない）

引き金要因　YES 1点　　引き金スコア　点

体圧	[　　]	体位変換ケア不十分（血圧の低下80mmHg未満、抑制、痛み増強、安静指示等）の開始
湿潤	[　　]	下痢便失禁の開始、尿道バルン抜去後の尿失禁の開始、発熱38.0℃以上などによる発汗（多汗）の開始
ずれ	[　　]	ギャッチアップ座位などのADL拡大による摩擦とずれの増加の開始

基礎疾患名

治療内容（健康障害の段階）
急性期・術後回復期・リハビリ期・慢性期・終末期・高齢者

身長　cm	体重　kg	年齢	性別　男・女

実際　褥瘡→　有・無
発生日　／　／　部位　深度
発生日　／　／　部位　深度
コメント

使用体圧分散用具名

（日本褥瘡学会編：褥瘡ガイドブック 第3版．東京，照林社，p166, 2023より引用）

OHスケール

■特徴

寝たきりの高齢者や虚弱高齢者を対象として得られた褥瘡発生危険要因を点数化したものです。危険要因は①自力体位変換能力、②病的骨突出、③浮腫、④関節拘縮《こうしゅく》から構成され、その合計点により危険要因なく発生した褥瘡を偶発性褥瘡、危険因子を有する褥瘡を起因性褥瘡としています。

■使用方法と留意点

危険要因4項目について評価し、その合計点で危険度レベル（1～3点：軽度、4～6点：中等度、7～10点:高度）でリスクを識別して、体圧分散マットレスの適切な選択に利用します。

OHスケールは簡便な方法ですが、高齢者の特徴的な個体要因のみを評価するため、生命の危機に陥っている急性期患者などに使用する場合は、その他のリスクにも注意を払う必要があります。

OHスケール

危険要因		点数
自力体位変換能力	できる	0
	どちらでもない	1.5
	できない	3
病的骨突出	なし	0
	軽度・中等度	1.5
	高度	3
浮腫	なし	0
	あり	3
関節拘縮	なし	0
	あり	1

（日本褥瘡学会編：褥瘡ガイドブック 第3版. 東京, 照林社, p165, 2023より引用）

褥瘡危険因子評価票

■特徴

厚生労働省から示された「褥瘡対策に関する診療計画書」を使用した評価です。日常生活自立度によって、褥瘡予防・ケア介入の必要性をスクリーニングします。

■使用方法と留意点

日常生活自立度の判定は、「障害老人の日常生活自立度（寝たきり度）判定基準」を用います。

日常生活自立度B・Cの患者を対象に、OHスケールの4項目に「栄養状態低下」「皮膚湿潤」を加えた6項目で評価します。危険因子の評価のうち、1つでも「あり」あるいは「できない」の項目があれば看護計画を立案し実施します。原則として入院時に評価します。

この評価方法では危険因子のリスクの程度は測れないことを留意し、危険因子の有無に対応した看護計画を検討する必要があります。

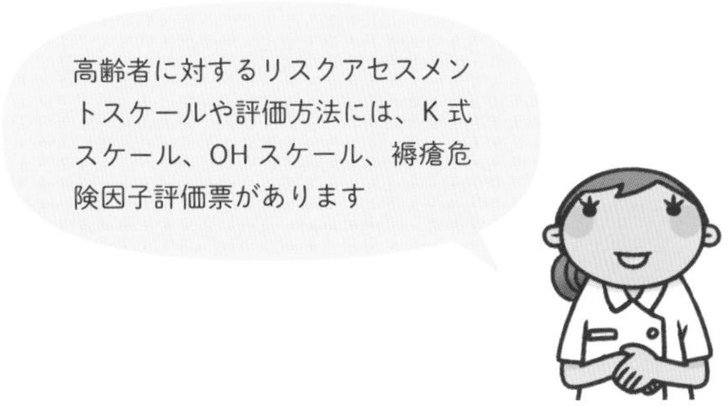
高齢者に対するリスクアセスメントスケールや評価方法には、K式スケール、OHスケール、褥瘡危険因子評価票があります

厚生労働省　褥瘡に関する危険因子評価（票）

〈危険因子の評価〉

日常生活自立度　J（1, 2）　A（1, 2）　B（1, 2）　C（1, 2）		対処
基本的動作能力 （ベッド上　自力体位変換）※1 （椅子上　座位姿勢の保持、除圧）※2	 できる　　できない できる　　できない	「あり」もしくは「できない」が1つ以上の場合、看護計画を立案し実施する
病的骨突出	なし　　あり	
関節拘縮	なし　　あり	
栄養状態低下※3	なし　　あり	
皮膚湿潤（多汗、尿失禁、便失禁）※4	なし　　あり	
浮腫（局所以外の部位）	なし　　あり	

（日本褥瘡学会編：褥瘡ガイドブック 第3版. 東京, 照林社, p165, 2023より一部改変引用）

〈評価上の留意点〉

※1：自力体位変換：自力体位変換が可能であっても、痛みや苦痛の軽減のために長時間同一体位をとる場合は、自力体位変換ができないと判定する
※2：椅子上　除圧：自分で、座りなおしたり姿勢を傾けたりして苦痛をとることができるかを示す
※3：栄養状態低下：血清アルブミン値3.5 g /dLを目安とする
※4：皮膚湿潤：多汗、尿疾患、便失禁のうち、いずれか1つでも該当すれば「あり」と判定する

障害高齢者の日常生活自立度（寝たきり度）判定基準

生活自立	ランクJ	何らかの障害等を有するが、日常生活はほぼ自立しており独力で外出する 1）交通機関等を利用して外出する 2）隣近所へなら外出する
準寝たきり	ランクA	屋内での生活は概ね自立しているが、介助なしには外出しない 1）介助により外出し、日中はほとんどベッドから離れて生活する 2）外出の頻度が少なく、日中も寝たり起きたりの生活をしている
寝たきり	ランクB	屋内での生活は何らかの介助を要し、日中もベッド上での生活が主体であるが、座位を保つ 1）車いすに移乗し、食事、排はい泄せつをベッドから離れて行う 2）介助により車いすに移乗する
	ランクC	1日中ベッド上で過ごし、排泄、食事、着替えにおいて介助を要する 1）自力で寝返りをうつ 2）自力では寝返りもうたない

※判定にあたっては補装具や自助具等の器具を使用した状態であっても差し支えない
（平成3年11日18日老健第102-2号　厚生省大臣官房老人保健福祉部長通知）

ブレーデンQスケール

■特徴

小児期（生後21日～8歳未満）のリスクアセスメント・スケールとして、既存のブレーデンスケールを改変したものです。

圧迫（①可動性、②活動性、③知覚の認知）、組織耐久性（④湿潤、⑤摩擦とずれ、⑥栄養状態、⑦組織灌流《かんりゅう》と酸素化）の7項目から構成されます。急性期に用いられる「組織灌流と酸素化」の項目が追加されており、アセスメント基準に血液データが含まれています。

■使用方法

7項目の合計得点は7～28点であり、点数が低いほど褥瘡の発生リスクが高くなります。評価は入室後23時間以内に実施し、以降、週1回評価を行います。

①**可動性**・②**活動性**・③**知覚の認知**：ブレーデンスケールと同様。②は4点には、「(発達段階上) 幼すぎて歩けないすべての患者」と「歩行可能」を含む

④**湿潤**：1点の「常に湿っている」の原因は、尿だけではなくドレナージ等を含む。2～4点はオムツ交換頻度を考慮する。2点は8時間ごと、3点は12時間毎、4点は通常頻度、24時間交換を基準とする。

⑤**摩擦とずれ**：ブレーデンスケールでの1点を2分けしている。1点は「著しく問題あり」とし、痙攣、拘縮《こうしゅく》、振戦は持続的に摩擦を引き起こすと判断する。

⑥**栄養状態**：授乳が加えられる。

⑦**組織灌流と酸素化**：組織灌流と酸素供給のサブスケールはオリジナルのブレーデンスケールの組織耐久性の内的因子である。

在宅版褥瘡発生リスクアセスメント・スケール

■特徴

在宅療養患者の褥瘡予防に特化したスケールであり、訪問看護ステーションなどで活用されています。

K式スケールに介護力をアセスメント指標に加えたものです。褥瘡発生リスクが療養者の個体要因に起因するものか、あるいはその介護者なのかなど、介入方法や介入対象者が明確になります。

■使用方法

初回訪問時に、在宅療養者が「日中（促されなければ）臥床・自力歩行不可」の状態であれば、スケールの使用を開始します。基本的に週1回の評価を行います。

前段階要因、引き金要因の各項目に該当する場合はYES：1点とします。前段階評価の「介護知識がない」については、①除圧・減圧、②栄養改善、③清潔保持の3点についてすべて述べてもらい、1つでも述べられない場合は、「知識がない」と判定します。前段階要因が1点以上であれば褥瘡発生のリスクありと評価され、具体的な看護介入を開始します。

SCIPUS（脊髄損傷褥瘡スケール）

■特徴

脊髄損傷者の褥瘡は、損傷のレベル、活動のレベルと年齢、喫煙、心機能、腎機能、呼吸機能、認知機能などと関係があると考えられています。それらの危険因子15項目から構成され、それぞれの項目に重み付けがなされています。

■使用方法と留意点

15項目の合計（0～25点）により、リスクの程度を「低い:0～2点」「中:3～5点」「高:6～8点」「とても高い：9～25点」で評価します。この方法には血液データ（アルブミン値、ヘマトクリットまたはヘモグロビン値、血糖値）が必要です。

脊髄損傷者の褥瘡発生には、個体要因だけではなく車椅子・クッションなどの座位環境やセルフケア行動が大きく関与しているため、それらを加味して評価する必要があります。

【引用・参考文献】
1）宮地良樹, 溝上祐子編：褥瘡治療・ケアトータルガイド. 東京, 照林社, p92-94, 2009
2）日本褥瘡学会編：褥瘡ガイドブック 第2版. 東京, 照林社, p114-125, 2015
3）真田弘美, 宮地良樹編著：NEW 褥瘡のすべてがわかる, 東京, 永井書店, p35,54,58, 2012

体圧分散用具の選択のポイント

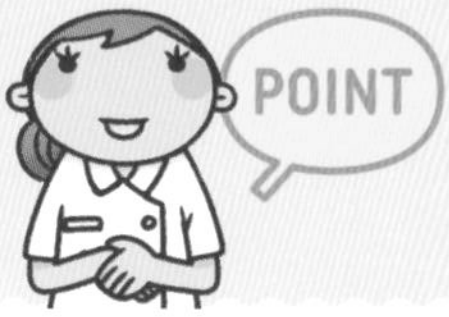

- 褥瘡予防に、体圧分散マットレスを用いる。
- 自力体位変換の有無でマットレスの素材が異なる。
- 座位にも体圧分散用具の使用は有用。

褥瘡予防・管理ガイドラインによる推奨

褥瘡の発生予防には、外力の大きさを減少させる、外力の持続時間を短縮することが原則であり、具体的には、ポジショニング、クッションまたはマットレスの選択、体位変換などがあります。ここではマットレス選択について解説します。

褥瘡予防・管理ガイドラインでは、褥瘡予防のために、**体圧分散用具**を使用することが推奨されており、第５版では、褥瘡発生者の多くが高齢者であることをふまえた推奨度が示されています1)。

体圧分散マットレスの有用性については、標準マットレスに比べて体圧分散マットレスのほうが褥瘡発生率が有意に低いという報告（システマティックレビュー※1あるいはメタアナリシス※2が10編）があります。

一方、欧米のNPIAP（NPUAP）／EPUAP／PPPIAガイドラインでも高仕様フォームマットレスや電動の体圧分散マットレスの使用が強く推奨されています。

体圧分散マットレス・用具の選択においては、体圧分散およびその他の治療機能に対する**患者のニーズに基づいたもの、さらに患者のADLレベル、ずれの軽減、マイクロクライメット（皮**

褥瘡予防・管理ガイドライン（第5版）における体圧分散用具の推奨

高齢者の褥瘡予防のために、交換圧切替型／上敷圧切替型多層式エアマットレスを推奨する。	→ 強い推奨（推奨の強さ：1B）
高齢者の褥瘡予防のために、交換静止型フォームマットレスを提案する。	→ 提案（弱い推奨）（推奨の強さ：2B）
高齢者の褥瘡予防のために、上敷圧切替型単層式／静止型エアマットレスを提案する。	→ 提案（弱い推奨）（推奨の強さ：2B）

身体における体重重量比

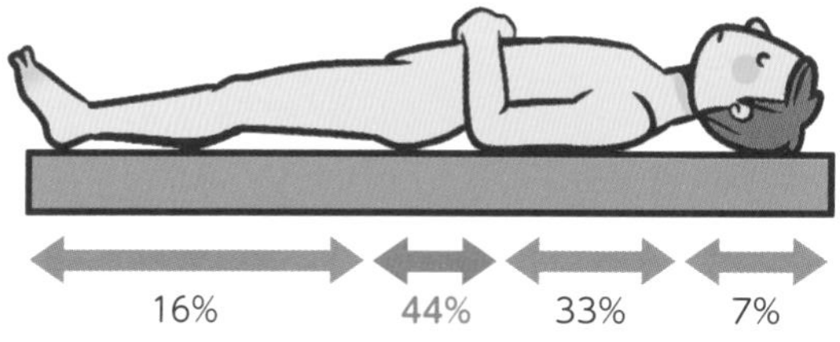

仰臥位では、仙骨部に体重の約半分の大きな圧力がかかる

（ケープ冊子「床ずれ予防コンパクトガイド」より改変引用）

膚局所の温度・湿度）の管理なども考慮したうえで検討することが望ましいとされています[2)]。

※1　システマティックレビュー：系統的レビューともいう。ある課題に関して検討した研究を網羅的に収集し、系統的に吟味、評価する方法。
※2　メタアナリシス：メタ解析ともいう。多くの研究結果を１つに統合し、統計学的手法で再解析する方法。

体圧分散用具とは

生体外面の皮膚とマットレスの間には表面接触圧がかかり、骨の直下では圧力は高いが、そこから離れた部位では圧力は低くなります[3)]。体圧分散マットレスは、接触面積を広げたり一時的に浮かすような状況を作ったりして、骨突出部への圧力を低くするための用具です。

圧再分配の3つの機能

人の体には生理的弯曲《わんきょく》などの凹凸があり、体とマットレスが接触する面積には限りがあります。圧再分配とは、この接触面に加わる圧を①**沈める、②包む、③経時的な接触部分の変化**の３つの機能によって分配し、１点に加わる圧を低くします。①と②は接触面を広げて圧を低くするもので、③は接触面を変えることで圧を低くするものです[4)]。

■「沈める」機能

体をマットレスに沈み込ませることで、特定の骨突出部位に集中していた圧を、周辺組織や他の骨突出部位に分配します。沈み込みが大きいほど接触面積が増えて、突出部への圧は低くなります。

■「包む」機能

体の凹凸に応じてマットレスを変形させることで、体と体圧分散用具との接触面積を広げて圧を低くします。マットレスの素材に水や空気などの流動体を用いると、変形しやすくなります。

■経時的な接触部分の変化

時間に従い接触面を変えることで、突出部への圧が低くなります。**圧切替型エアマットレスやローリングマットレスの機能**がこれにあたります。エアマットレスは、空気を調整して周期的に膨張と収縮を繰り返すことで接触面を変えることができます。また、ローリングでは体位を変えることで接触面を変えることができます。

「沈める」「包む」機能

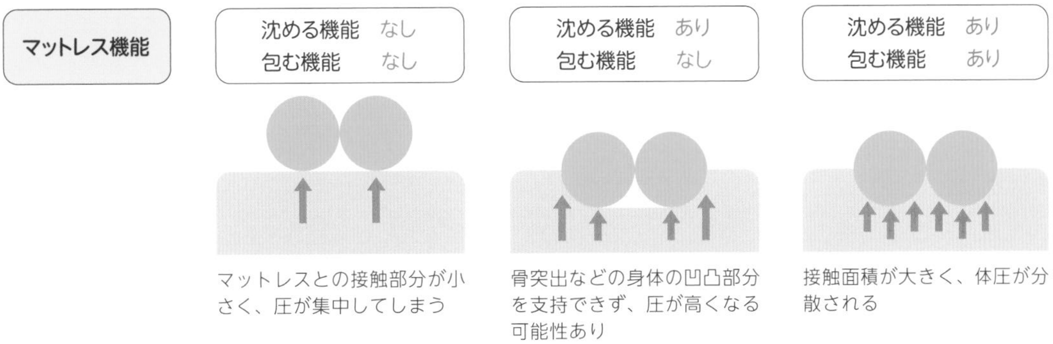
マットレス機能
沈める機能　なし
包む機能　なし
沈める機能　あり
包む機能　なし
沈める機能　あり
包む機能　あり
マットレスとの接触部分が小さく、圧が集中してしまう
骨突出などの身体の凹凸部分を支持できず、圧が高くなる可能性あり
接触面積が大きく、体圧が分散される

（日本褥瘡学会編：褥瘡ガイドブック 第3版. 東京, 照林社, p208, 2023より一部改変引用）

簡易式体圧測定器による体圧測定

携帯型接触圧力測定器の例

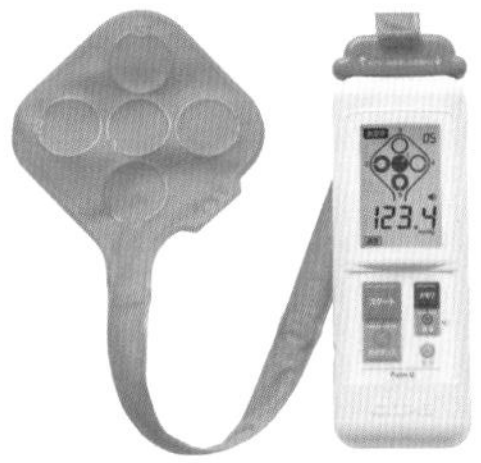

5点圧力測定器
パームQ（ケープ）

①測定器とセンサーパッドを接続する。センサーのパッド部は、ディスポーザブルのビニール袋で覆う
②測定器の電源を入れ、ガイダンスボタンを押す
③センサーパッドを測定部位に当て、体位を整える
④液晶正面の中央のパッドの接触圧が一番高くなるようにパッドの位置を調整する。
⑤スタートボタンを押す。約12秒後に最高圧力値が表示される

体圧の評価（パームQによる測定値）[7)]
・仰臥位　仙骨部　50mmHg以下

体圧分散寝具の種類

体圧分散用具を圧再分配の機能で分類すると、「反応型」と「能動型」に大別されます（2007年NPUAP）。

・**反応型体圧分散用具**：「沈める」「包む」の機能を利用したマットレスで、電動と非電動がある。
・**能動型体圧分散用具**：「沈める」「包む」「経時的な接触部分の変化」の機能を利用した電動のマットレス。

臥位時に使用するマットレスには、**上敷マットレスと交換マットレス**があります。

・**上敷マットレス**：マットレスの上に使用するタイプ
・**交換マットレス**：ベッドの上に直接敷くタイプ。マットレスは不要

素材には、空気（エア）、水（ウォーター）、フォーム、ゲルなどさまざまな種類があり、単独または複数を組合せて体圧を分散します。

体圧分散マットレスの素材と特徴

種類	メリット	デメリット
エア	マット内圧調整により、患者の状態にあった体圧調整ができる	自力体位変換時に安定感が得にくい。鋭利なものでパンクしやすい
ウォーター	水の量により、患者に合った体圧調整ができる	患者の体温維持のために水温の管理が必要
ウレタンフォーム	低反発なものほど体圧分散効果が高い	個別の体圧調整はできない
ゲル（ジェル）／ゴム	動力を必要としない	十分な体圧分散効果を得るには厚みが必要。ただし、それに伴い重量が増す
ハイブリッド	2種類以上の素材の長所を組み合わせることができる（エアとウレタンフォームの組み合わせなど）	–

（日本褥瘡学会編：在宅褥瘡予防・治療ガイドブック 第3版. 東京, 照林社, p57, 2015より改変引用）

体圧分散マットレスの選び方ー臥位

■臥位での褥瘡予防

褥瘡予防に体圧分散マットレスを用いることは、褥瘡予防・管理ガイドラインでも強く推奨されています。

体圧分散マットレスの選択は、まず自力体位変換の有無を確認し、マットレスの素材を決めます。「自力で体位変換できる人」ならば可動性を妨げないウレタンフォームを選び、「自力で体位変換できない人」には体圧分散を優先した素材（エア、ウォーターなど）を選択します。

■高齢者の褥瘡予防

44ページに示したように、高齢者の褥瘡予防では、**交換圧切替型や上敷切替型の多層式エアマットレス**の使用が推奨されています。

多層式エアマットレスとは、エアセル構造が二層、三層になったものです。二層式エアマットレスについては、自力体位変換ができず、病的な骨突出がある場合などに有用であることが報告されています。

注意すべき点として、**セルとセルの間に踵部が落ち込む**ことがあります。近年、エアマットレスの改良が進み予防策がとられていますが、使用するにあたって構造を理解しておくことが大切です。

■終末期患者の場合

がん終末期の患者は褥瘡が発生しやすいため、

体圧分散用具の選択フローチャート

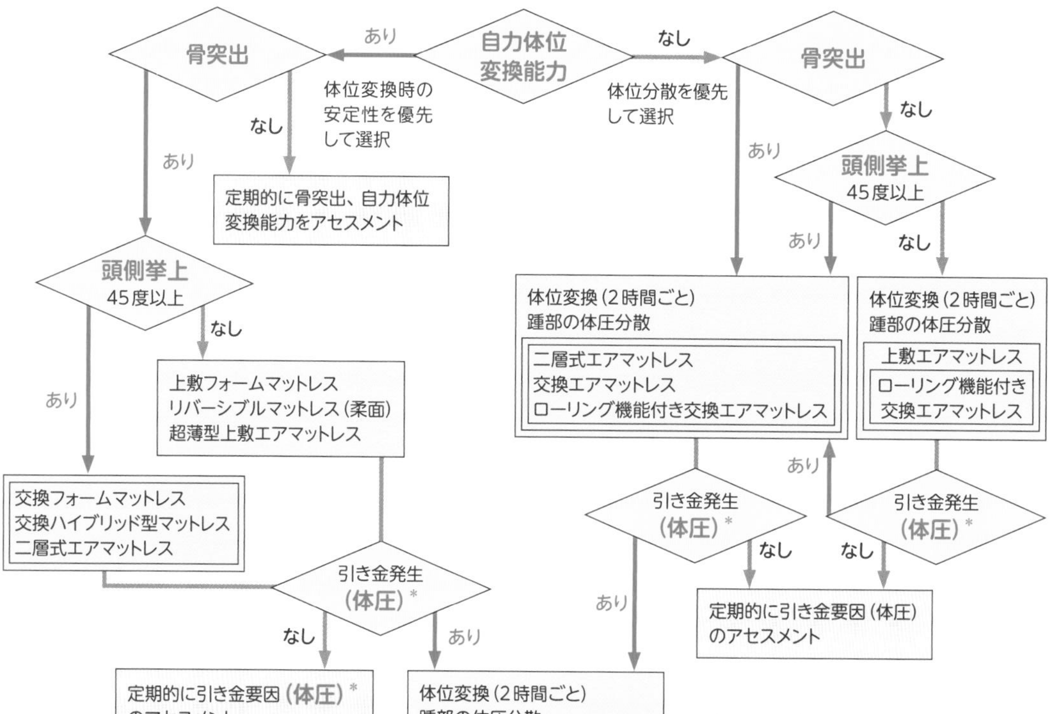

注：枠線が多いほど体圧分散は高くなる
＊：看護者・介護者による体圧変換ができない状況の発生

（日本褥瘡学会編：在宅褥瘡予防・治療ガイドブック 第3版. 東京, 照林社, p58, 2015より引用）

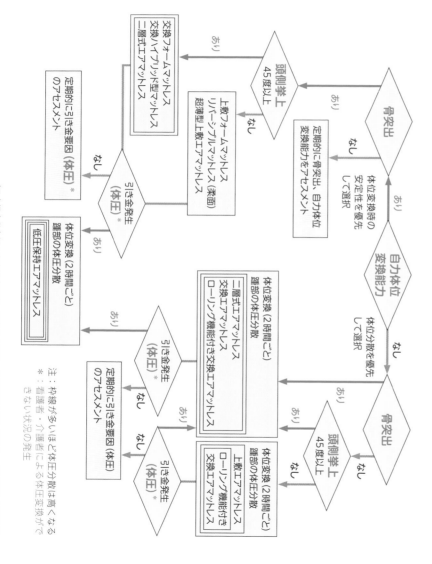

体圧分散マットレスを使用します。ただし、がん悪液質症候群による筋力低下や、疼痛《とうつう》や全身倦怠感などが影響して、寝心地の不快感を訴えることがあります。がん終末期では、患者の安楽を重視したケアが求められることから、寝心地など患者の意向をふまえながら、身体症状や活動性、可動性などを考慮した体圧分散マットレスの選択やエア管理の工夫などで、可能な褥瘡ケアをめざすことが望まれます。

終末期患者への快適性では、マット内圧自動調整機能付交換圧切替型エアマットレスの評価が高いことがわかっています。しかし、高価で容易に入手できないため、使用できる施設は限られています[4]。

■周術期の患者の場合

周術期は、**長時間にわたる同一体位の持続、術野確保のための非生理的な特殊体位、体形（肥満や痩せなど）や疾患などの個体的要因など**から、褥瘡が高率に発生しやすくなります[8]。そのため、体圧分散の必要性は高く、『褥瘡予防・管理ガイドライン（第４版）』でも褥瘡予防として「手術台に体圧分散マットレスや用具を使用するよう強く勧められる」、「術中に、マットレス以外に踵骨部、肘部等の突出部にゲルまたは粘弾性パッドを使用するよう勧められる」とされています。

また、術後の褥瘡予防として、上敷セル分離型圧切替型エアマットレスおよび上敷圧切替型二層式エアマットレスの使用が勧められています。術後の患者は、しばらくベッド上安静を強いられることが多いため、体圧分散マットレスを用いて褥瘡予防を行います。術前の状態や手術時間、手術中の血圧や深部体温の低下など、**周術期患者が有する特性のリスク因子**を考慮して、体圧分散マットレスを選択します。

代表的な二層式エアマットレス

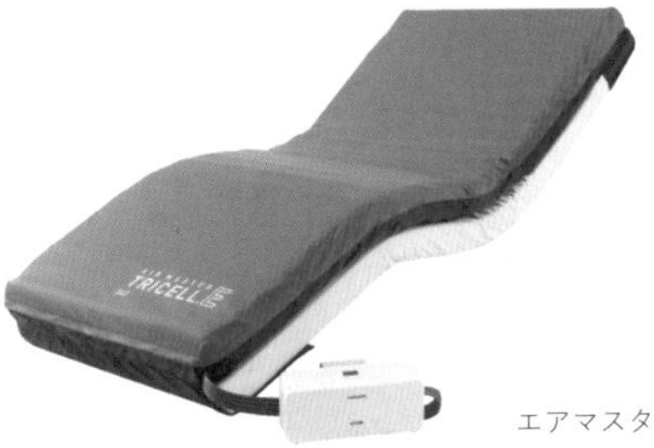

エアマスター トライセルE（ケープ）

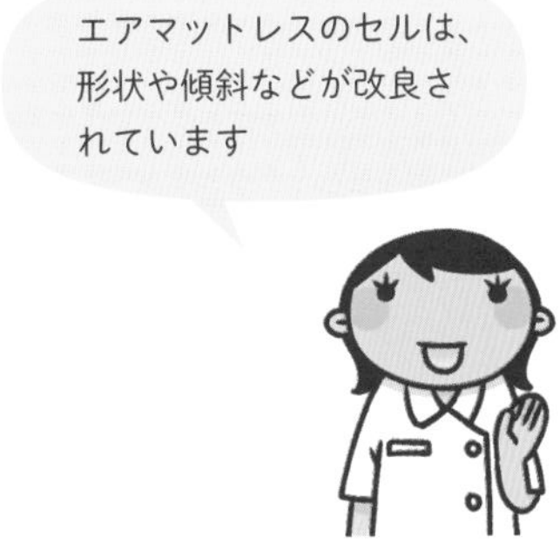
エアマットレスのセルは、
形状や傾斜などが改良されています

エアマットレスにおける踵部の落ち込み

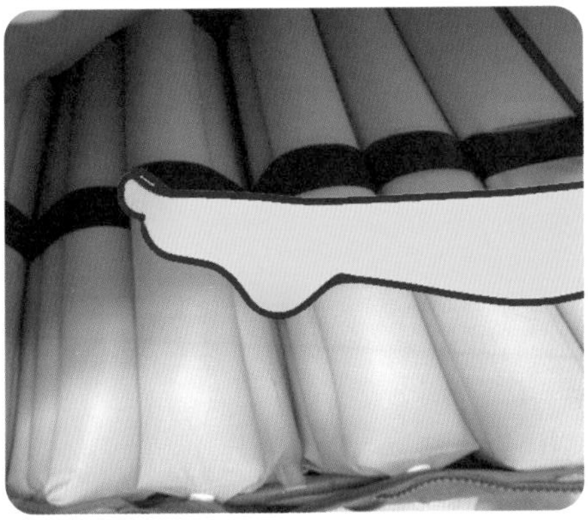
姿勢の崩れや体の動きなどが原因で、セルとセルの間に踵部が落ち込むことがあるので注意する

術中に用いる体圧分散用具

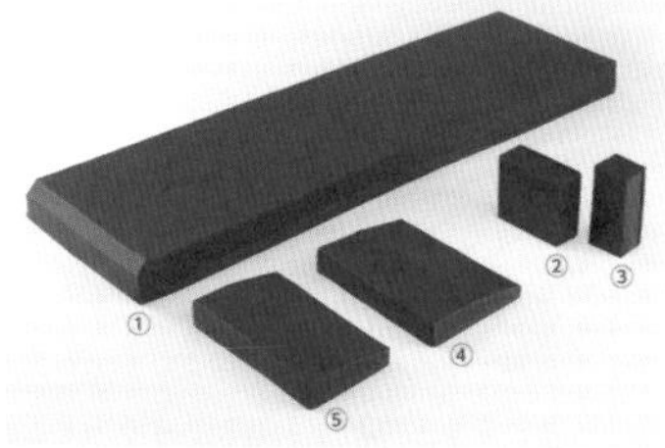

長時間のパークベンチ体位の手術にも使えるパークベンチ用マットレス、体位固定用クッション（側部支持器用）、胸郭から腰までをサポートする腋窩用クッション

手術用体圧分散用具
ケープサージカルシリーズ（ケープ）

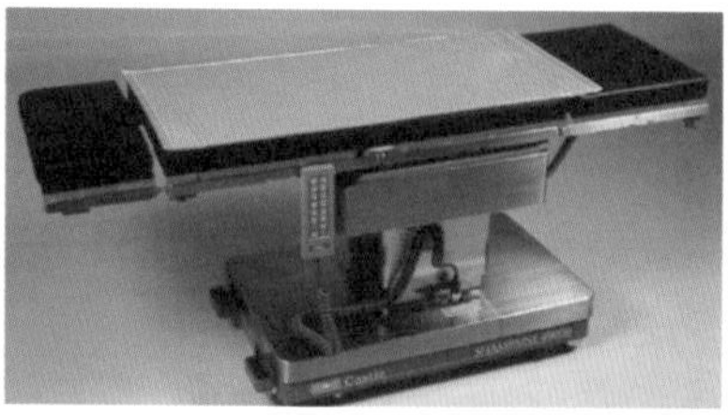

手術台の上にゲル素材のパッドが敷いてある

アクションパッド
（アクションジャパン）

体圧分散用具の選び方ー座位

座位では、**アライメント（体軸の自然な流れ）**を重視して座位姿勢を維持することが重要です。**90度座位**では、骨盤が前傾すると恥骨部に、骨盤中間位では坐骨結節部に、そして骨盤後傾すると尾骨部への接触圧が高まり、褥瘡が発生しやすくなります。そこで褥瘡予防として、座位に体圧分散用具を用いることもあります。

『褥瘡予防・管理ガイドライン（第４版）』では、「高齢者には脊椎損傷者に使用される体圧再分散クッションを使用することが勧められる」とされています。このクッションは沈み込み性や包み込み性、温度湿度特性など多くの機能に優れています。

座位姿勢と負荷のかかり方

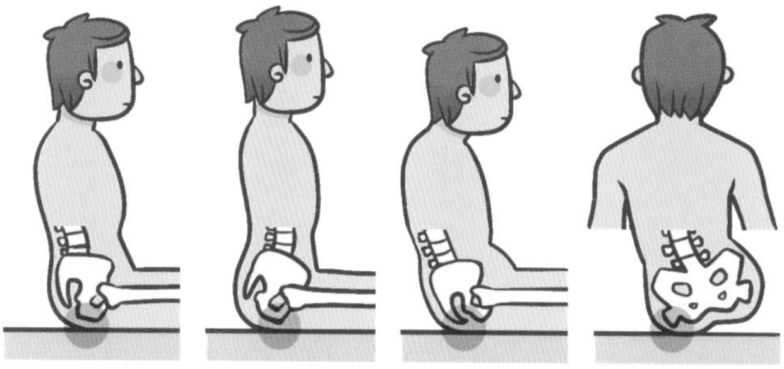

（日本褥瘡学会編：褥瘡ガイドブック 第3版. 東京, 照林社, p143, 2023より引用）

座位に用いる体圧再分散クッション

エアセルの中を空気が移動し除圧する

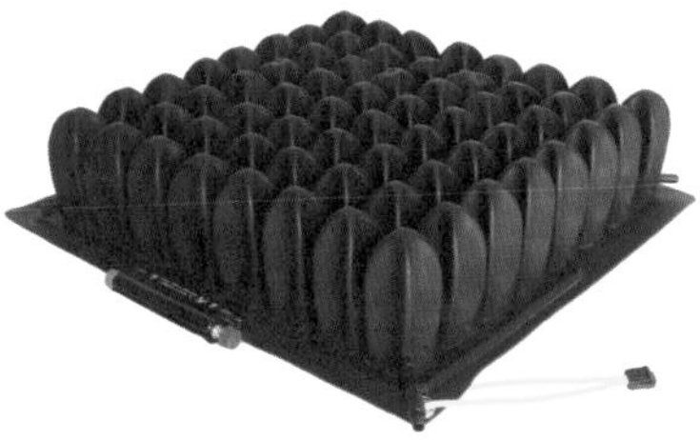

ロホ・クァドトロセレクト　ミドルタイプ
（アビリティーズ・ケアネット）

【引用・参考文献】
1）日本褥瘡学会編：褥瘡予防・管理ガイドライン 第5版. 東京, 照林社, p38-40, 2022
2）日本褥瘡学会編：褥瘡予防・管理ガイドライン 第5版. 東京, 照林社, p86, 2022
3）真田弘美編：褥瘡ケア完全ガイド 予測・予防・管理のすべて. 東京, 学研, p3, 2004
4）日本褥瘡学会編：褥瘡ガイドブック　第2版. 東京, 照林社, p159-162, 2015
5）真田弘美、須釜淳子編：改訂版 実践に基づく最新 褥瘡看護技術. 東京, 照林社, p62-63, 2009
6）宮地良樹, 溝上祐子編著：褥瘡治療・ケア トータルガイド. 東京, 照林社, p77, 2009
7）大桑麻由美ほか：褥瘡会誌. 14(2), 129-133, 2012
8）田中マキ子, 中村義徳編著：動画でわかる手術患者のポジショニング. 東京, 中山書店, p3-5, 2007

ポジショニングのポイント

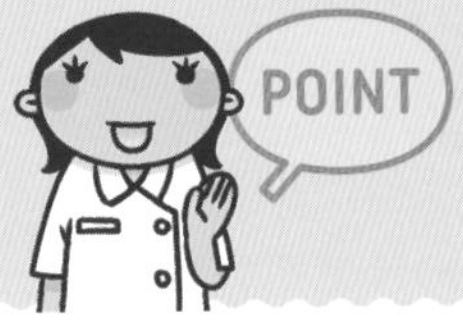

POINT

- 患者が安全・安楽に感じるポジショニングを目指す。
- 患者の身体状態に応じた体位変換、ポジショニングを行う。
- 褥瘡予防だけでなく、関節拘縮《こうしゅく》の予防・改善にも役立つ。

ポジショニングとは

褥瘡予防の**ポジショニング**は、「動けないことにより起こるさまざまな悪影響に対して予防策を立てること、自然な体軸の流れを整えるとともに、安全・安楽な観点から体位を評価し、現状維持から改善に役立つよう、体位づけの管理を行うこと」と定義されています[1)]。

「自然な体軸の流れ」とは、すなわちアライメント[※1]のことを指しています。アライメントが損なわれると姿勢が崩れ、それによって患者に不快な負担が増え、安全性と安楽性が損なわれます。つまり、よいポジショニングとは、**患者が安全で安楽に感じる「安定した」体位**であるといえます[1)]。

まず、患者を観察し、姿勢が崩れていないか、ずれや部分圧迫がないか、自然な体軸の流れ（アライメント）に問題はないか[2)]などを確認したうえで、問題がある箇所に応じたポジショニングを行うことが大切です。

※1　アライメント：身体各部位の相対的な位置関係や配列を示すもの。

ポジショニングにおける安定性、安楽性、安全性の関係

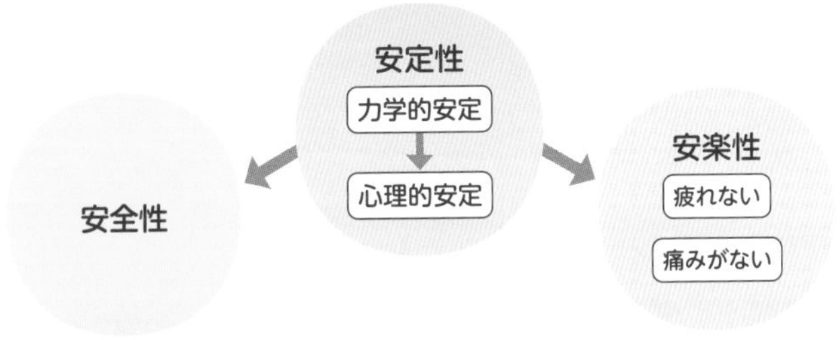

力学的安定
心理的安定

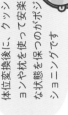

疲れない
痛みがない

（田中マキ子編著：日常ケア場面でのポジショニング．東京，照林社，p5, 2014より引用）

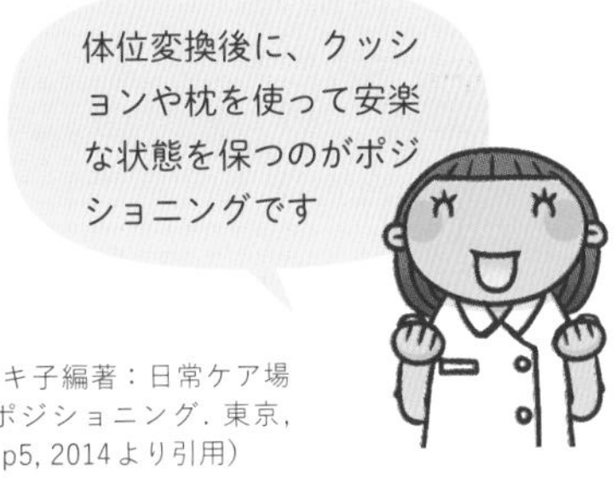

体位変換後に、クッションや枕を使って安楽な状態を保つのがポジショニングです

ポジショニングの基本

ポジショニングは、先述したアライメントの評価のほかに、次の点に留意して行います[3)]。

- ポジショニングは、頭から足に向かって順に行うと、身体に緊張が生じず、患者は不安を感じない。
- ポジショニングは点で支えるのではなく面で支えることで、体位を安定させ、体圧分散を高める。
- 体圧分散用具やポジショニングピローは、効果が発揮できる使い方を検討する。
- 体位変換で生じる摩擦とずれを軽減する。ずれの解消方法には「背抜き」がある。
- 重力をうまく利用する。変形の予防や拘縮亢進の抑制などにもつながる。
- 過剰な筋緊張がある場合は緩和する。患者の安楽にもつながる。

臥位でのポジショニング

■側臥位《そくがい》のポイント

褥瘡予防のための体位変換では、臥位のポジショニングは、**30度側臥位、90度側臥位**が推奨されています。

30度側臥位は、骨突出のない殿部の筋肉で体を支える体位であり、褥瘡予防の効果が認められています。一方、わが国の高齢患者の多くは、殿筋が乏しく著しい骨突出があり、さらに非常にやせていると大転子部や腸骨部に強い圧力が加わります。したがって、すべてにおいて30度側臥位が推奨されているわけではなく、**患者の体型や好みに応じた側臥位を選択する**ことが重要です[4)]。

仰臥位《ぎょうがい》から側臥位に体位変換するときは、頭から動かし、体幹、下半身へと変換します。順に変換していくことで、患者の不安も軽減されます。

■ベッドアップ時のポイント

ベッドアップ（ギャッチアップ）を行うときは、患者の前腸骨稜《ぜんちょうこつりょう》とベッドの屈曲部位を合わせます。ベッドアップによる頭側挙上で、上半身の体重が殿部に集中します。45度挙上では上半身の50%の重さが、70度挙上では上半身の88%の重さが加わります[5)]。挙上角度を上げると、摩擦によるずれ力が大きくなり、仙骨部の褥瘡発生のリスクが高まります。**ずれ力を解消するためには、背抜き、足抜きが必須**です。

仰臥位のポジショニング

動画①

52ページから60ページまでに掲載のQRコードで詳しい解説動画が見られます。

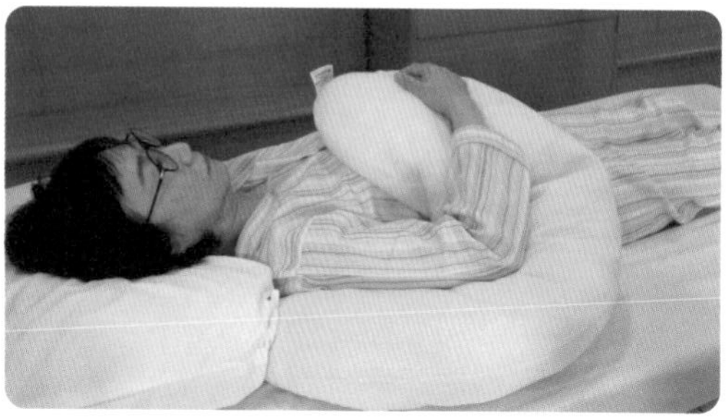

①ブーメラン型クッションを肩甲骨の下に入れ、腕をクッションに乗せる

or

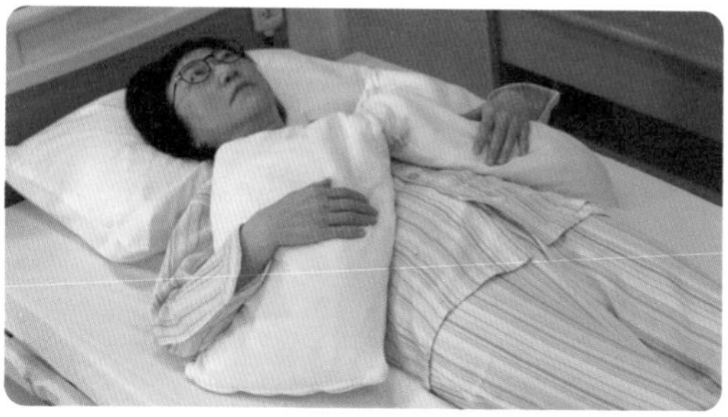

腕で胸を圧迫するおそれがある場合は、長方形のポジショニングピローを両腕の下に入れる

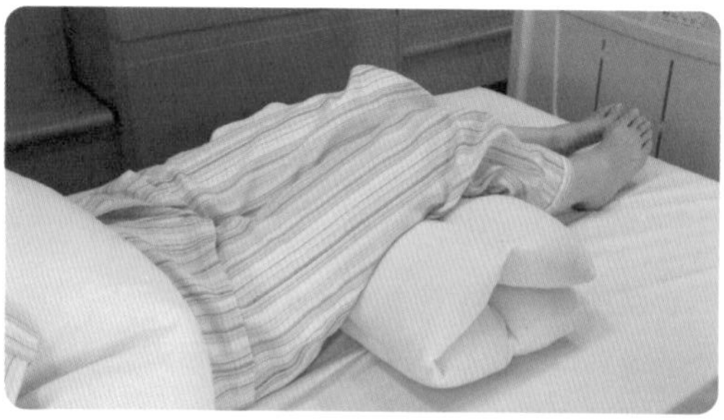

②両膝の下に手腕を入れて膝を曲げ、その下にクッションを入れ、下腿にもクッションを入れてすき間をつくらないようにする

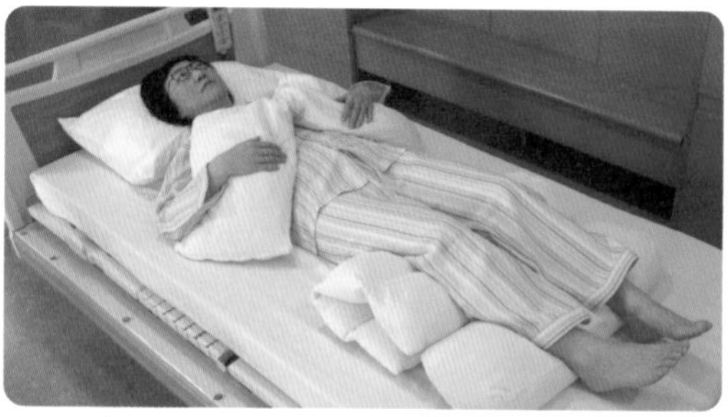

③片足ずつ足抜きを行う。仰臥位のポジショニング完了

30度側臥位のポジショニング

▶動画②

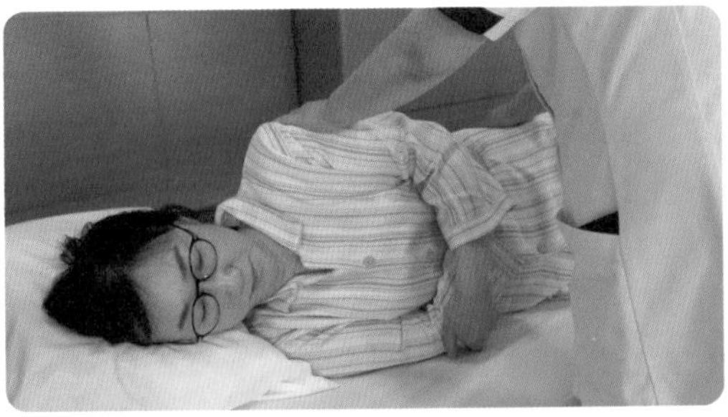

①仰臥位で患者の両手を腹部に置き、顔を寝返らせる方向に向け、両膝を曲げたら、肩と大腿部をもって半臥位にする

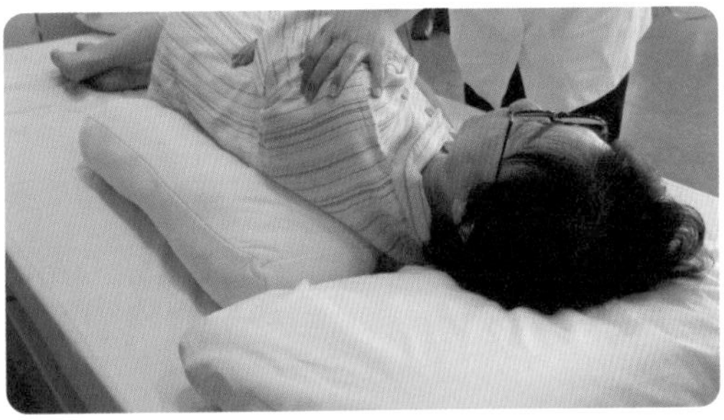

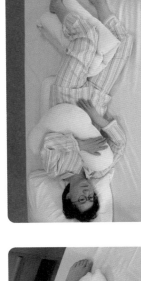

②体幹に沿ってクッションを差し込み、患者の上半身を預けるようにしながら上向きにする

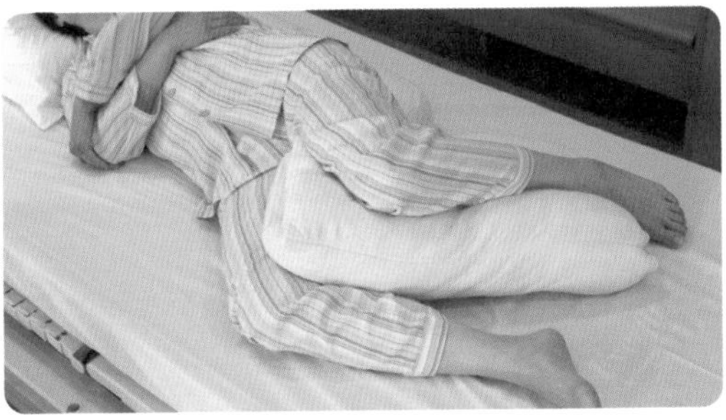

③上側の足の膝下にクッションを入れ、大腿部から踵までがクッション面に乗るように調整する。上下の足を少し広げて、体位を安定させる

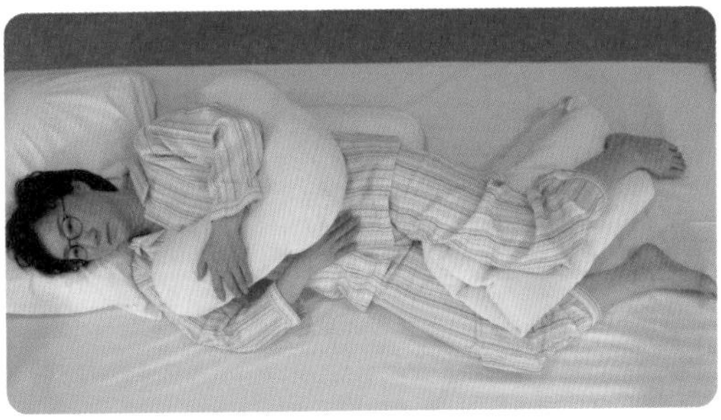

④必要に応じて腕にもクッションを入れる。
30度側臥位のポジショニング完了

ベッドアップとずれ・圧の解除

▶動画③

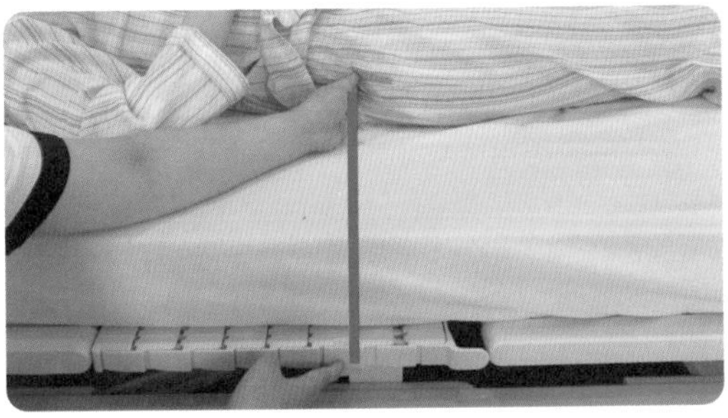

①ずれ予防のため、前腸骨稜とベッドの屈曲部が合うよう、患者の位置を調節する

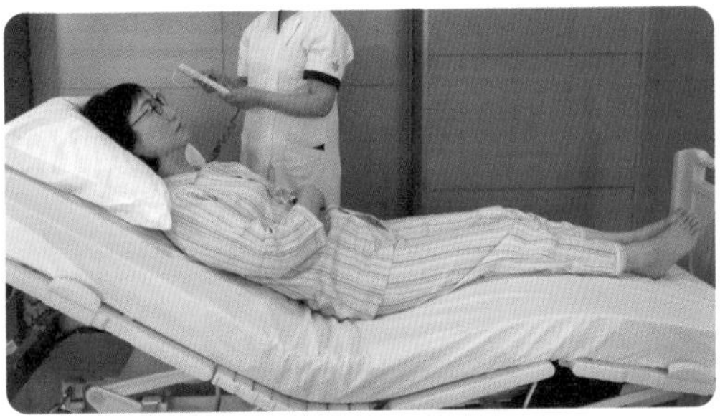

②姿勢を整え、下肢、頭側の順にベッドを挙上する

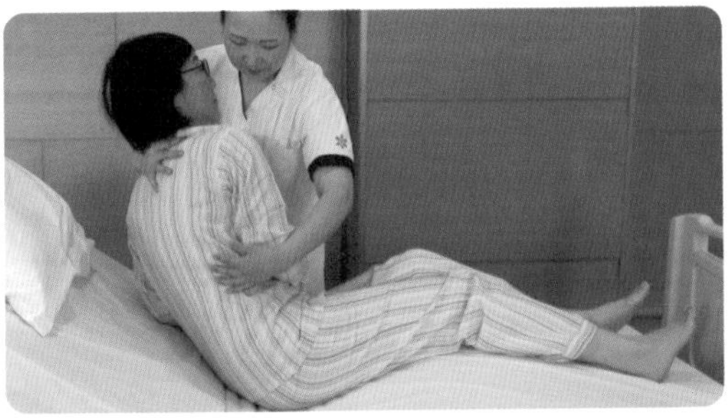

③骨盤が前傾するまで上半身を前に倒して背抜きを行う

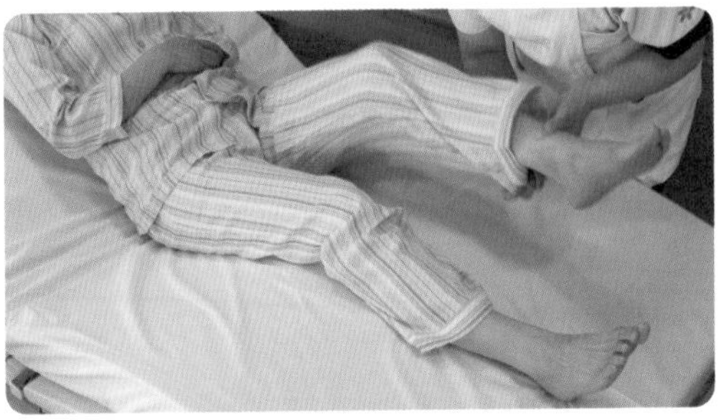

④片足ずつ、大腿部から踵までを浮かせて足抜きを行う

体位変換の目的

私たちは、日常生活の中で自分の力で姿勢や体の向きを変えたりしています。これは、同じ部位に長時間の圧迫やずれが加わらないようにするためで、この動作を**体位変換**といいます。体位変換は、自力で寝返りができない患者にも必要です。体位変換は、次のような目的でも行います。

- **日常生活ケア**：おむつ交換、食事、口腔ケア、清拭、着替え、移乗
- **廃用症候群予防**：褥瘡予防を目的とした減圧や除圧、拘縮《こうしゅく》予防、肺炎予防、浮腫予防、内臓機能低下予防
- **QOLの向上**：コミュニケーションによる安心感、関節不動による苦痛改善、不眠改善、を目的としたむれ・暑さ対策

チーム医療として体位変換を行う際に注意すべきは、側臥位《そくがい》から仰臥位《ぎょうがい》にするなどのルーティンな作業が優先され、そのときの患者がどんな状態であったかを意識するなどアセスメントへの考察が怠りがちになることです。また、褥瘡だけで体圧分散寝具を選択すると、本来の体位変換の目的を見失う可能性があるので注意が必要です[6)]。

体位変換の時間間隔

褥瘡予防・管理ガイドラインでは、「基本的に2時間以内の間隔で、体位変換を行うよう勧められています。ただし、適切な体圧分散用具使用環境下では、3時間ごとの体位変換を検討してもよいとされています。また、体圧分散マットレスを使用する場合は4時間以内でよいとされています[7)]。つまり、**決まった時間というよりも患者の状態に合わせたアセスメント**が求められます。

チーム医療においては、医療者が共通認識のもとで体位変換が行えるよう、「体位変換スケジュール表」などを作成しておくとよいでしょう。

スモールチェンジという考え方

臥床中の患者に対し、小枕を使って少しずつ身体を動かしたり向きを変えたり、関節を緩めたりすることで、小さな体圧分散を起こす方法を**「スモールチェンジ」**といいます。

スモールチェンジの有用性については、小枕を患者の身体かマットレスの下に挟み込むことでテコの代わりとし、それによって身体が自然な動きで寝返りでき、褥瘡予防として活用できるという研究がなされています[8、9)]。

褥瘡予防の体位変換に、このスモールチェンジを意識することが重要です。仰臥位から側臥位へ変えるなど大きく身体を動かす体位変換でなくても、身体のある部分を動かすと筋・骨格系への刺激となってほかの部分の動きを誘発することに意義があると考えられています[9)]。

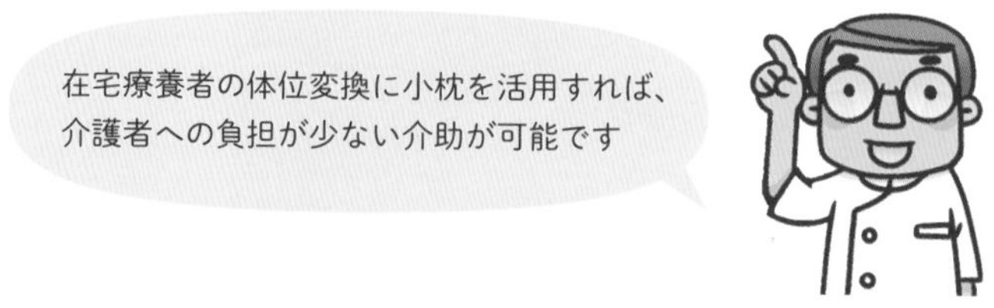
在宅療養者の体位変換に小枕を活用すれば、介護者への負担が少ない介助が可能です

小枕を用いた体位変換

小枕をマットレスの下に挿入し移動させていくことで体圧分散する方法。ただし、定期的な体位変換は必要である

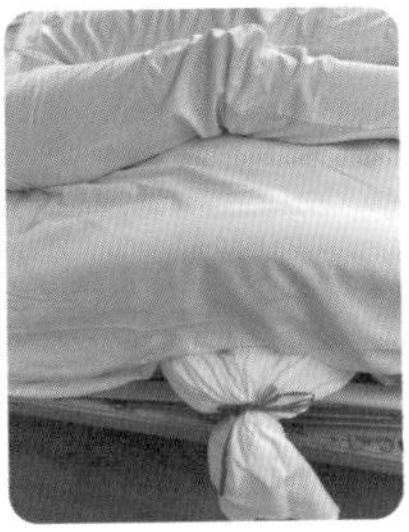

普通の枕を使用すると高さがでてしまう

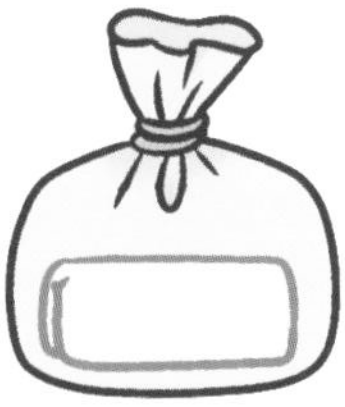

小枕やタオルを入れた小さな袋などを用いる

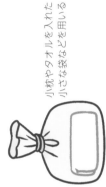

小枕の移動

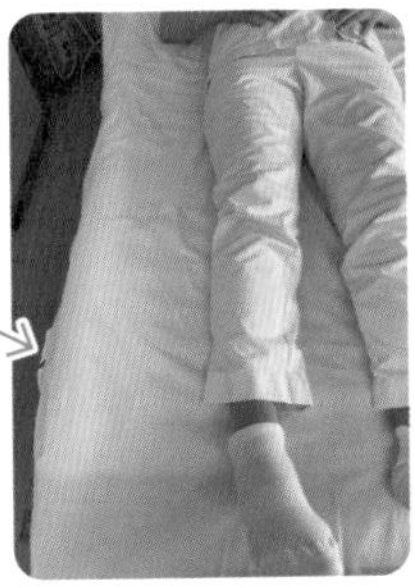

①右足

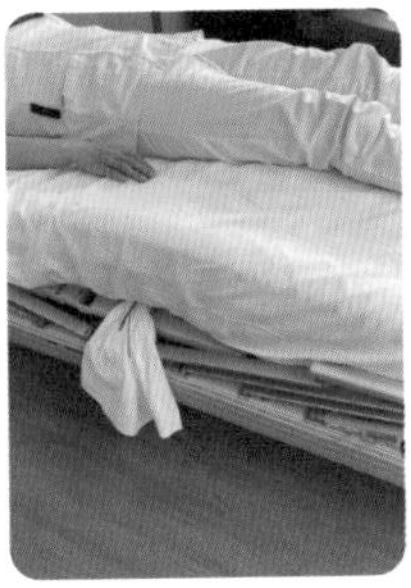

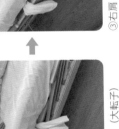

②右腰（大転子）

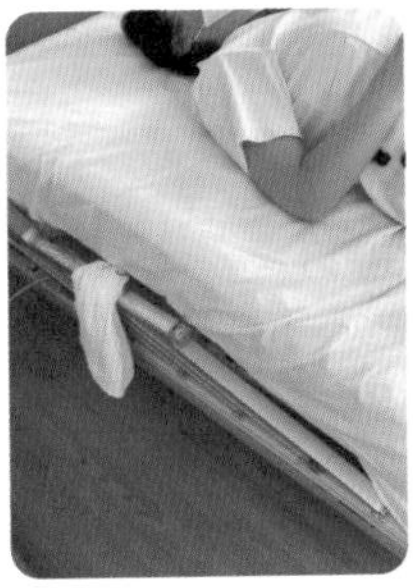

③右肩

④左肩、⑤左腰（大転子）、⑥左足の順で移動させていく

自動体位変換機能があるエアマットレス

15分ごとに小さな体位変換を自動で繰り返す

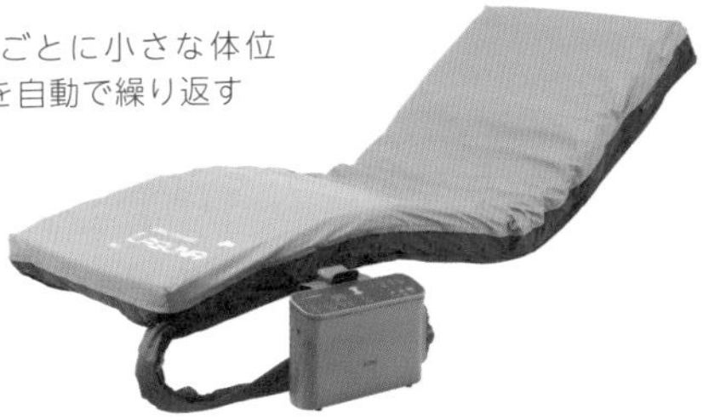

スモールチェンジ　ラグーナ（ケープ）

縦・横・傾きの3方向からの除圧を自動的に行う

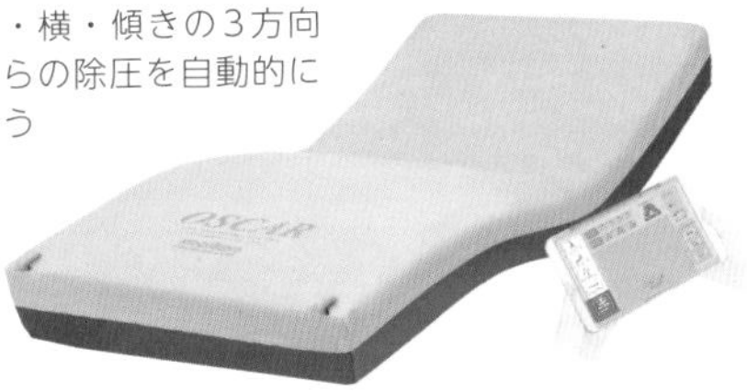

オスカー（モルテン）

ポジショニンググローブとスライディングシートを用いた体位変換

優しい体位変換とは、**身体に悪影響を与えない適切な看護ケア**です。すなわち、身体に動的外力を与えないようにすることです。しかし、褥瘡ケアにおいて身体の移動をゼロにすることは現実的ではありません。ですから、ケアに影響を及ぼさない範囲で、できるだけ身体の移動を小さくし、その移動が身体に悪影響を与えないようにすることを心がけます。ポジショニンググローブとスライディングシートは、体位変換の介助用具として活用されています[10]。

■ポジショニンググローブ

ポジショニンググローブは、ナイロンの素材によるもので、滑りやすく、摩擦の少ない手袋です。グローブをはめて、患者の身体の下に差し込むことで、マットレスに接する圧迫力やずれ力を解消することに役立ちます。

■スライディングシート

スライディングシートも滑りやすい素材です。2つ折りにして身体の下に敷くことで、少しの力で身体を移動できます。

体圧を再分配するコツ

マットレスの「沈める」「包む」機能を生かすためには、**マットレスカバーやリネンの素材にも注意する**必要があります。伸縮性のない素材を用いると、接触面が減って体圧分散できずに骨突出部位に圧がかかってしまう「ハンモック現象」が生じてしまいます。カバーやリネン、シーツのベッドメイクでは、ゆるみを持たせて張りを防ぐようにします[5)]。

エアマットレスの内圧の調節も大切です。マット内の空気を入れすぎる(内圧が高すぎる)と、「沈める」機能が発揮されません。反対に空気を極端に減らして内圧を低くすると、**「底付き現象」**が生じてしまいます。

底付きを防ぐには、マットレスを直接触ったり、定期的に体圧を測定したりすることが重要です[5)]。体圧の測定では、**簡易式体圧測定器**などを用いて圧のコントロールを行います[6)]。

底付きの確認方法

手掌を上にして、マットレスの下に差し込む(骨突出部の真下に入れる)

↓

中指か人差し指を曲げてみる

↓

指を約2.5cm曲げると骨突出部に軽く触れる

↓

適切なエアセル内圧

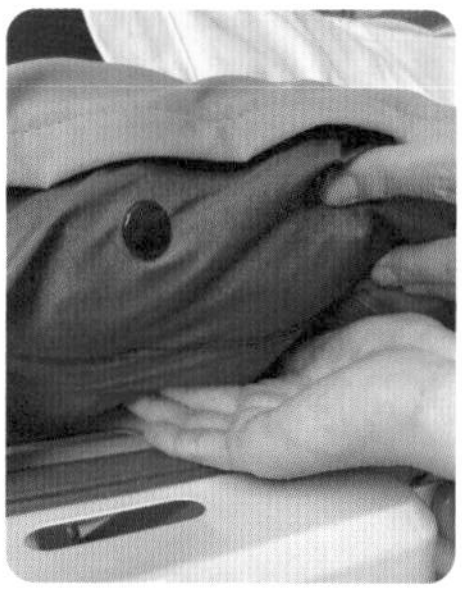

適切な内圧

・すぐに指が骨突出部に触れる場合：底付き状態。内圧が低すぎる

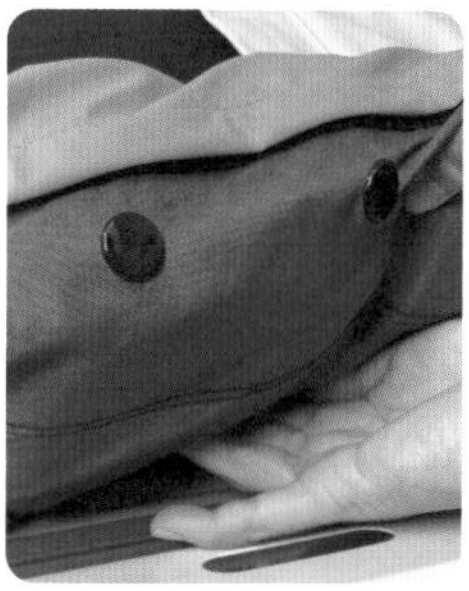

・指を曲げても骨突出部に触れない場合：内圧が高すぎる

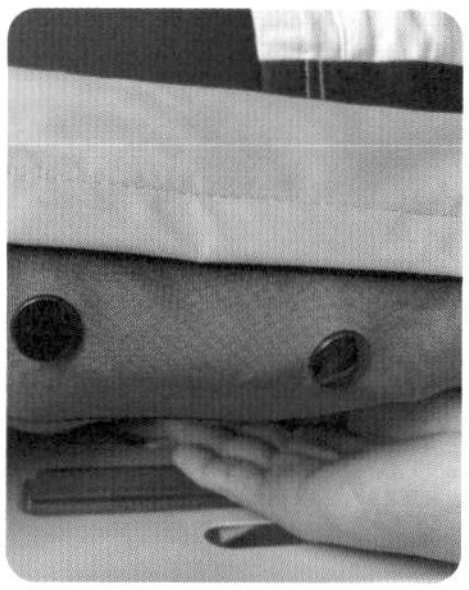

→ エアセル内圧の調整が必要

エアマットレスに敷いたシーツの上に、さらにバスタオルを敷くと、摩擦力が高まる可能性があります。バスタオルはできるだけ使用しないことが勧められます

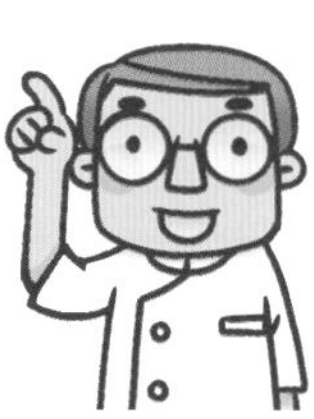

ポジショニンググローブ

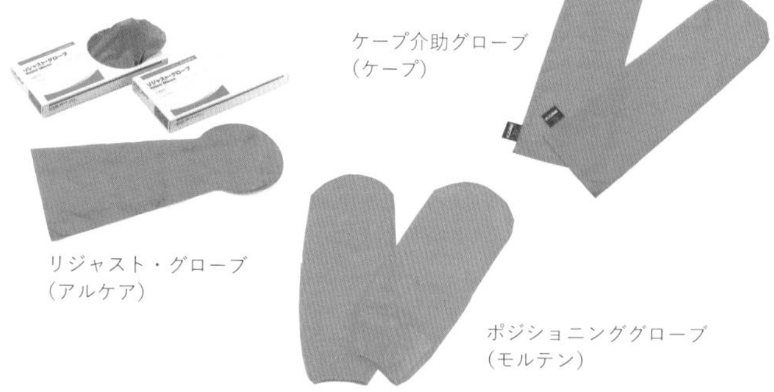

スライディングシート

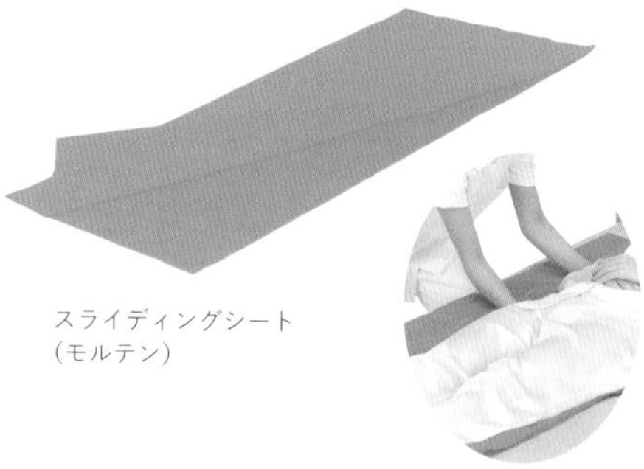

ポジショニンググローブを使ったベッドアップ時のずれ・圧の解除

▶動画④

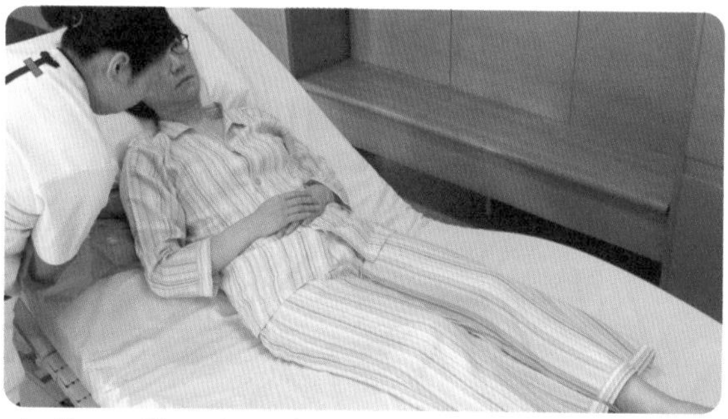

ベッドアップ後、グローブをはめた手を肩甲骨、腰部、殿部の下に差し込み、背抜きを行う。続いて大腿部の後ろ側から踵へと手を滑らせていき、足抜きを行う

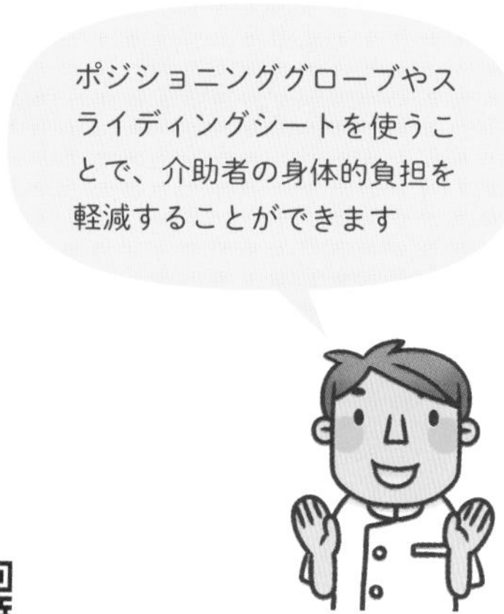
ポジショニンググローブやスライディングシートを使うことで、介助者の身体的負担を軽減することができます

ポジショニンググローブを使った横移動

▶動画⑤

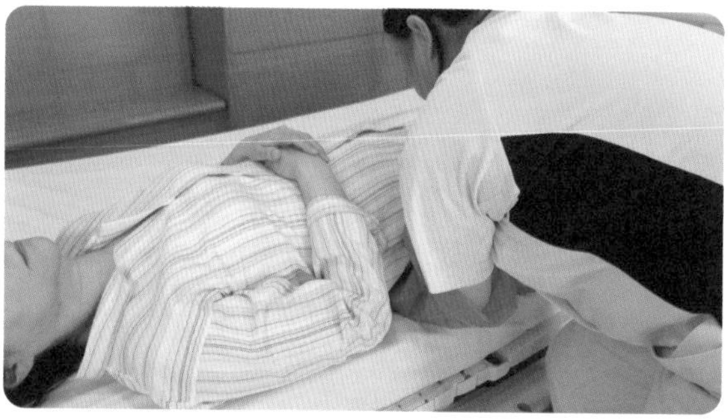

横移動は、体重のかかる部位（肩甲骨、殿部、膝・踵など）ごとに移動させる。それぞれの部位の下にグローブをはめた手を差し込み、手前に引き寄せる

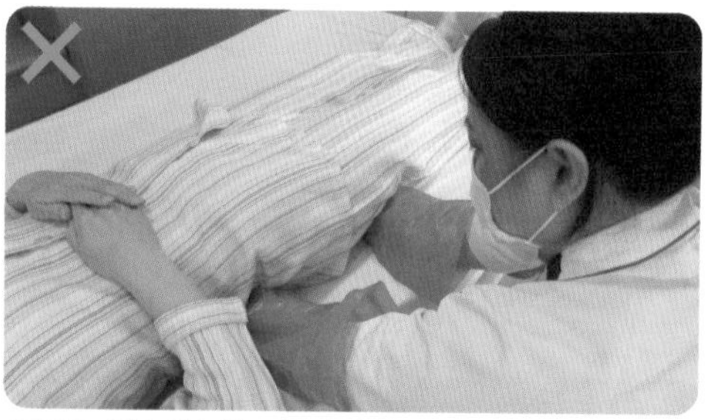

NG 手を差し込む場所が殿部の骨突起部の両端だと、手前に引き寄せるときに、骨突起部に摩擦が生じる

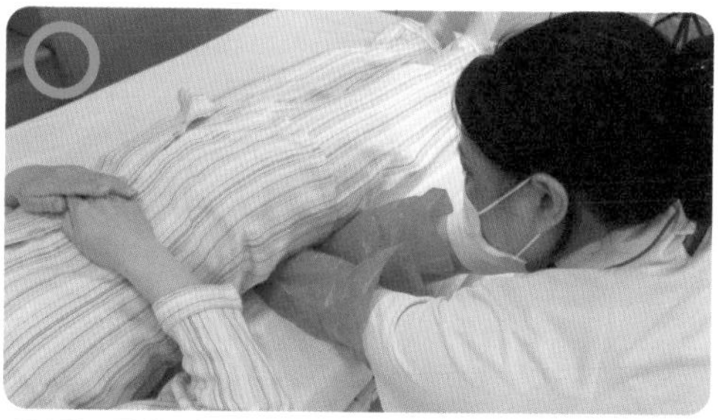

OK 両腕を揃えて、殿部をしっかり覆う位置に手を差し込む

座位でのポジショニング

椅子や車椅子に長時間座っていると、身体がずり落ちていたり傾いていたりして、褥瘡が発生しやすくなります。そうした悪い姿勢は、変形、脱臼、拘縮《こうしゅく》、誤嚥、異常な筋緊張、呼吸器疾患などの二次障害を招くこともあります。褥瘡を含め、これらの**二次障害は、悪い姿勢、崩れた姿勢が原因**です[11]。

よく見かける悪い姿勢

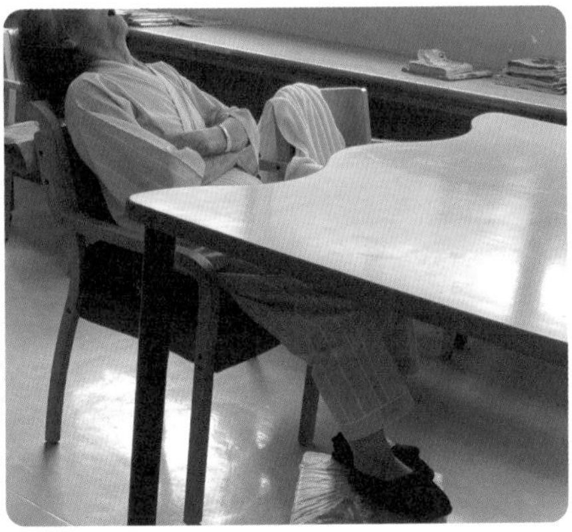

座って居眠りしている高齢者。身体がずり落ち、身体が左に傾いている

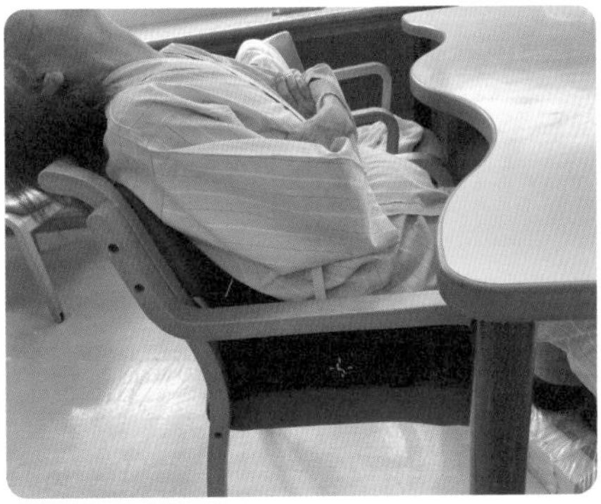

仙骨座り

基本の座位姿勢とは

座位姿勢に介入するときは、まずは基本の座位姿勢[12]を理解しておくことが重要です。

<基本の座位姿勢のポイント>

- **脊柱**：緩やかなS字カーブを描いている（外から見た姿勢は背中がまっすぐになっている）。
- **骨盤**：わずかに前傾した状態（さらに骨盤が前傾すると食事や作業活動の姿勢となり、骨盤が後傾すると休息姿勢となる）。
- **股関節、膝関節、足関節**：90度に曲がっている。
- **頭部**：正面から見てまっすぐになっている。
- **肩、肘、膝の高さ**：左右対称。

この姿勢に近づけることで、筋ストレスを最小にとどめ、長時間の座位が可能になると考えられています。

こうした基本の座位姿勢をふまえて、姿勢に影響を及ぼす患者背景（筋力や持久力の低下、疲労、関節拘縮などの問題）や、利用している椅子の種類や状態などを把握し、その患者にとってのよい姿勢を考える必要があります。

基本の座位姿勢

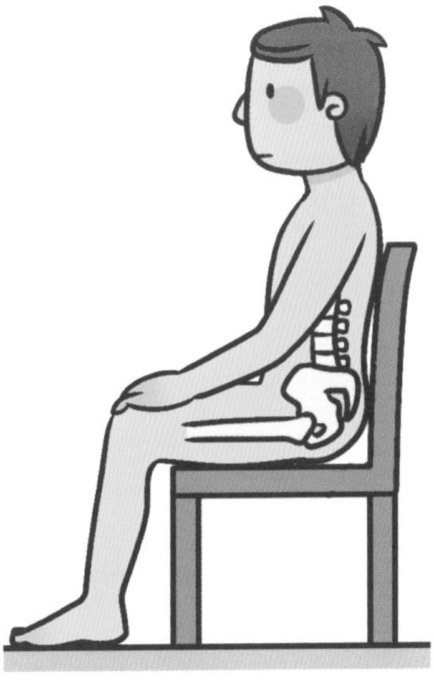

座位の不良姿勢

■仙骨座り

高齢者の車椅子座位において、**仙骨座りが褥瘡発生の原因になる**と考えられています。

仙骨座りとは、骨盤が後傾している姿勢です。横から見たときに、坐骨部が前方に移動し、仙尾骨部にせん断力や摩擦が生じて、褥瘡が発生しやすくなります。脊柱が後弯してしまうため内臓が圧迫されます。また、車椅子の背に接している脊柱の棘突起への褥瘡リスクも増加します。

仙骨座りになってしまう原因には、筋力低下、平衡機能の低下などがあります。そのほかにも、関節可動域に制限がある､ハムストリングス（大腿後面の筋肉）の短縮などの身体的要因や、背中を支持できないシートの利用、車椅子の座面の奥行きが長い、ドーナツ型円座の使用などの環境要因があります。

■骨盤傾斜

正面から見たときに、**患者の骨盤が左右どちらかに傾いている状態**のことです。脊椎を弯曲《わんきょく》させることで体を安定させている姿勢と、弯曲は小さいものの手で身体を支えている姿勢があります。この姿勢を続けることで、倒れた側の仙骨部や大転子部が圧迫され、褥瘡、脊柱側弯、支持に使われた手の機能障害などが生じることがあります。

骨盤が傾く原因としては、車椅子の中心からずれた座り方（片麻痺で腕が曲がって中心に座れないなど）、体幹の筋力低下、立ち直り反応の低下などが考えられます[13]。

仙骨座り、骨盤傾斜

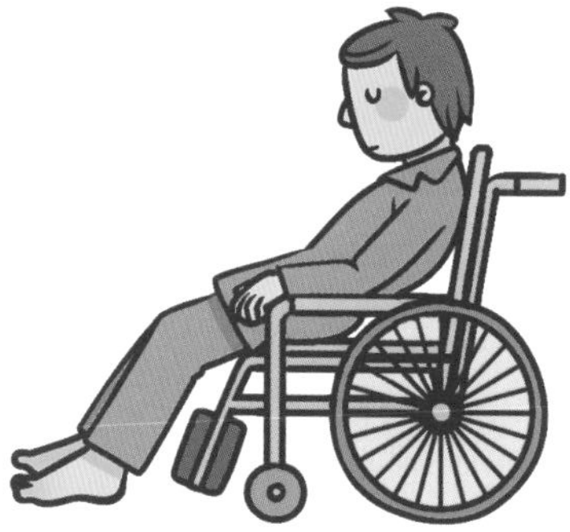

仙骨座り

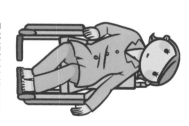

骨盤傾斜（脊椎弯曲）

車椅子での座位姿勢の除圧

■ポジショニング

座位の基本姿勢である股関節・膝関節・足関節90度は「90度ルール」ともいい、ポジショニングの基本となります。次のような利点[14]がありますので、90度になるよう姿勢支援してください。

- **股関節90度**：骨盤姿勢の維持を助け、安定した広い支持面を供給する。
- **膝関節90度**：坐骨結節にはハムストリング

90度ルール

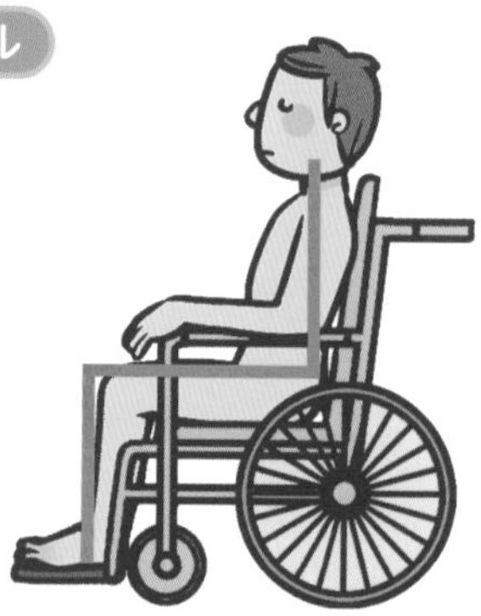

スが付着しており、それらの筋肉や腱のストレスを最小に抑え、膝関節の屈曲と股関節の進展を防止する。
・**足関節90度**：足底を平面で保持でき、機能的可動範囲を維持する。
・骨盤が中立位の状態のため、脊柱はより安定し、坐骨結節部で荷重を受けることができる。

■プッシュアップ、姿勢を変える

坐骨結節にかかる圧力を解除する方法として、座位の状態のまま上肢を使って座面から殿部を持ち上げる「**プッシュアップ**」という方法があります。自力でプッシュアップできる患者には、15分ごとにプッシュアップを行うのが望ましいとされています。

一方、自力でプッシュアップできない患者は、テーブルに手を置いて上体を前かがみにしたり、上体を左右に傾けたりする方法で除圧することができます。こうした**姿勢を変える動作**は転倒しやすいため注意が必要です。

これらの動作は、患者自身で行うことが望ましく、そのためにはなぜ必要なのかを理解してもらうことが重要です。また、正しく実施してもらうために動作を確認したり、継続できているかを定期的に確認することが大切です。

■体圧分散クッションの利用

車椅子用クッションには、エア、ゲル、ウレタンフォーム、ゲルとウレタンフォームの組合せ、ウォーターのものなどがあります。

減圧を目的とした使用では、厚みのあるクッションが有用です[15]。褥瘡発生のリスクが少ない場合は、座位の安定性を考慮して5cm程度の厚みのクッションを、褥瘡発生リスクが高い場合には、十分な体圧管理を考え10cm程度の厚みのクッションを選択します[16]。

クッションの素材によっては調整が必要なものがあります。エアクッションはきちんと空気の量を調整しなければ、効果が十分に発揮されません。**クッションの内圧を適切に調整**し、使用中も定期的に確認することが大切です。また、ウレタンフォームは時間の経過とともに劣化していくため、**適切な時期に交換する**のが望ましいとされています。

このように、クッションを選ぶときには、患者の状況に合ったものを選び、正しく管理することが大切です。

プッシュアップ

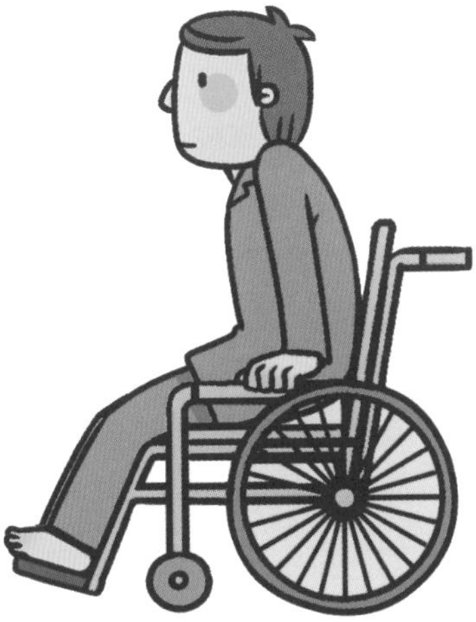

座面やひじ掛けに手をついて殿部を浮かせる

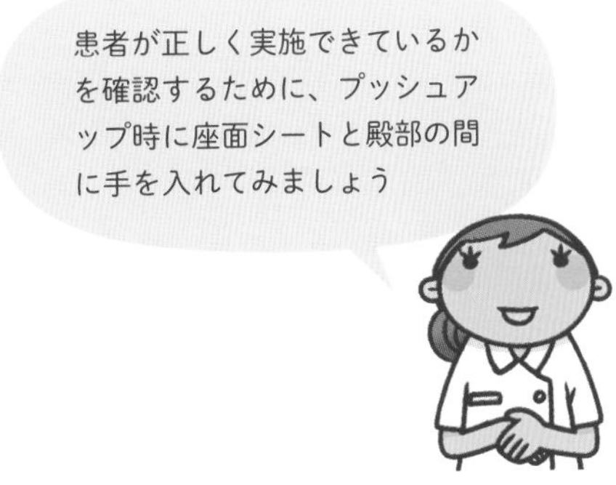
患者が正しく実施できているかを確認するために、プッシュアップ時に座面シートと殿部の間に手を入れてみましょう

車椅子での座り直しの介助

動画⑥

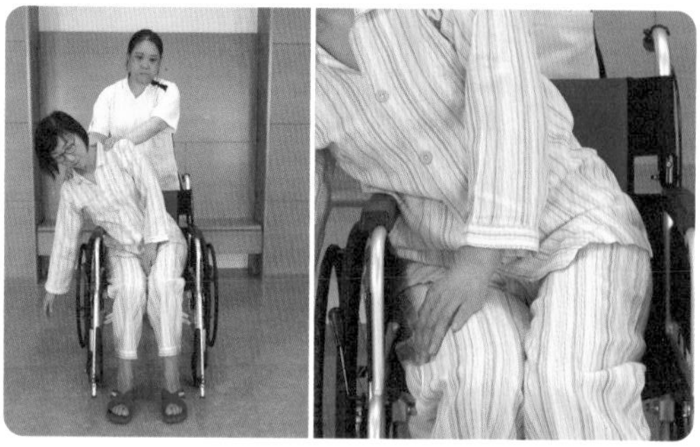

①患者の後ろに立ち、体を右横に倒す。左側の坐骨が軽く浮いて除圧ができたら、体をまっすぐに戻す

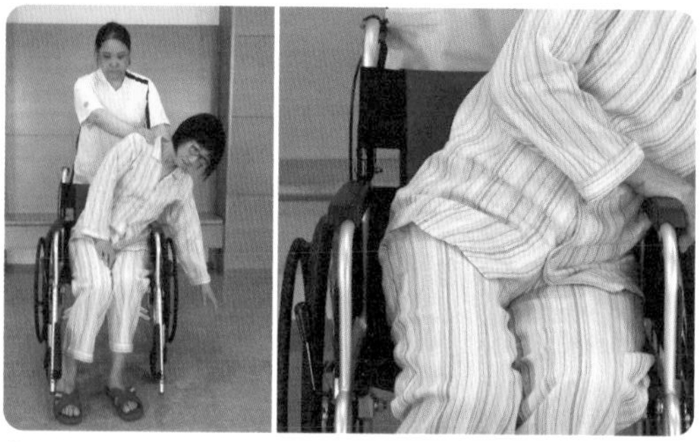

②同様に、体を左横に倒して除圧する

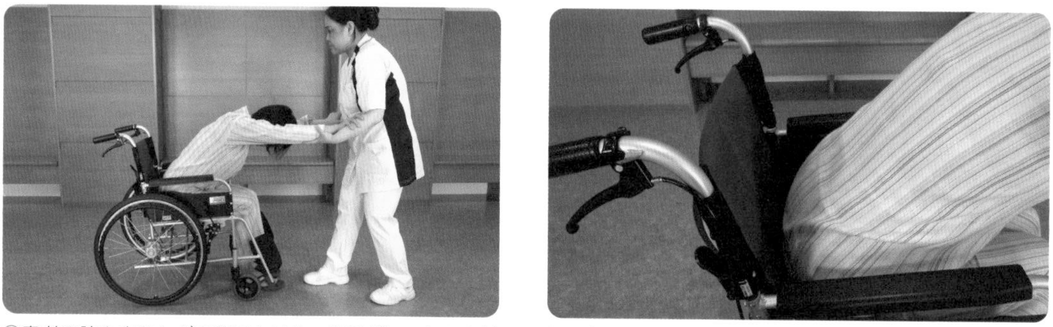

③患者の腕を支えながら前屈させる。坐骨がシートから離れ、除圧ができたら、体を元に戻す

下肢のポジショニング

下肢は、褥瘡が発生しやすい部位であり、**特に腓骨部、外踝部、踵部などに発生します**。下肢の褥瘡には、多くの場合、既往症や全身状態が深く関わっているため、除圧を行う際には、**全身の除圧を考える**必要があります。

踵の除圧は、体圧分散マットレスだけでは不十分な場合があります。自力で踵を動かせない状態などでは、クッションを使って踵部を完全に浮かせます。その場合、クッションが硬いと局所を圧迫して褥瘡を発生させることもあるため、柔らかいものを選びます。

下肢全体をクッションで挙上させるときの注意点として、下肢の血流低下がある患者に対しては、下肢を挙上しすぎると、さらに血流が低下することがあるので、踵が浮かない程度のクッションの厚みを選ぶようにします。なお、踵に円座を用いての除圧は、**踵は浮いても周辺が圧迫され虚血状態になる**ため、使用を避けてください[17]。

踵の挙上

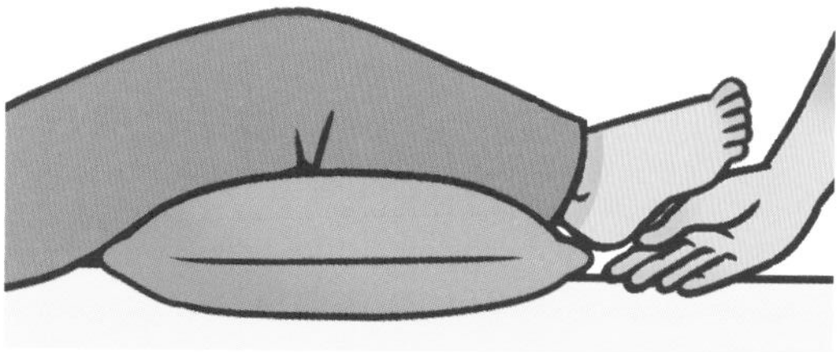

下肢全体を支えるようにクッションを入れ、踵は手が入る程度に浮かす

下肢に血流低下がある場合のポジショニング例

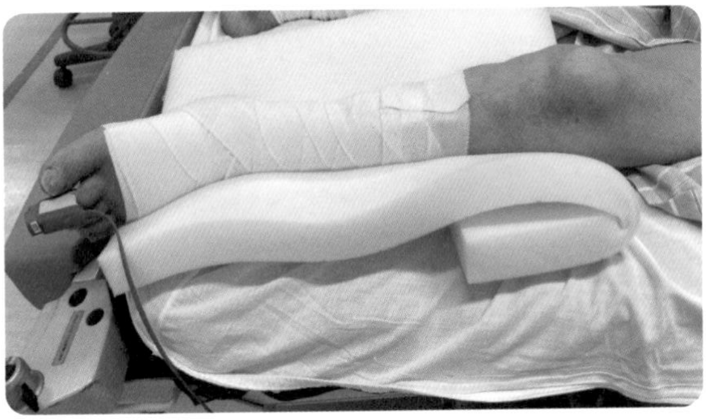

当院の使用例。下肢に血流低下がある患者に、柔らかいウレタン素材を使用している
（使用製品：ピュアフィックス）

関節拘縮《こうしゅく》がある場合のポジショニング

関節拘縮は、「関節構成体軟部組織の損傷後の瘢痕《はんこん》癒着や不動による廃用性変形の１つで、関節包、靭帯などを含む軟部組織が短縮し、関節可動域に制限がある状態」[18] です。拘縮部位は、体幹の側屈・後屈、頸部の側屈、股関節の内旋・外転、足関節の背屈など身体のさまざまな部位で起こります[19]。関節拘縮によって変形突出が生じた部位は圧迫を受けやすく、褥瘡が発生しやすくなります。

しかし、関節拘縮のある患者は脱臼や骨折のリスクがあって体位変換の機会が限られたり、体位変換しても姿勢保持が難しく、元の向きに戻ってしまったりすることもあります。そのような場合にはポジショニングを取り入れます。

ポジショニングの目的は、以下の３つです。

・良肢位（関節拘縮があっても日常生活に及ぼす影響が少ない肢位）を基本とした安楽な体位で過ごす
・体圧分散で接触面積を増やす
・皮膚同士の接触を避け、皮膚表面の通気性を確保する

ポジショニングによって褥瘡予防だけでなく、リラックスやストレス軽減による拘縮の改善も期待できます。

関節拘縮患者のポジショニング

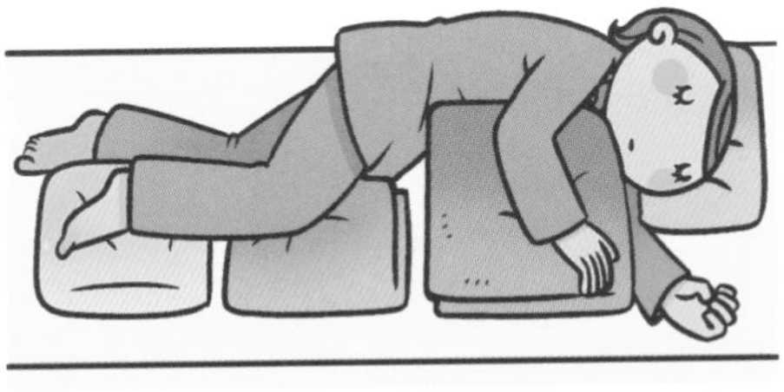

右片麻痺のある患者。
麻痺のある右腕を前に出した状態で腕の下にクッションを入れる
上側の麻痺のある上肢の膝を曲げたほうが安定する。支持面が広くなるようクッションを入れる

得手《えて》体位をとる患者のポジショニング

■得手体位とは

得手体位とは患者が好む体位のことであり、その背景には呼吸困難感や腹部膨満感、身体を動かすことによる痛み、痛みの誘発や増強に対する不安やおそれなどから、同一体位を取り続けます。得手体位をとる人は、がん終末期の患者などにみられます[20]。

がん終末期患者は、るい痩による骨突出や筋力低下などが著しく、自身で体位変換が行えず、得手体位で過ごすことが多くなります。これが褥瘡が発生する原因となります。

■骨転移患者のポジショニング

骨転移のある患者は、骨転移部を動かしたり、体重などの圧が加わると痛みが増強するため、長時間得手体位をとることが多くなります。そのため、適切な体位変換などの体圧分散ケアが重要です。

患者の体を動かすときの注意点は、以下のとおりです。

・負荷（骨転移部位への荷重やひねりなど）になる動きを避ける

・上半身を後ろに反らせない

・おむつ交換時のヒップアップに注意する

脊椎や腰椎への骨転移がある場合の体位変換は、バスタオルを体の下に敷き、バスタオルごと体の向きを変える方法をとります。この方法であれば、上半身と下半身を同時に動かすことができ、体幹のひねりを回避することもできます[21、22]。なお、体位変換に使ったバスタオルをそのまま敷きっぱなしにしないでください。身体への摩擦が高まることがあります。

バスタオルを使った体位変換のほかに、スライディングシートを使えば、介助者の負担が少なく安全に患者を動かすことができます。

がん患者のポジショニングでは、身体的にも精神的にも苦痛を伴っていることを踏まえ、姿勢の快適さや安楽を重視したポジショニングが必要です。

まず、患者の全身状態や身体機能障害を把握します。体圧の評価とともに、筋緊張の評価も大切です。筋緊張の評価は、視診や触診で、顔の表情や体幹、頸部、四肢などの筋肉の状態を確認します。

ポジショニングを行うときは、局所的な除圧ではなく、頭部から肢位までの身体全体の圧分散を考えます。また、マットレスやクッションなどの種類や素材も十分に検討します。

【引用・参考文献】

1）田中マキ子編：褥瘡予防のためのポジショニング. 東京, 中山書店, p2, 2006
2）田中マキ子編：日常場面でのポジショニング. 東京, 照林社, p6, 2014
3）田中マキ子監修：ポジショニング学 体位管理の基礎と実践. 東京, 中山書店, p46, 2013
4）日本褥瘡学会編：褥瘡ガイドブック　第2版. 東京, 照林社, p159-162, 2015
5）真田弘美編：褥瘡ケア完全ガイド　予測・予防・管理のすべて, 東京, 学研, p40, 2006
6）田中マキ子監修：ポジショニング学 体位管理の基礎と実践. 中山書店, p6-21, 2013
7）日本褥瘡学会編：褥瘡ガイドブック　第2版. 東京, 照林社, p163, 2015
8）ペヤ・ハルヴォール・ルンデ著, 中山幸代, 幅田智也監訳：移動・移乗の知識と技術－援助者の腰痛予防と患者の活動性の向上を目指して. 東京, 中央法規出版, p46-47, 2005
9）田中マキ子監修：ポジショニング学　体位管理の基礎と実践. 東京, 中山書店, P17-18, 2013
10）大浦武彦著：不適切なケアが褥瘡を悪くする！新しい体位変換, 東京, 中山書店, p34-36, 2013
11）山崎康弘：動画セミナー電子書籍　ディケアプレミアム　車椅子での姿勢保持がなぜ大切か. Part2. アルケア, 2021
12）Hallenborg SC:Wheelchair Needs of the Disabled.Jackson OL,editor:Therapeutic Considerations for the Elderly.Churchill Livingstone;1987. P93－111
13）田中マキ子監修：ポジショニング学 体位管理の基礎と実践. 東京, 中山書店, p52-54, 2013
14）真田弘美, 須釜淳子監修：実践に基づく　最新褥瘡看護技術. 東京, 照林社, p133, 2007
15）島 浩人ほか：車椅子クッションの減圧効果について. 第41回日本理学療法学術大会, 33, Suppl2
16）真田弘美, 須釜淳子監修：実践に基づく　最新褥瘡看護技術. 東京, 照林社, p165-166, 2007
17）真田弘美, 大桑麻由美：ナースのためのプロフェッショナル"脚"ケア―大腿から足先まで. 東京, 中央法規出版, p221-242, 2009
18）日本褥瘡学会用語集. https://www.jspu.org/medical/glossary
19）浜村明徳編：すぐに使える拘縮のある人のケア. 東京, 中央法規出版, p7, 2009
20）松原康美著：スキントラブルの予防とケア　ハイリスクケースへのアプローチ. 東京, 医歯薬出版, p131, 2008
21）祖父江正代：がん終末期患者の褥瘡ケア. ナーシング. 32（2）, 98, 2012
22）高倉 梢：終末期患者の体圧分散とケア. WOC Nursing. 9（5）, 23-25, 2021

褥瘡を防ぐスキンケア

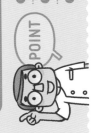

- スキンケアの基本は洗浄、被覆、保湿、水分除去。
- 皮膚を清潔に保つことが大切。
- 損傷しやすい皮膚のケアは愛護的に行う。

スキンケアの目的

スキンケアとは、皮膚の生理機能を良好に維持、または向上させるために行うケアのことです。スキンケアの具体的な方法には、**洗浄、被覆、保湿、水分の除去があります**[1)]。

スキンケアには、褥瘡予防のための「予防的スキンケア」と、褥瘡発生後の「治療的スキンケア」があります[2)]。

- **予防的スキンケア**：脆弱な皮膚の低下した生理機能を補うスキンケア。
- **治療的スキンケア**：褥瘡治癒を促進する環境調整、創傷ケアを応用したスキンケア。

予防のためのスキンケアは、褥瘡リスクのある患者に行われるべきですが、褥瘡が発生した後も新たな褥瘡発生を防ぐために継続して行う必要があります。

スキンケアを行うにあたり、皮膚の構造と機能を理解しておくことが大切です（10～12ページ参照）。表皮角層の脂質、角質細胞間脂質（セラミド）と、角層内の水分を保持する天然保湿因子（Natural Moisturizing Factor：NMF）は、皮膚のバリア機能を構成する要素です。

バリア機能を持った皮膚は、pH4.5～6の弱酸性に保たれています。ところが、角層の皮脂膜がダメージを受けるとバリア機能が低下し、皮膚はアルカリ性に傾き、細菌などに感染しやすくなったり、ずれや摩擦などを受けやすくなったりします。皮脂膜がダメージを受ける要因にはドライスキンや浸軟《しんなん》などがあり、それらを防ぐためにもスキンケアをしっかり行う必要があります。

スキンケアとは

- **洗浄**：皮膚表面や創傷表面から刺激物、異物、感染源などを取り除く
- **被覆**：皮膚と刺激物、異物、感染源などを遮断したり、皮膚への光熱刺激や物理的刺激を少なくする
- **保湿**：角層の水分を保持する
- **水分の除去**：皮膚の浸軟を防ぐ

角層のバリア機能

角層のバリア機能は、水分喪失防止・保湿、静菌作用、緩衝作用などの作用により維持されています。

■水分喪失防止・保湿作用

角層の皮脂膜は、角層内の水分の蒸散を防ぎ、皮膚の乾燥を防ぐ役割を担っています。天然保湿因子（NMF）の成分はアミノ酸が主流で、

そのほかに乳酸、尿素などで構成されています。

■静菌作用、緩衝作用

皮脂膜による弱酸性の状態は、細菌が繁殖しにくい状況を作ります。これを静菌作用といいます。また、皮脂膜には、外部から何らかの影響によってアルカリ性になった皮膚を、正常なpHにまで戻すアルカリ中和能があります。これをpHの緩衝作用といいます。

スキントラブル① ドライスキンに対するケア

■ドライスキンとは

ドライスキンとは、角層の水分が低下し乾燥した状態です。正常な角層の水分含有量は20～30%ですが、ドライスキンでは10%以下になります[3)]。

角層の水分が低下して乾燥すると、外界から細菌が侵入・増殖しやすくなったり、外界に水分が蒸散してさらに乾燥します。ドライスキンが続くと、知覚神経が角層近くまで延びて、かゆみの閾値が低下し、軽い刺激でもかゆみが誘発されるようになります。

ドライスキンの原因は、生理的要因、角質への化学的・物理的刺激、全身疾患などがあります。

■予防アセスメントのポイント

ドライスキン予防のために、視診・触診・問診によってアセスメントします[3)]。

・**皮膚**：どの部位に、どのような症状が起こっているかを観察する。ドライスキンでは、皮膚がかさかさして鱗屑《りんせつ》が付着したり、下肢の前面の皮膚に浅い亀裂がみられることがある。また、かゆみによる掻破痕《そうはこん》（かき傷の跡）や痂皮《かひ》（かさぶた）が形成されることもある。

・**全身状態**：年齢、性別、基礎疾患、栄養状態など、ドライスキンの要因について確認する。高齢者では、乾燥する季節になると角層の水分量が低下し、かゆみを伴う症状が強くなる。男性、女性とも加齢により皮脂の分泌が減少し、皮膚が乾燥しやすくなる。

・**日常生活関連**：季節の影響、住環境、清潔習慣、入浴などについて確認する。冷暖房の環境下では皮膚が乾燥する。高温で長時間の入浴は皮膚の乾燥を助長する。入浴時にナイロンタオルで強く擦り洗いする習慣があると、角層が剥がれて皮脂が失われる。

■洗浄（保清）のポイント

ドライスキンでは皮膚のバリア機能が破綻して感染しやすくなるため、清潔を保つことが大切です。**入浴や清拭は皮膚を清潔に保ち、乾燥予防に役立ちます**[3、4、5)]。

洗浄方法については、149ページを参照してください。

■保湿のポイント

入浴や清拭を行った後、そのまま皮膚を放置すると、皮膚の水分が失われていきます。清潔ケア後、**10分以内を目安に保湿剤もしくは保湿外用薬を塗布**します[3)]。

保湿のスキンケアは、毎日続けて行うことが大切です。入浴、清拭後に限らず、1日2回以

ドライスキンのおもな原因

生理的要因	新生児、小児、中高年女性、高齢者
角質への化学的・物理的刺激	洗浄剤、排泄物、乾燥、紫外線など
全身疾患	腎不全、透析、栄養障害、ビタミンA欠乏、浮腫など

上行うようにします。

保湿剤の使用量は、軟膏《なんこう》やクリームの塗布で使われるフィンガーチップユニット（finger tip unit：FTU）という単位で考えます。保湿剤は、優しくなでつけるように塗布します。

保湿剤の塗布方法については、149ページを参照してください。

入浴、清拭のポイント

入浴	・ぬるめの湯（38～40℃程度）にする ・入浴剤を用いる場合は、保湿成分が含まれるものがよい ・刺激性の強い石鹸やボディソープは避け、低刺激性・弱酸性を選ぶ ・ナイロンタオルやブラシの使用を避ける ・水分の拭き取りは柔らかいタオルを使用し、軽く押さえながら拭きとる
清拭	・温タオルで身体を覆うことで皮膚の温度が上がり、患者が「気持ちよい」と感じる。また、角層水分が上昇して皮膚が柔らかくなり、拭き取り時の皮膚摩擦が軽減する ・低刺激性もしくは弱酸性の洗浄剤を選ぶ ・洗浄剤をよく泡立て、汚れを浮かせて流すという愛護的な方法で行う

保湿剤の使用量の目安

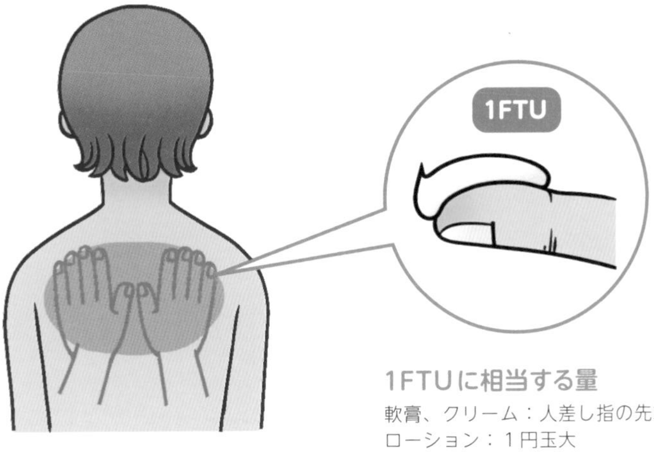

大人の両方の手のひらに塗る量に相当

1FTUに相当する量
軟膏、クリーム：人差し指の先端から第一関節まで
ローション：１円玉大

スキントラブル② 浮腫に対するケア

■浮腫とは

浮腫とは、細胞外液が組織間質液に過剰に貯留した状態をいいます。浮腫のある皮膚は、組織が脆弱になっているため、外力が原因で褥瘡を発生しやすくなり、また損傷した皮膚は感染しやすくなります。したがって、予防的ケアが必要です。

浮腫は、血管と組織間質液の浸透圧バランスが崩れた状態であり、その原因には血管内静水圧の上昇、血管内膠質浸透圧の低下、間質膠質浸透圧の上昇、リンパ管閉塞などがあります。また、浮腫の分布は、**全身性と局所性**に分けられます[6)]。

こうした浮腫の特徴を理解したうえで、スキンケアを行います。

■予防アセスメントのポイント

視診・触診・問診によって、浮腫の原因となる病態をアセスメントし、全身の管理を行います[6]。

・**皮膚**：皮膚に圧痕があるかどうか調べる。浮腫がある場合は、その程度、発症部位（全身、体幹、四肢、片側か両側か）などを観察して全身性か局所性かを見極める。なお、寝たきり状態が長く続くと、背側に浮腫が発現する傾向にある。

・**全身状態**：浮腫の原因となる基礎疾患、治療経過などを確認する。バイタルサイン（血圧脈拍、呼吸状態など）、体重の増加、尿量の減少、腹囲の増加（腹水）、呼吸苦（胸水）、下痢の有無などを観察する。栄養状態、水分摂取量、使用している薬剤などを確認する。

■皮膚の清潔・保湿

浮腫のある皮膚は進展して薄くなり、損傷を受けるリスクが高い状態です。また血流障害があるため、感染しやすくなります。さらに、**浮腫のある皮膚はドライスキンになりやすく**なります。こうした特徴から、皮膚を清潔に保ち、保湿を行うことが大切です。

■皮膚損傷の予防

浮腫のある皮膚は脆弱のため、皮膚が損傷しないよう、看護者は爪を短く整えます。また、スキン-テアを起こしやすい状態のため、身体に負担の少ない衣類を選びます。損傷のある皮膚を被覆するときは、吸水性のよい、剥離刺激の少ないものを使用します。被覆材の固定は、表皮剥離しやすい粘着テープはできるだけ使用せず、包帯などで固定するのが望ましいでしょう。粘着テープを用いる際には、皮膚に張力をかけないようゆっくり丁寧に行う、被膜剤や剥離剤を用いるなどの工夫が必要です。

浮腫のおもな原因

原因	背景
血管内静水圧の上昇	腎不全、心不全、肝硬変、薬物など
血管内膠質浸透圧の低下（低蛋白血症）	ネフローゼ症候群、肝硬変、低栄養など
間質膠質浸透圧の上昇	炎症、外傷、アレルギーなど
リンパ管閉塞	リンパ性浮腫

浮腫の特徴

<table>
<tr><td rowspan="2">浮腫の分布</td><td>全身性浮腫</td><td>・心性浮腫（うっ血性心不全）、腎性浮腫（ネフローゼ症候群）、肝性浮腫（肝硬変の非代償期）など
・一般的に左右対称にあらわれる</td></tr>
<tr><td>局所性浮腫</td><td>・静脈性浮腫（静脈血栓症など静脈のうっ滞）、リンパ性浮腫など
・一般的に左右非対称にあらわれる</td></tr>
<tr><td rowspan="3">皮膚の状態</td><td colspan="2">皮膚を指で押して離し、圧痕の有無を確認する</td></tr>
<tr><td>圧痕が残る（圧痕性浮腫）</td><td>原因：うっ血性心不全やネフローゼ症候群、肝硬変など</td></tr>
<tr><td>圧痕が残らない
（非圧痕浮腫）</td><td>原因：リンパ浮腫、粘液水腫（甲状腺機能低下）など</td></tr>
</table>

スキントラブル③ 浸軟《しんなん》に対するケア

■浸軟とは

皮膚の過剰な湿潤は**「浸軟」**を引き起こします。浸軟とは皮膚がふやけることで、角層が過度な水分によって膨潤した状態です[7]。浸軟した皮膚は、ずれなどの外力で表皮剥離を引き起こしやすく、またバリア機能などの低下により感染症を起こしやすくなります。

皮膚の浸軟の原因として、**尿や便失禁によるおむつ内の高温多湿環境**があります。また、尿や便によってpHがアルカリ性に傾き、皮膚のバリア機能の低下を招きます。尿・便失禁がある患者に対するスキンケアは重要です。

■失禁に対するケアのポイント

尿・便失禁がある患者に対する褥瘡予防は、褥瘡予防・管理ガイドラインでは、「洗浄剤による洗浄後に、肛門・外陰部から周囲皮膚へ皮膚保護のためのクリーム等の塗布を行ってもよい」となっています。

失禁に対するケアについては、失禁関連皮膚炎（163ページ）を参照してください。

付着する排泄物に対するスキンケアの構成要素

付着する排泄物		管理方法			
		洗浄	保湿	保護（撥水）	収集
便	有形便	●	●		●
	軟便	●	●	●	●
	水様便	●	●	●	●
尿	正常	●	●		●
	感染の疑い	●	●	●	●

（日本創傷・オストミー・失禁管理学会編：IADベストプラクティス. 東京, 照林社, p21, 2019より引用）

NOTE 人体の体液

人体は体重の約60%が水分（体液）であり、それらは細胞内液40%、細胞外液20%（間質液15%、血漿5%）に分けられます。このバランスが崩れると浮腫や脱水などを生じます。

【引用・参考文献】
1）日本褥瘡学会用語集. https://www.jspu.org/medical/glossary
2）田中マキ子著：新まるわかり褥瘡ケア, 東京, 照林社, p112-113, 2022
3）日本創傷・オストミー・失禁管理学会編：スキンケアガイドブック, 東京, 照林社, p26-30, 2017
4）畑　三恵子：意外に大事なスキンケア. 治療, 83(8), 2310-2311, 2001
5）宍戸 穂, 武田さちかほか：清拭時に温タオルを短時間貼用する効果の検証. 日本看護技術学会誌 14(2), 186-194, 2015
6）日本創傷・オストミー・失禁管理学会編：スキンケアガイドブック, 東京, 照林社, p58-63, 2017
7）田中マキ子著：新まるわかり褥瘡ケア, 東京, 照林社, p118-119, 2022

手術室における褥瘡予防

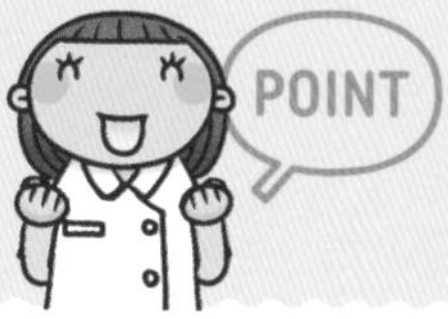

- 手術中の血行障害は、皮膚障害の発生リスクを高める。
- 術前に褥瘡発生の全体的要因をふまえてアセスメントする。
- 術中体位ごとのポジショニング、圧分散を行う。

褥瘡、MDRPU、スキン-テアの発生リスク[1、2)]

手術の体位固定の目的は、手術を安全にスムーズに行うための手術野を確保することです。その際に看護師は、医師らと連携して**褥瘡や医療関連機器圧迫創傷（MDRPU）、スキン-テア、神経障害を予防する**役割があります。

手術中の血行障害は、全身麻酔下での場合、麻酔薬による交感神経の遮断によって、心拍数や循環血液量、心収縮力、末梢血管抵抗の低下が起こり、血圧が低下します。さらに交感神経を介した代償機能も働かないため、重力により静脈うっ滞を生じやすく、静脈灌流は低下します。これはMDRPUを含む褥瘡発生リスクを高める要因となります。

手術室における褥瘡発生の危険因子には全身的・局所的要因、環境・ケア要因があり、それらに外力（ずれ、摩擦、圧迫）とマイクロクライメット（皮膚局所の温度・湿度）が複合的に関わっています。なお、MDRPUの場合は、医療機器の使用期間も加わります。これらの要因の相互作用が褥瘡およびMDRPU、スキン-テアの発生につながっています。

手術室における褥瘡発生の要因

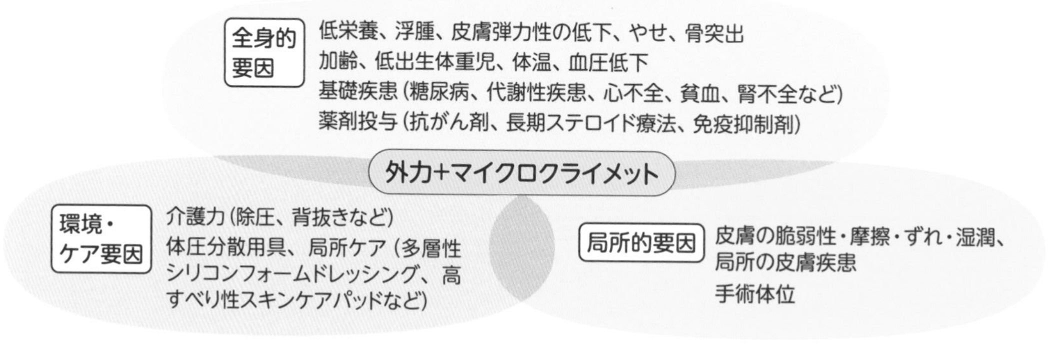

術前の情報収集とアセスメント[1),2)]

褥瘡をはじめとする皮膚障害については、全身的要因をふまえてリスクアセスメントします。

神経障害の予防も重要です。神経が走行する部位に注意し、**体位ごとのリスクをアセスメント**します[1)]。なお、神経障害のリスク因子には、糖尿病や末梢血管疾患、術中低体温、術中低血圧、栄養不良、長時間手術（4時間以上）などもあります。

また、患者本来の可動域を超えた過度な伸展・屈曲などの負荷がかかると、術後の疼痛《とうつう》や神経障害の悪化を招く可能性があります。**可動域のアセスメントを行って良肢位をとる**ことは、褥瘡予防に加えこうした問題を防ぐためにも大切です。

手術室におけるMDRPUについては、**使用する機器における皮膚との接触面積や材質などのリスクをふまえてアセスメント**します。

各体位に起こりやすい神経障害

体位	起こりやすい神経障害と部位	圧迫を受ける部位
仰臥位	尺骨神経損傷・腕神経叢（腋窩神経、正中神経、橈骨神経）損傷・腓骨神経などの麻痺	後頭部、肩甲骨部、肘頭部、仙骨部、踵部
側臥位	腕神経叢（腋窩神経、正中神経、橈骨神経）・尺骨神経・腓骨神経などの麻痺	頬部、耳介部、肩甲骨部、肋骨部、腸骨部、大転子部、膝蓋部
腹臥位	動眼神経・視神経・顔面神経などの頭頸部の神経・腕神経叢（腋窩神経・正中神経・橈骨神経）、尺骨神経・腓骨神経・外側大腿皮神経などの麻痺	前額部、頬部、眼球、肋骨部、膝蓋部 下肢指先、胸部、腹部
砕石位	大腿神経・坐骨神経・腓骨神経などの麻痺、コンパートメント症候群	後頭部、肩甲骨部、肘頭部、仙骨部

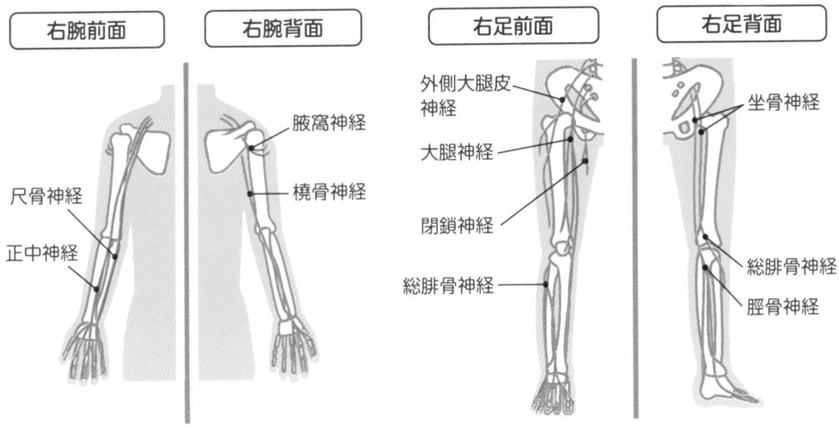

上肢と下肢は神経障害を起こしやすいので、神経走行を把握しておきましょう

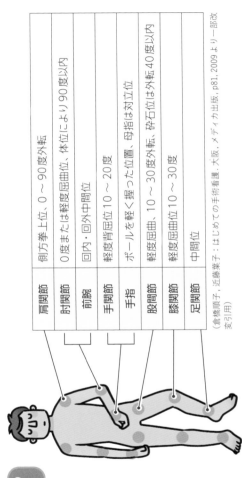

（倉橋順子，近藤葉子：はじめての手術看護．大阪，メディカ出版，p84, 2009より改変引用）

手術時の良肢位

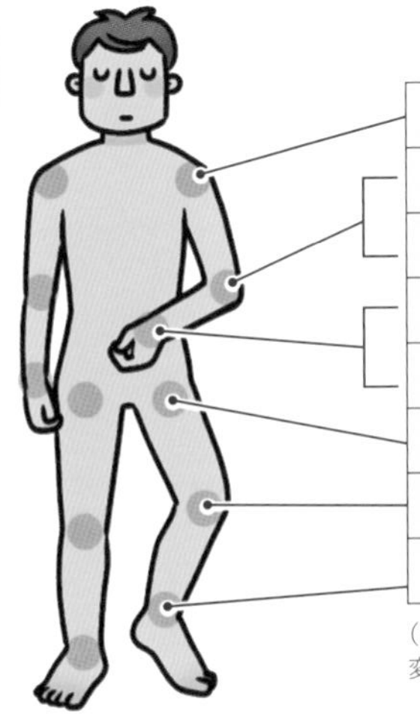

肩関節	側方挙上位、0～90度外転
肘関節	0度または軽度屈曲位、体位により90度以内
前腕	回内・回外中間位
手関節	軽度背屈位10～20度
手指	ボールを軽く握った位置、母指は対立位
股関節	軽度屈曲、10～30度外転、砕石位は外転40度以内
膝関節	軽度屈曲位10～30度
足関節	中間位

（倉橋順子，近藤葉子：はじめての手術看護．大阪，メディカ出版，p81, 2009より一部改変引用）

可動域のアセスメントに必要な既往歴

部位	既往歴	ポイント
頸部	頸椎症・頸椎固定手術	手術体位だけでなく気管挿管の場合にも頭部後屈をするため重要
肩関節	腱板断裂・上腕や肩関節骨折手術	上肢を挙上する仰臥位・側臥位・腹臥位の際に重要
脊椎	円背・側湾症・圧迫骨折	円背・亀背の状態により各手術体位で保護・考慮が必要
肘関節	リウマチ・麻痺・骨折手術などによる拘縮	可動域制限・水平伸展できるかを確認
股関節	先天性股関節疾患・変形性股関節症・人工骨頭や股関節手術	開脚位・砕石位・側臥位時の上になる下肢の固定の際に重要
膝関節	変形性膝関節症・膝手術・リウマチや麻痺などによる拘縮	開脚位・砕石位の際に重要
足関節	リウマチや麻痺などによる拘縮	骨突出度により保護が必要

MDRPUのリスクーデバイス関連の分類

	接触面積が小さい硬質の材料	接触面積が大きい硬質の材料	皮膚耐性の低下が生じる機器
要因	高い圧力 持続的な圧力 組織の変形	低い圧力 持続的な圧力 組織の変形	湿気 ティッカー
機器	経鼻経管法用チューブ 膀胱留置カテーテル 静脈カテーテルと三方活栓 侵襲性動脈血圧 中心静脈カテーテル 硬膜外カテーテル マスク BISモニター コア温度計 体温管理システム 心電図電極・コード NIBPチューブおよびコネクタ	パルスオキシメータ 非侵襲的血圧(NIBP)カフ ターニケット リストバンド 静脈血栓塞栓症予防用弾性ストッキング 間欠的空気圧迫装置 手術用体位固定用具 (離被架・上肢台・支持板・側臥位固定具・腹臥位の頭部用体位固定具など) 固定帯	呼吸器 酸素鼻カニューレ 気管挿管チューブ(経鼻・経口・バイトブロック含む) ストーマ製品

(Amit Gefen, et al.：Journal of Wound CareVol. 29, Sup2a, 2020より改変引用)

術中の褥瘡予防

一般的な術中のケアのポイントは、体圧分散、応力の軽減、静止、体温管理、湿度調整です。その中でも体圧分散、応力の軽減は、褥瘡、MDRPU、スキン-テアなどの予防に重要です。

■体圧分散、応力の軽減

体圧分散マットレスを使用します。体圧測定器（47ページ参照）で体圧管理し、術野に影響しない場合は2時間前後間隔で圧抜き・ずれの解除（置き直し、背抜き）を行います。術野に影響する体位では、手術前のミーティングで圧抜きする時間を決めておくなど、予防策を講じます。クッションを使用する場合の部位とタイプについては、以下を基本とします。

・接触面積が小さく、荷重が軽い（肩峰・肘・踵・膝など）：外圧による変形がしにくく、薄いクッションを使用する。

・接触面積が大きく、荷重が重い（仙骨部含む殿部周囲・背部・側胸部など）：外圧により変形しやすく、厚みのあるクッションを使用する。

また、応力の軽減のために、創傷被覆材を用います。

手術時の特殊体位は褥瘡が発生しやすいため、さまざまな予防対策がとられています。当院における術中の体位別の予防例を次ページ以降に紹介します。

■皮膚の保護

手術では、固定テープなど粘着性の高いテープ類を使用することが多く、剥離による皮膚障害に注意が必要です。対策としては、皮膚にテープ類などを貼付する前に皮膚被膜剤を塗布して剥離刺激の軽減を図る方法や、剥離するときに粘着剥離剤を使用して愛護的に剥離する方法があります。

また、術後の皮膚保護として、白色ワセリンなど油性軟膏《なんこう》の使用したり、各種保湿剤を塗布したりすることも大切です。

おもな粘着剥離剤

製品名	メーカー名
アダプト剥離剤	ホリスター
スムーズリムーバー	アルケア
3M キャビロン 皮膚用リムーバー	スリーエム ジャパン

おもな皮膚被膜剤

製品名	メーカー名
セキューラ ノンアルコール被膜スプレー	スミス・アンド・ネフュー
エセンタ粘着剥離剤	コンバテック ジャパン
キャビロン 非アルコール性皮膜	スリーエム ジャパン

手術室で使用する創傷被覆材

種類	製品名	メーカー名
ポリウレタンフォーム	ハイドロサイト ライフ／AD ジェントル	スミス・アンド・ネフュー
	メピレックス ボーダー プロテクト かかと用／せんこつ用	メンリッケヘルスケア
皮膚保護パッド	リモイス パッド	アルケア
	ふぉーむPro	コンバテック ジャパン

【引用・参考文献】
1）佐古直美：ケースで学ぶ！学び直しにも最適！明日から使える術中体位固定のワザ．オペナーシング，36(6), 6-33, 2021
2）小澤聡貴ほか編書：オペナースのための手術体位　最新Q & A52．大阪，メディカ出版，p12-49, 53-61, 68-74, 92-94, 2022
3）Amit Gefen, et al.：Journal of Wound CareVol. 29, Sup2a, 2020
https://doi.org/10.12968/jowc.2020.29.Sup2a.S1.
4）日本褥瘡学会編：褥瘡予防・管理ガイドライン 第5版．東京，昭林社，p30-p33, p87. 2022
5）田中マキ子ほか編書：これで安心！症状・状況別ポジショニングガイド．東京，中山書店，p142-164, 2012
6）田中マキ子著：日常ケア場面でのポジショニング．東京，昭林社，p106-126, 2014

術中の体位別の褥瘡予防

腹臥位

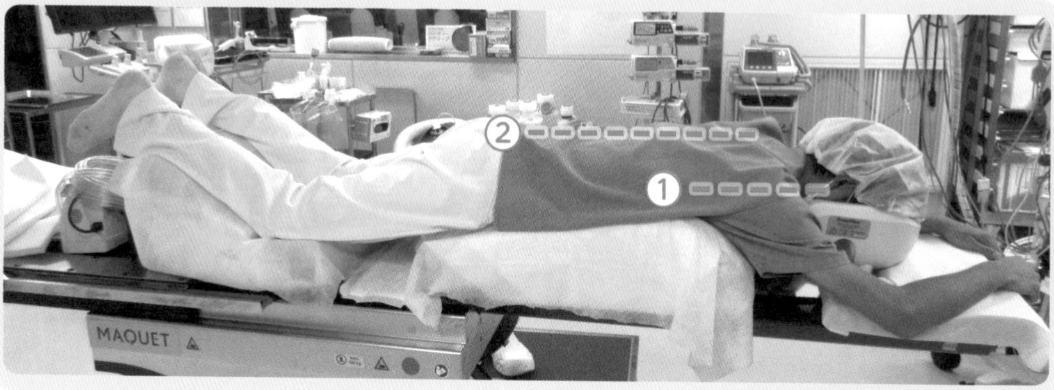

頭頸部・体幹

- 頸部が過伸展しないよう固定する
- 耳孔から肩峰を結ぶ線は、ベッドと平行にする（上写真①）

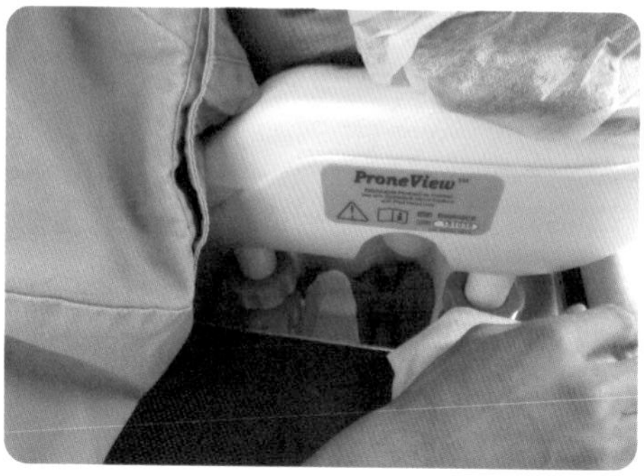

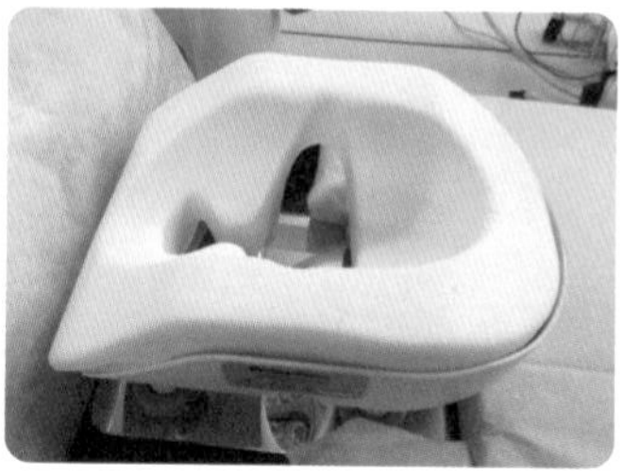
頭部用体位固定具

- 眼球・頬部・鼻・下顎部の圧迫、顔面のうっ血がないことを、クッション下のミラーで確認する
- 下顎部と頸部の間に2横指程度の隙間をあける

下肢

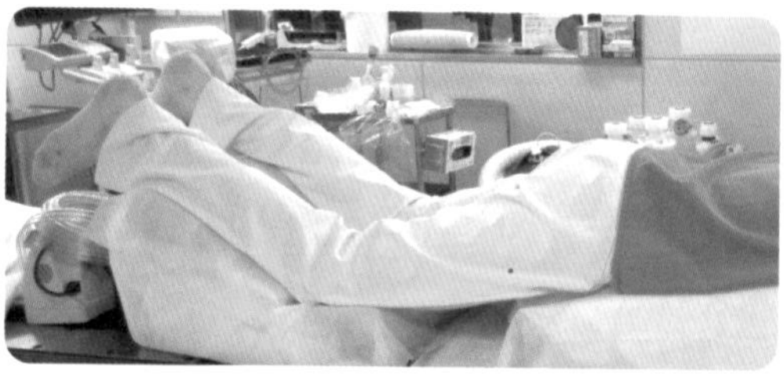

- 膝蓋部を保護し、体圧分散する
- 足趾に圧迫がないようにする
- 大腿部、下腿部の接触面積を最大限にして体圧分散する

関節の角度

肩関節	外転90度、水平内転45度程度
肘関節	屈曲90度以内
前腕	回内90度
手関節	背屈10～20度
手指	ボールを軽く握った位置。拇指は対立位
股関節	屈曲15～30度、外転0～10度、外旋0～10度
膝関節	屈曲45度以下（10～30度）
足関節	底屈0～10度（尖足位ではない）

体幹

- 脊椎～腰椎を一直線とする。そのとき、体幹がねじれないようにする（左ページ写真②）
- 前胸部・腸骨部全体で支える

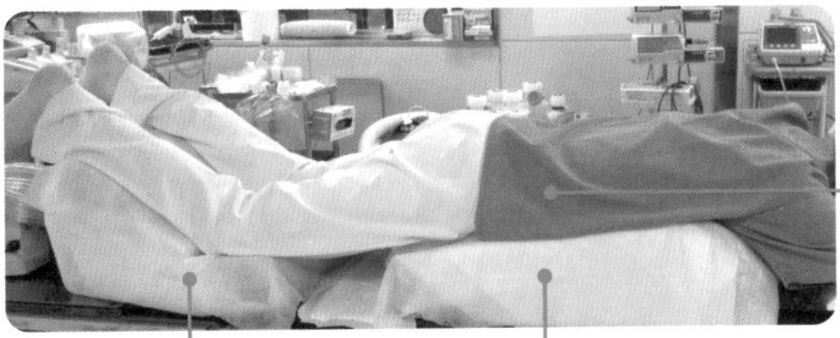

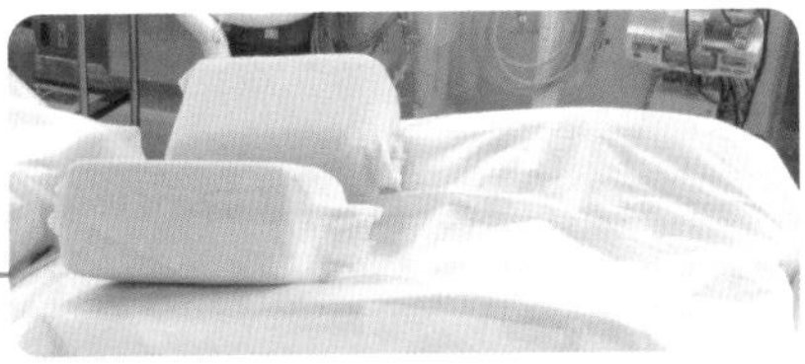

腹部に圧がかからないよう、腸骨部にクッションを挿入する

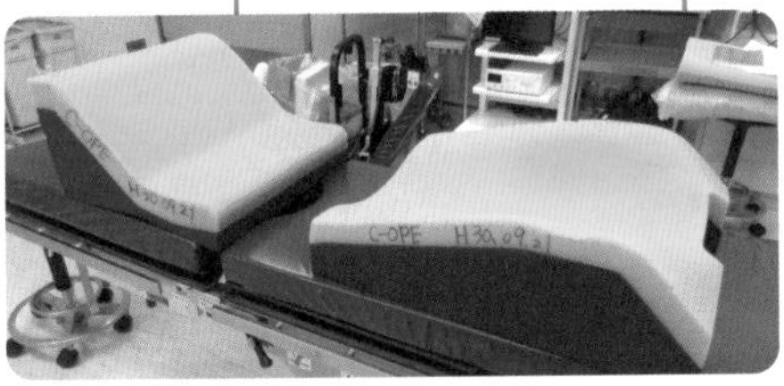

下肢用、体幹用マットレス

- ストーマ、PEG、CVポート保有などを保護し、圧分散する
- 男性は、陰茎や陰嚢などの陰部を圧迫しないようにする
- 女性は、乳房や乳頭にしわができないようにする

4点支持器を使用する場合

- 鎖骨と上前腸骨棘がそれぞれの支持器の中央に乗るように位置を調整する
- 創傷被覆材の使用は必須
- 腋窩を圧迫しないよう注意する

骨突出部の保護例

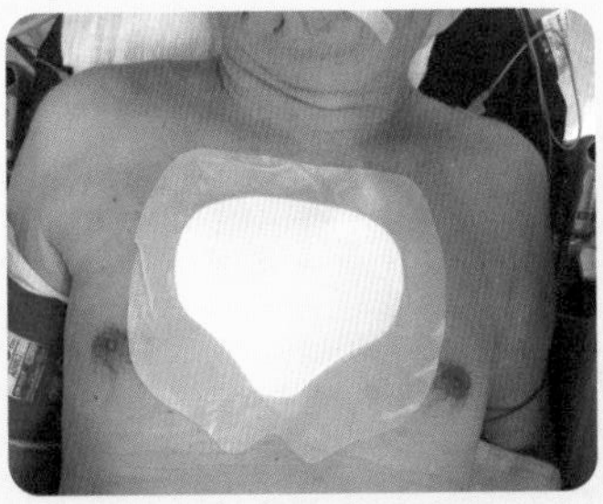

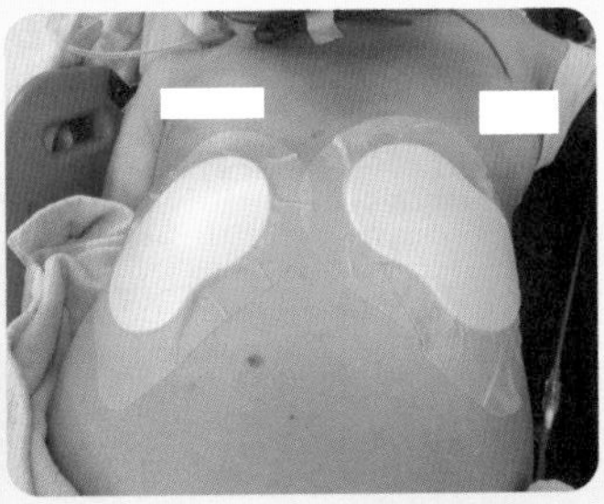

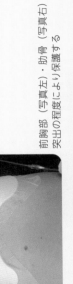

前胸部（写真左）・肋骨（写真右）の突出の程度により保護する

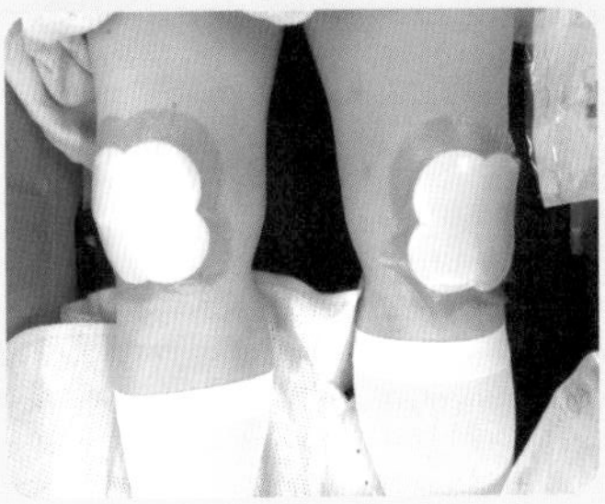

膝部を保護する

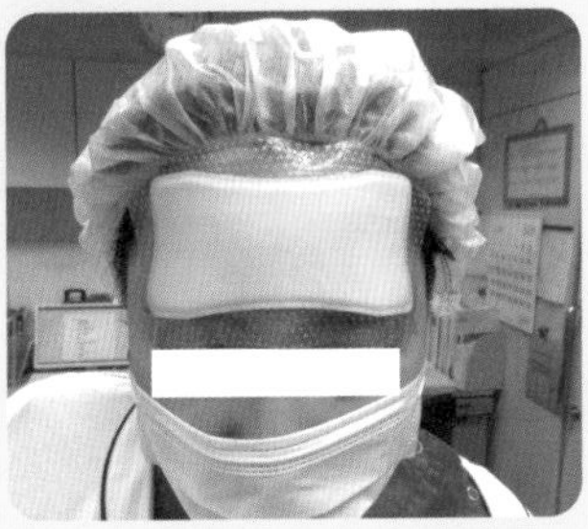

BISモニター※から保護する

※BISモニター：脳波モニターの1つ

ビーチチェア位

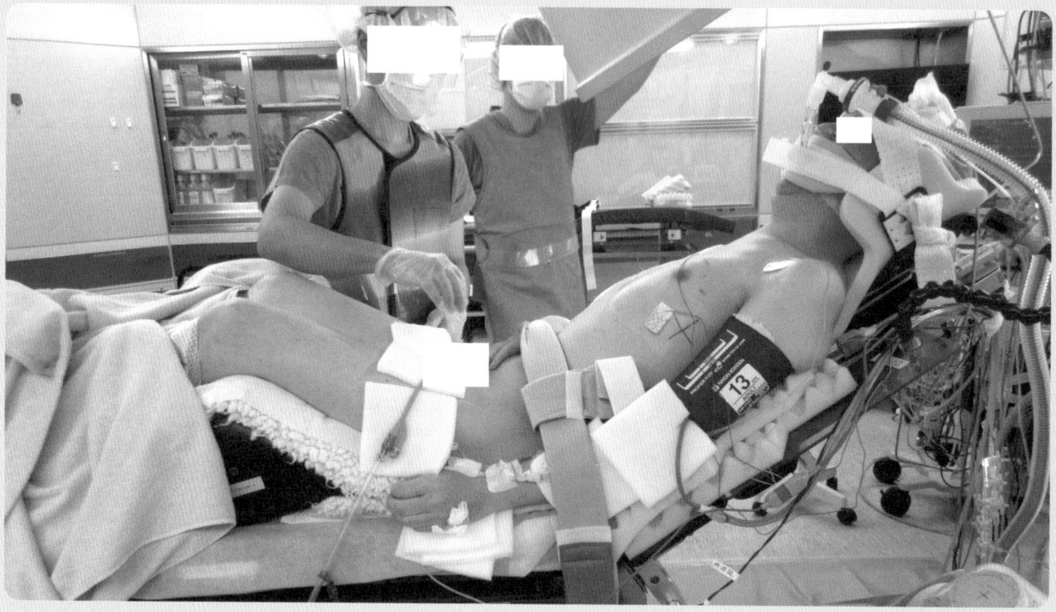

頭頸部

- 頭部と脊柱線が一直線になるよう調整する
- 頭側を挙上した後、全身の背抜きを行う
- 円背の場合は、角度に配慮し、骨突出部の保護と体圧分散具よるに圧分散を行う

関節の角度

頸部	屈曲・伸展・回旋側屈を0度に近づける（頸部の側屈・回旋は最大20度までとする）

上肢

関節の角度

肩関節	外転　0～30度

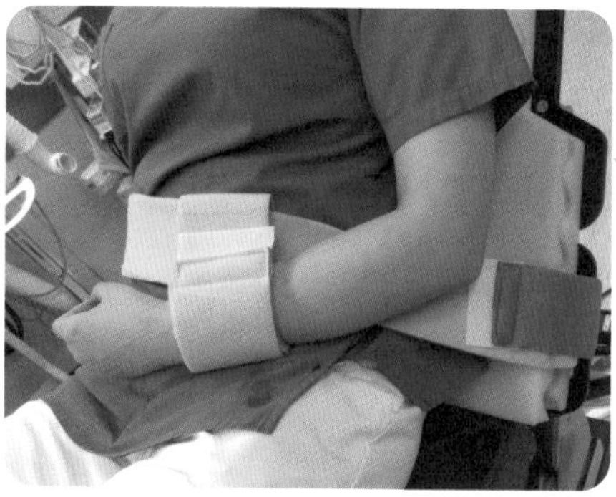

- 健側の肘関節は、落下しないよう固定ベルトで固定する

関節の角度

健側の肘関節	屈曲位45～90度

体幹

- 肩甲骨部、坐骨部、仙骨部、尾骨部を保護し、体圧分散を行う

下肢

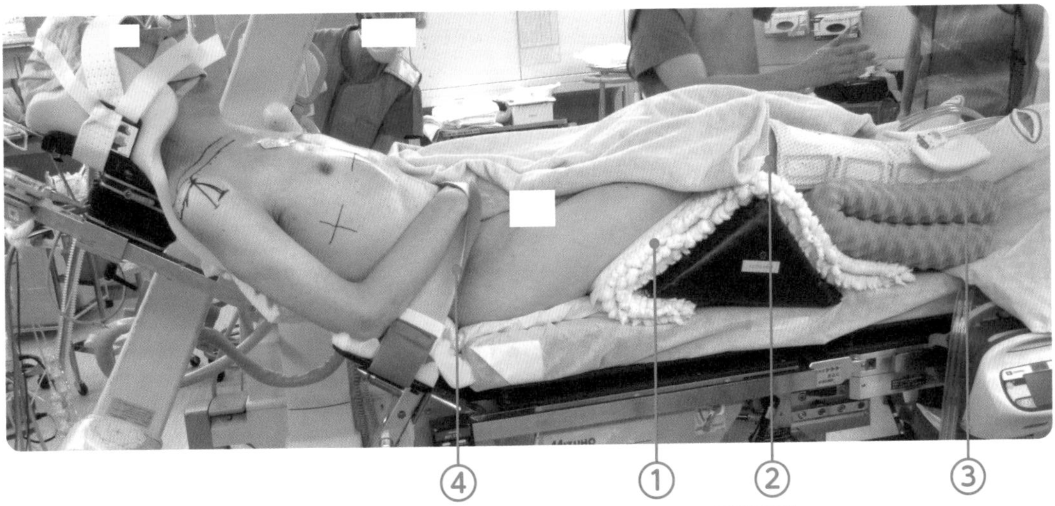

- 大腿部のポジショニングとして用いる枕は、大腿骨の長さと同程度のもので支持する（上写真①）
- 腓骨小頭が圧迫されないようにする（上写真②）
- 踵部の除圧を行う（上写真③）

関節の角度

膝関節	60～90度（②）
足関節	屈曲45度以内、伸展20度以内（③）
股関節	屈曲45度外転、外旋0～10度（④）

骨突出部の保護例

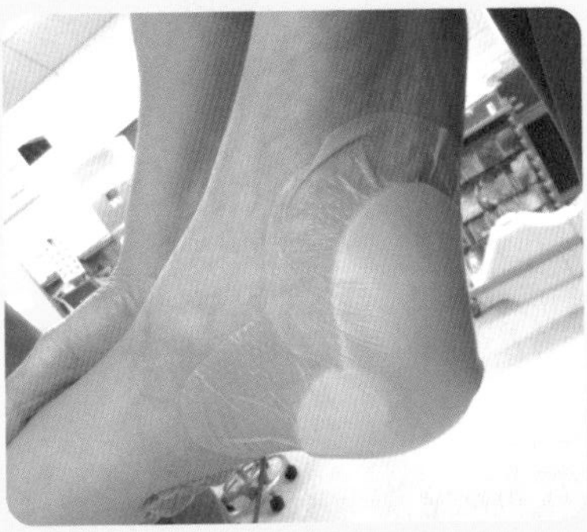

踵は骨突出部であり、あらかじめ保護する

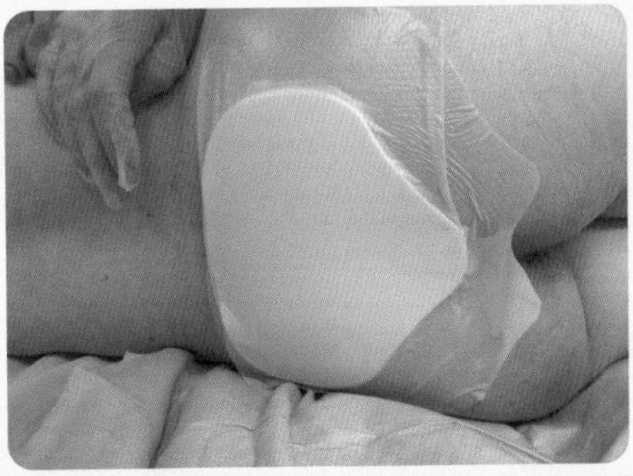

・仙骨の保護は、圧迫を防ぐだけでなく、摩擦やずれからも保護する
・骨突出がある場合は、殿部に小枕を挿入して圧分散する

NOTE ビーチチェア位

鎖骨や肩関節、上腕などの整形外科手術などにとる、座位に近い特殊体位。

術中の体位別の褥瘡予防

側臥位《そくがい》

支持器による固定

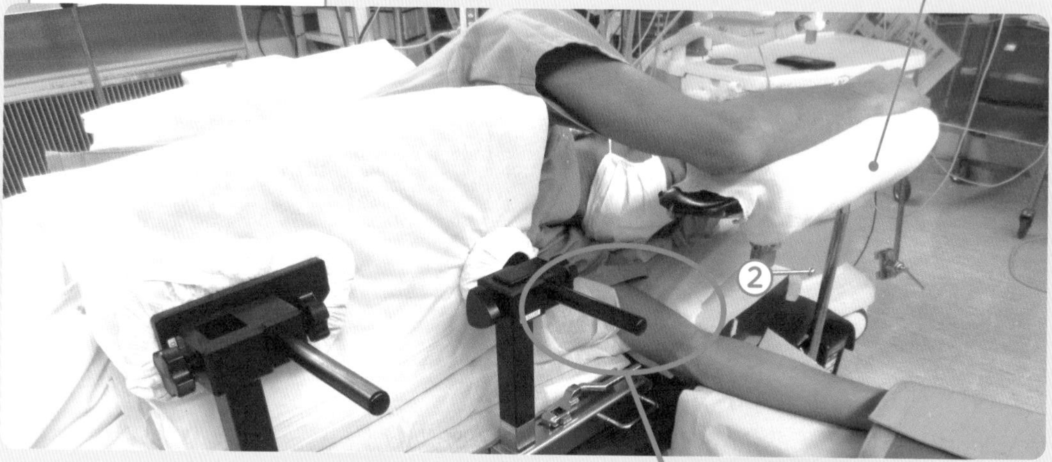

上肢

- 上側の上肢：手台に補助枕を使用する（上写真①）
- 下側の上肢：肩峰部を保護する（上写真②）

関節の角度

上側	肩より挙上しない軽度内旋位、肘は屈曲させる
下側	軽度内旋位、肘は軽度屈曲させる

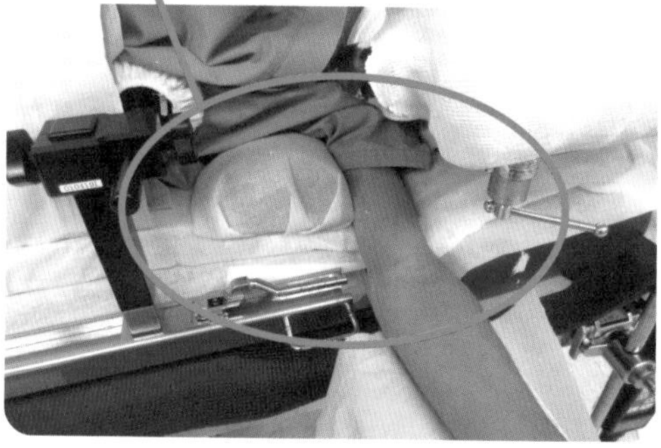

- 腋窩枕を使用するときは、腋窩に3～4横指の隙間を空ける（マジックベッドの使用時も同様）
- 腋窩枕を体圧分散マットレスの下に使用すると、さらに体圧が分散される

頭頸部・体幹

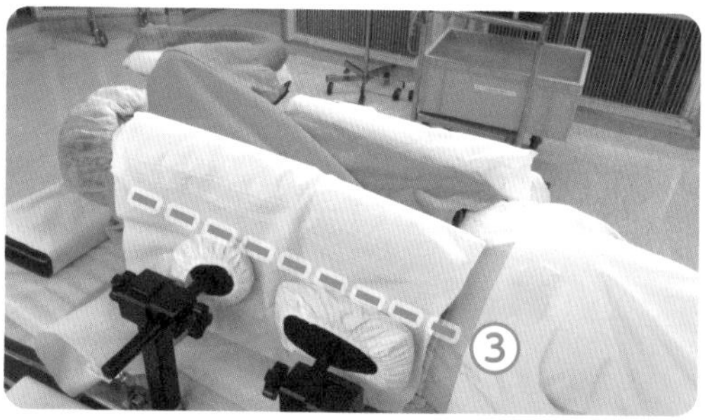

- 腋窩、側胸部、腸骨部、大転子を保護し、隙間ができないように体圧分散を行う
- 頭部と脊柱線が一直線になるよう調整する（上写真③）

関節の角度

頸部の屈曲・伸展・回旋・側屈を0度とする

骨突出部の保護例

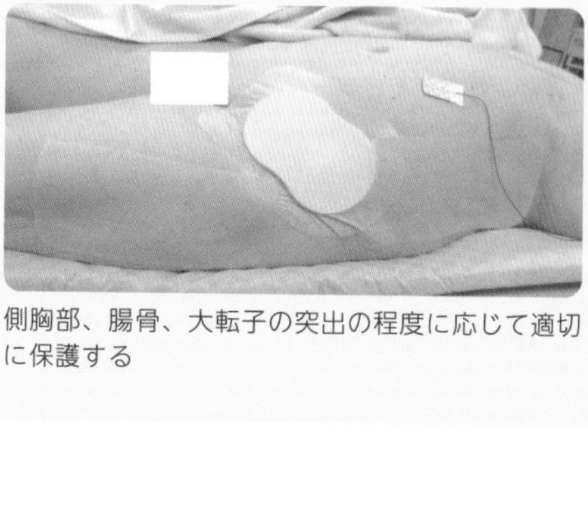

側胸部、腸骨、大転子の突出の程度に応じて適切に保護する

陰圧式固定具「マジックベッド」による固定

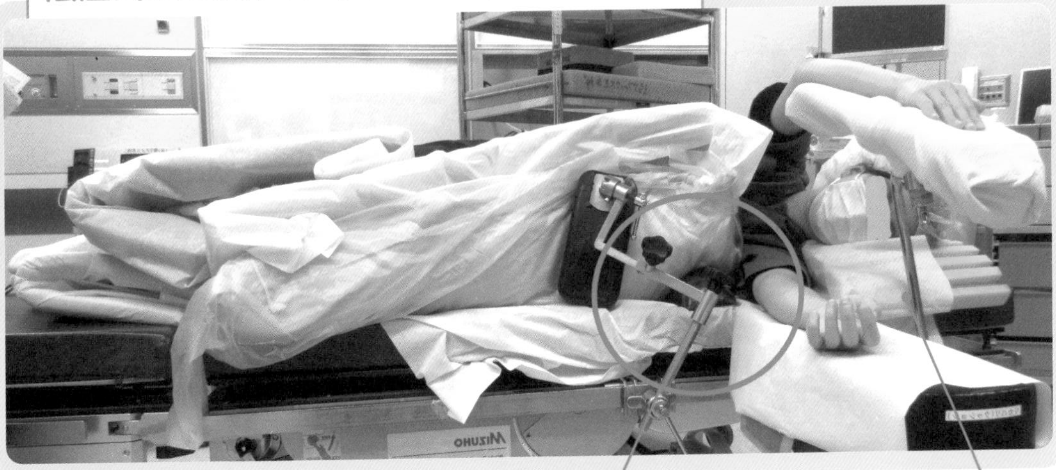

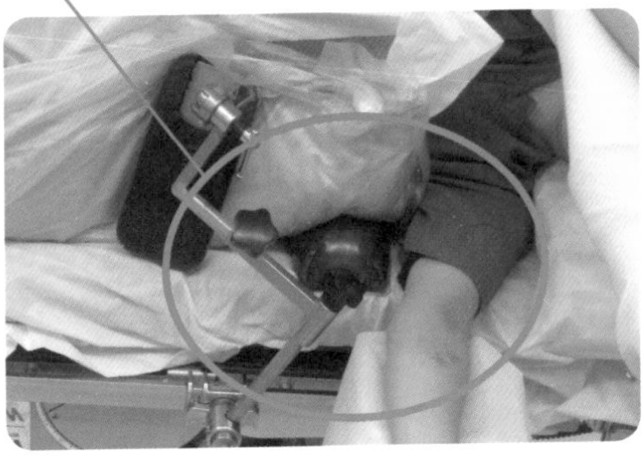

頭部

- 耳を除圧する（上写真④）

上肢

- マジックベッドの端を体圧分散マットが覆うように設置し、腋窩枕はマジックベッドの下に設置する（上・中写真⑤）
- 胸部手術の場合、手術野が十分に確保できるようマジックベッドの位置を調整する

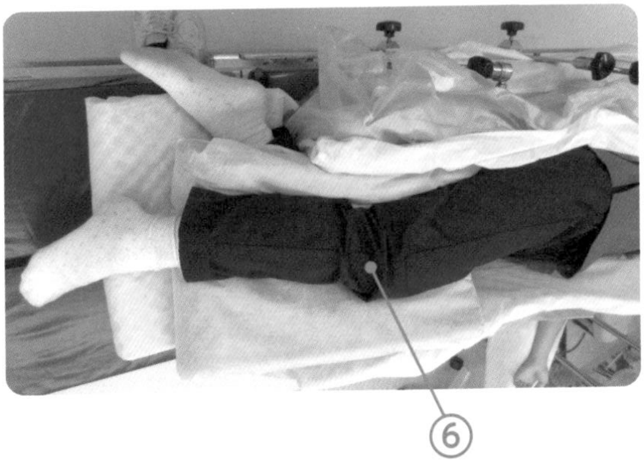

下肢

- 両下肢は重ならないようにする（左写真⑥）
- 腓骨小頭、外踝、内踝を圧迫しないようにする

関節の角度

上側の膝関節	軽度屈曲させる
下側の膝関節	60度程度屈曲させる

パークベンチ位

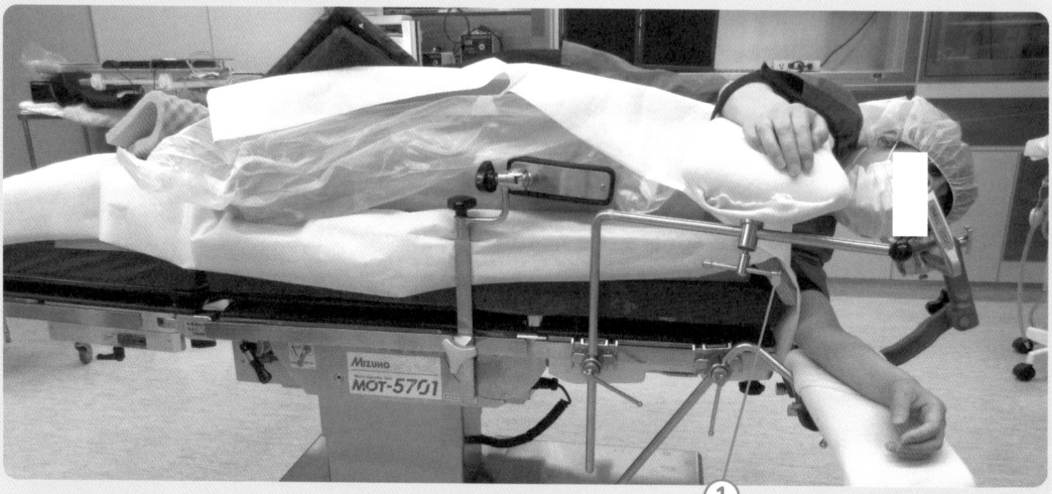

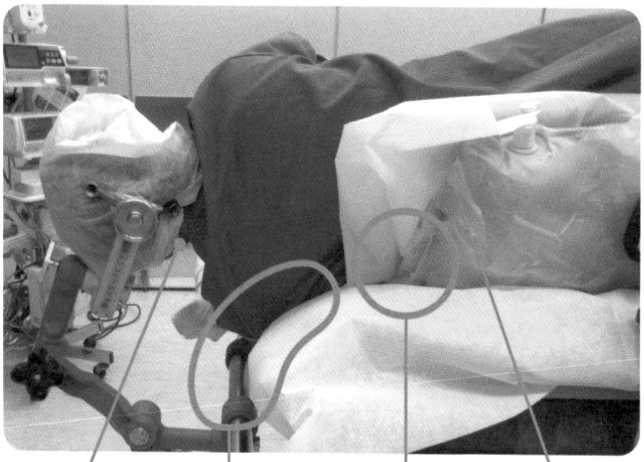

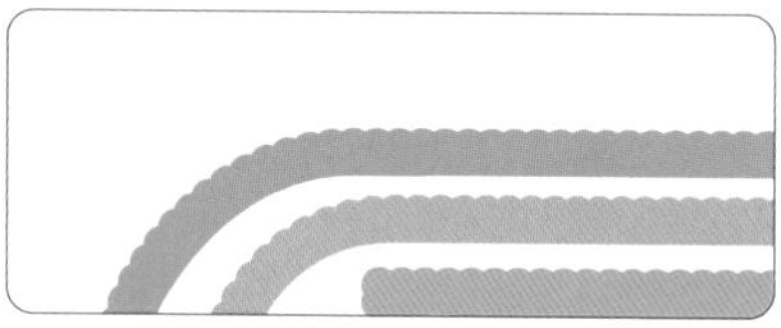

体圧分散マットレスのイメージ図
体圧分散マットレスを重ね、なだらかな傾斜をつける（左写真⑤）

頭頸部・体幹

- 腋窩動脈を圧迫しないようにする（上写真①）
- 下側の頸動脈を圧迫しないようにする（下写真②）
- 腋窩、側胸部、腸骨部、大転子を保護し、隙間ができないように体圧分散を行う（下写真③）
- マジックベッドを使用する場合は、端を体圧分散マットレスが覆うように設置する（下写真④）
- 圧分散、神経圧迫予防のために、体圧分散マットレスを使用する（下写真⑤、上図）

NOTE パークベンチ位

脳神経外科の特殊体位。術野を確保するため、頭部や上肢の一部がベッドの外で把持される。

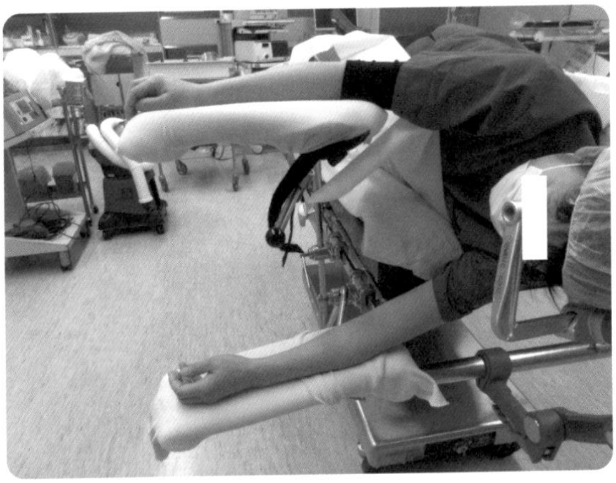

上肢

下側の上肢

- 器具が腕などに接触していないことを確認する

関節の角度

上側	肩より挙上しない軽度内旋位、肘は屈曲させる
下側	肘関節　10～90度

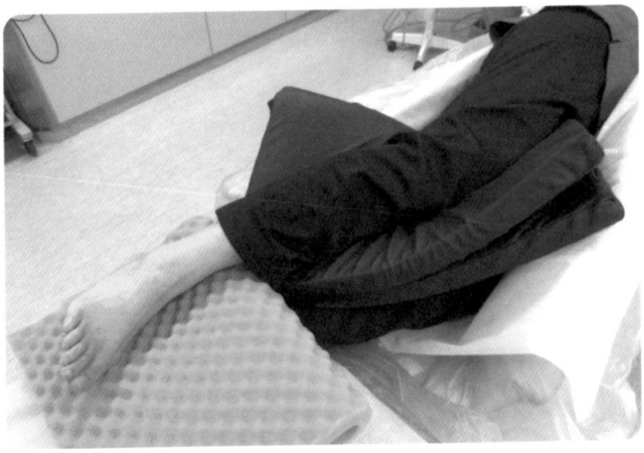

下肢

- 腓骨小頭の除圧を行う

関節の角度

上側	股関節は中間位、膝関節は軽度屈曲
下側	膝関節は60度以下、股関節は90度以下

骨突出部の保護例

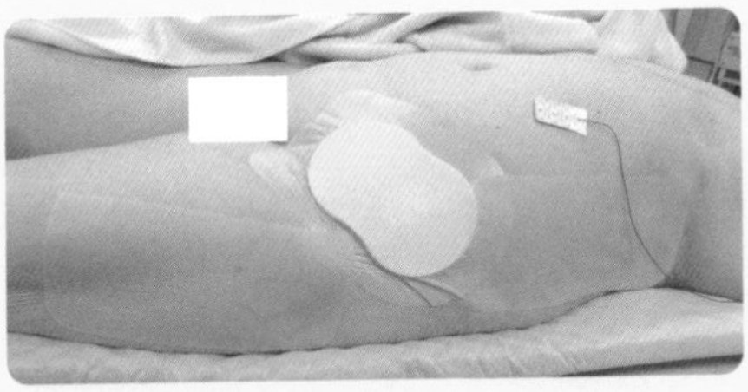

側胸部、腸骨、大転子の突出の程度に応じて適切に保護する

体位固定のポイント

- 腋窩、側胸部、腸骨部、大転子部が十分に体圧分散できるだけの厚みのある体圧分散寝具を使用する
- 側胸部が支点にならないようにする
- 体圧やずれを定期的に解除する

術中の体位別の褥瘡予防

砕石位

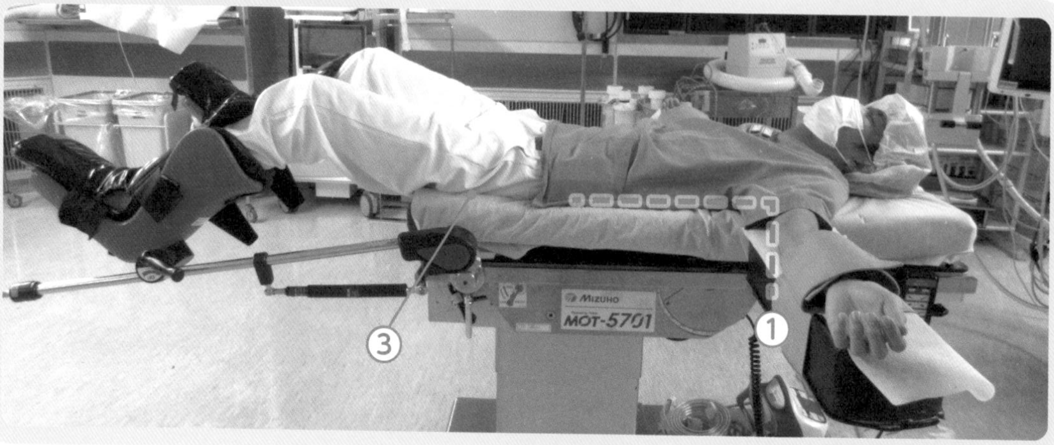

上肢

関節の角度

上肢	中間位・回外位とし、過伸展に注意する
肩関節	外旋90度以内（上写真①）

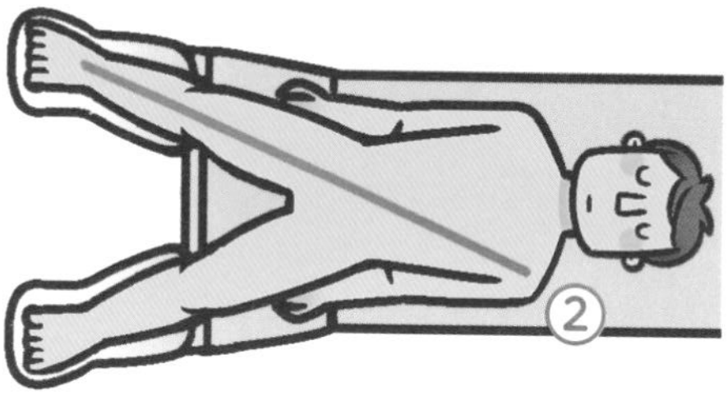

体幹

- 左右対称となるよう固定する（図②）
- 肩峰・拇趾・踵・膝・股関節のラインが一直線になるよう固定する（図②）
- 仙骨部の底つき、殿部のずれを補正する（上写真③）

砕石位の手術で起こりやすいコンパートメント症候群

- コンパートメント症候群：下腿の筋肉は筋膜によって区画（コンパートメント）されており、内圧が上昇しやすく、その結果、組織虚血を起こした病態をいう
- リスクのある状態：砕石位、頭低位、手術時間、BMI が 25 以上、術中出血量、術中低血圧、末梢血管疾患、下肢血管の直接的圧迫、弾性ストッキングや間欠的空気圧迫装置による圧迫など

予防策

- 可能な範囲で膝の高さを低くする
- 術前・術後、経時的に足背動脈を触知し、拍動や強さを確認する

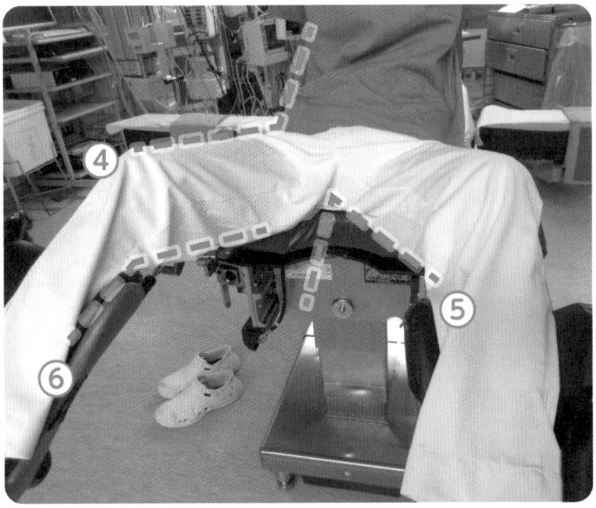

下肢

関節の角度

股関節	外転45度以下（④）、屈曲90度以下（⑤）。左右対称
膝関節	軽度屈曲（⑥）

左写真④〜⑥

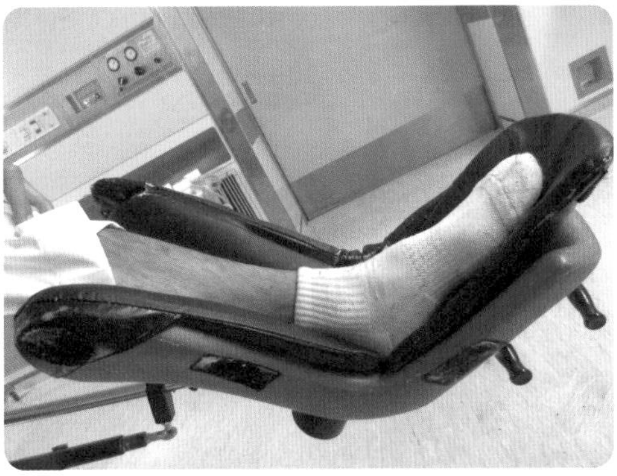

- 踵の位置を合わせる

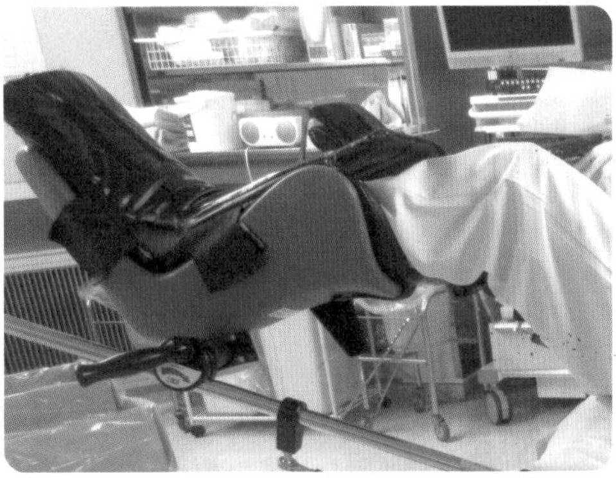

- 腓骨小頭部の接触を避ける
- 支脚器による圧迫や血流阻害に注意する
- 踵、下腿後面で圧が均等になるように調節する

骨突出部の保護例

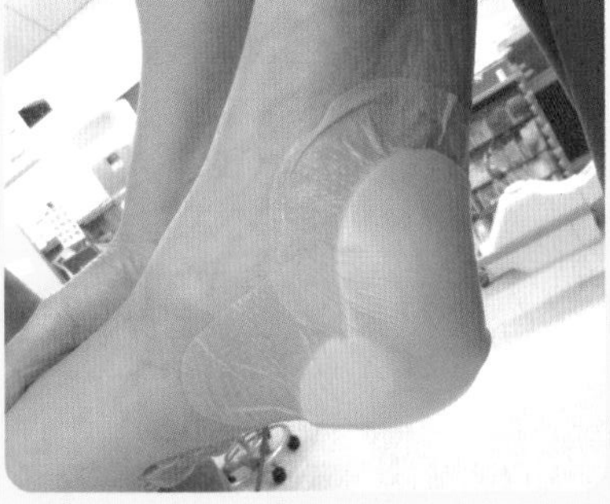

踵は骨突出部であり、あらかじめ保護する

頭低位

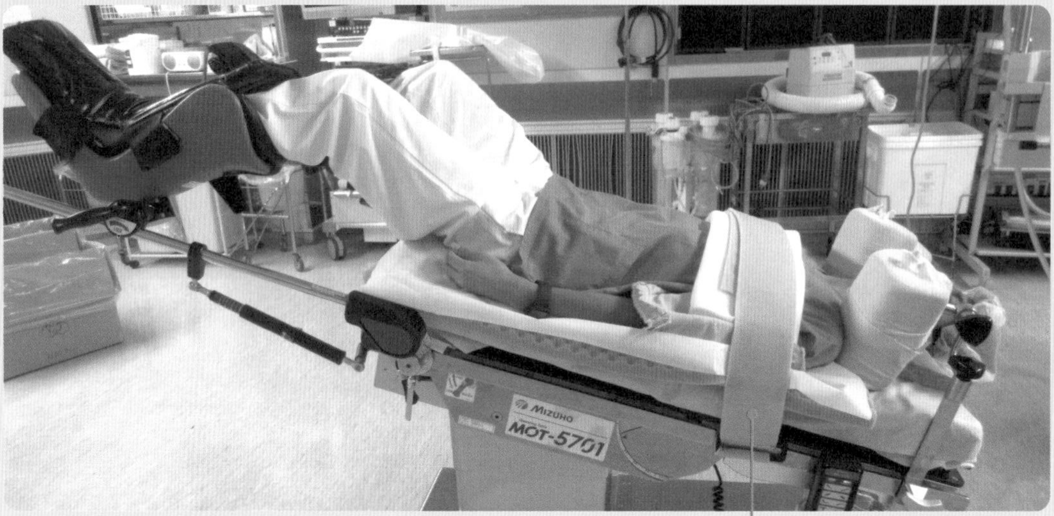

体幹

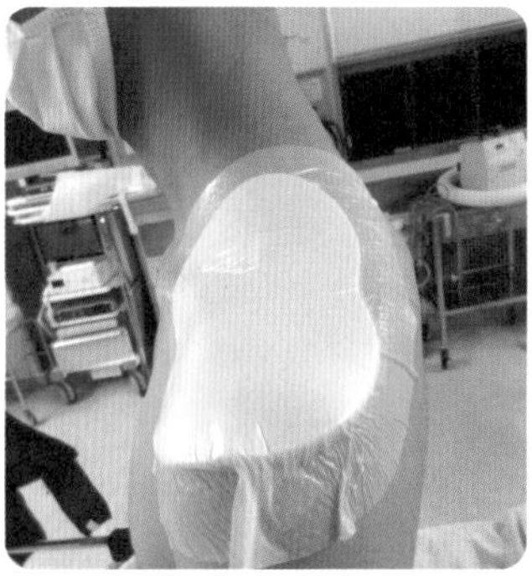

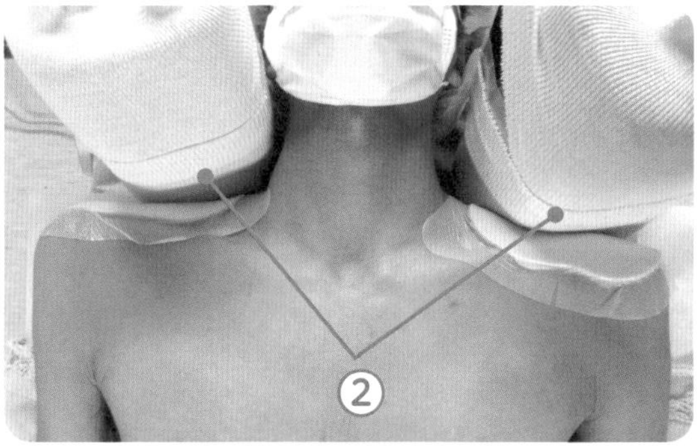

- 手術台に体位固定用ベルトを取り付けて、体がずれないように固定する（上写真①）
- 肩への荷重とずれ予防として、創傷被覆材を貼付する
- 頭低位を取った際に、重力によるずれによる支持器の過圧を避けるため、仰臥位の状態で肩と支持器の間を5cmあける（中写真②）

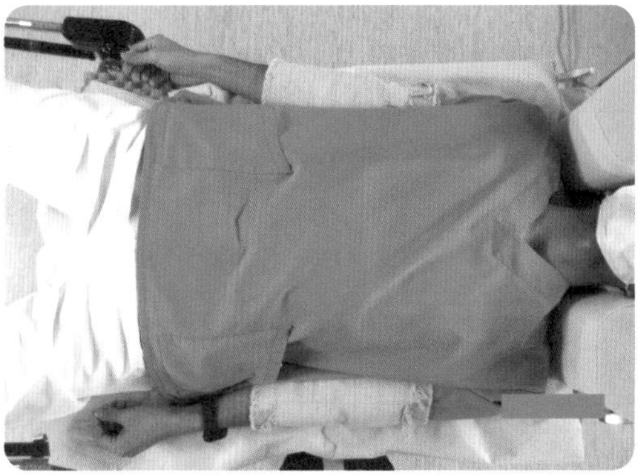

上肢

- 両腕が落ちないよう抑制する
- 肘関節は伸展させない

褥瘡ケアの栄養管理

POINT
- 低栄養状態は褥瘡発症、治癒遅延につながる。
- 栄養アセスメントで栄養補給方法を検討、実施する。
- 必要栄養素はエネルギー、蛋白質が基本。

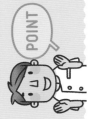

褥瘡発生の要因と栄養

褥瘡の発生要因は多くの因子が関与しており、日本褥瘡学会では「個体要因」と「環境・ケア要因」に分類しています（13ページ参照）。栄養は、個体要因、環境・ケア要因の両方に関与しており、褥瘡が発生する背景には高率に低栄養が存在し、**低栄養があると褥瘡の治癒遅延を起こします**。

低栄養状態

低栄養とは、エネルギーと蛋白質が欠乏し、健康な体を維持するために必要な栄養素が足りない状態をいいます。低栄養状態があると、以下の状態が起こります。

- 皮下脂肪と筋肉の減少
- 皮下脂肪の減少による皮膚と骨の間のクッションの減少（骨突出）
- 低アルブミン血症による浮腫や皮膚の弾力性の低下
- 低ヘモグロビン血症による皮膚組織の耐久性の低下
- 貧血により酸素運搬能の低下
- 免疫力の低下

栄養アセスメント

褥瘡の予防や褥瘡発生後の創傷治癒促進のためには、低栄養の予防および改善が重要となります。そこで重要になるのが栄養状態のアセスメントです。

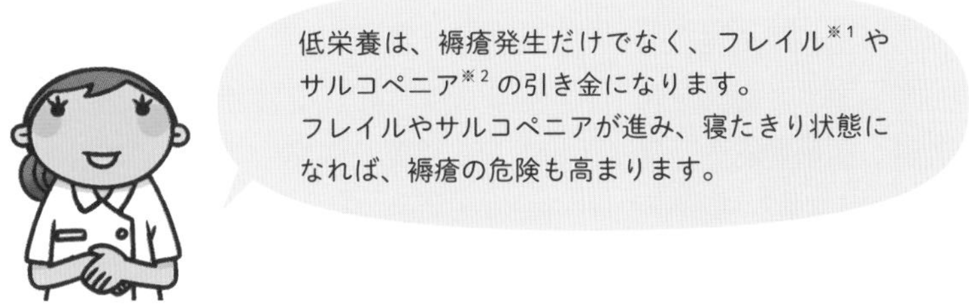
低栄養は、褥瘡発生だけでなく、フレイル※1やサルコペニア※2の引き金になります。
フレイルやサルコペニアが進み、寝たきり状態になれば、褥瘡の危険も高まります。

※1　フレイル：加齢により筋力や心身の活力が低下し、要介護になる可能性がある状態
※2　サルコペニア：加齢により筋肉量の減少、筋力の低下が生じた状態

栄養管理の流れ

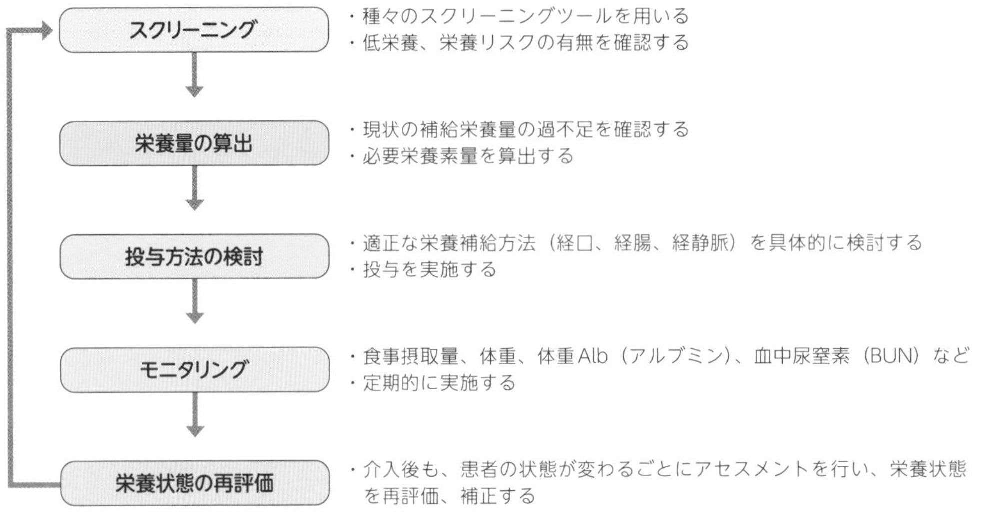
スクリーニング
・種々のスクリーニングツールを用いる
・低栄養、栄養リスクの有無を確認する
栄養量の算出
・現状の補給栄養量の過不足を確認する
・必要栄養素量を算出する
投与方法の検討
・適正な栄養補給方法（経口、経腸、経静脈）を具体的に検討する
・投与を実施する
モニタリング
・食事摂取量、体重、体重Alb（アルブミン）、血中尿窒素（BUN）など
・定期的に実施する
栄養状態の再評価
・介入後も、患者の状態が変わるごとにアセスメントを行い、栄養状態を再評価、補正する

褥瘡発生前の栄養管理

褥瘡発生の危険因子となる**低栄養状態を確認する指標**[1)]には、血清アルブミン値（炎症や脱水などがない場合）、体重減少率、上腕周囲長、血清ビタミンD値、食事摂取率（食事摂取量）、高齢者に対する栄養状態評価ツール（MNA®（Mini Nutritional Assessment）およびMNA®-Short Form（SF））、主観的包括的栄養評価（Subjective Global Assessment：SGA）などがあります[1)]。

■血清アルブミン値

アルブミンとは、肝臓で合成される血液中の主要な蛋白質であり、血液の浸透圧の維持、栄養成分の運搬や結合を担っています。**血清アルブミン値3.5mg/dL以下では、褥瘡発生のリスクが高まる**といわれています。ただし、血清アルブミン値は炎症、浮腫、脱水、肝疾患、腎疾患などによって低値を示すことがあるため、栄養指標として使用することは強く推奨できませんが、褥瘡発生の重要な危険因子であることから、血清アルブミン値を評価する意義はあると考えられています。

■体重減少率

体重は、簡便な栄養状態を示す指標であり、体重減少があると褥瘡の発生リスクが高いといわれています。体重減少率が以下に当てはまる場合は、栄養状態が低下していると判断されます。

〈下記の意図しない体重減少がある〉

- 週に3%以上の体重減少
- 1カ月間に5%以上の体重減少
- 3カ月間に7.5%以上の体重減少
- 6カ月間に10%以上の体重減少

なお、体重減少率は、以下の計算式で求めることができます。

体重減少率（%）＝
（通常の体重 − 現在の体重）÷通常の体重×100

■上腕周囲長

上腕周囲長は、上腕の周囲径と皮下脂肪厚を計測して算出され、**体脂肪量と筋肉量の指標**となるものです。上腕周囲長と褥瘡発生の関係については、意識レベルの低い脳疾患患者を対象とした観察研究において、上腕周囲長が褥瘡の重症度との間に負の相関を認めることが報告されています[1)]。

■血清ビタミンD値

血清ビタミンD値と褥瘡発生に関して、いくつか報告されています。横断研究により、ステージⅢ以上の褥瘡患者の73％で血清ビタミンDが基準値より低値であったという報告があります。また、外科ICU患者を対象とした後ろ向きコホート研究において、血中25（OH）Dが20ng/mL未満群では20ng/mL以上群より褥瘡発生率が多いという報告もあります[2)]。

■食事摂取率（食事摂取量）

食事摂取率は、聞き取り調査や実際の食事摂取状況をみることによって評価します。食事摂取率が数日間、普段の摂取量の1/2以下が続くときは低栄養の可能性があります。

■高齢者の栄養状態評価ツール

65歳以上の高齢者の栄養状態を簡便に評価するツールとして、簡易栄養状態評価表（Mini Nutritional Assessment：MNA®）があります。この評価方法は、スクリーニング項目とアセスメント項目で構成されるツールで血液生化学検査を必要としないのが特徴です。

より簡単にスクリーニング項目のみを評価するMNA®-Short Form（SF）もあります。

MNA®-SFでは、以下の6項目について問診します。

- ・食事摂取量の減少
- ・体重の減少の有無
- ・移動能力（寝たきり状態かどうか）
- ・精神的ストレスや急性疾患
- ・神経・精神的問題の有無
- ・体格指数（Body Mass Index：BMI）

BMIが測定できない場合は下腿周囲長を測定する

それぞれを0～2点で評価し、その合計点数（最大14ポイント）から、「栄養状態良好」「低栄養のおそれあり」「低栄養」の3段階に分類します。

「低栄養のおそれあり」と判定された高齢者は、将来、低栄養になる可能性が高いため、早期の栄養介入を検討します。

MNA®-SFは採血が不要なため、介護施設や在宅などの介護者でも、約10分あれば判定できます。

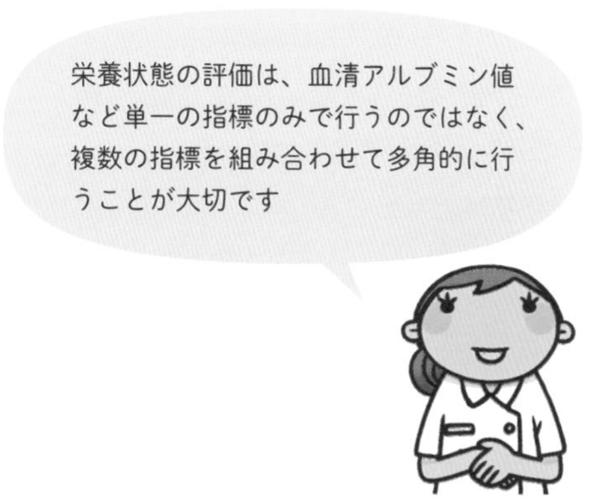
栄養状態の評価は、血清アルブミン値など単一の指標のみで行うのではなく、複数の指標を組み合わせて多角的に行うことが大切です

■主観的包括的栄養評価（SGA）

SGAは、特別な検査や機器を必要とせず、基本的に問診と理学的所見からの視診、触診で得られる**身体所見のみからスクリーニングを行える**のが特徴です。客観的に栄養状態を評価するための指標として用いられる身体計測値、血液検査や尿検査などの必要がなく、簡便に栄養状態を評価できる点もメリットといえます。

主観的包括的栄養評価（SGA）

A 病歴

1.体重変化

過去6カ月間の体重減少：＿＿＿＿kg、減少率＿＿＿＿%

過去2週間の体重変化：□増加　□無変化　□減少

2.食物摂取変化（平常時との比較）

□変化なし

□変化あり（期間）＿＿＿＿＿（月、週、日）

食事内容：□固形食　□経腸栄養　□経静脈栄養　□その他

3.消化器症状（過去2週間持続している）

□なし　□悪心　□嘔吐　□下痢　□食欲不振

4.機能性

□機能障害なし

□機能障害あり：（期間）＿＿＿＿＿（月、週、日）

タイプ：□期限ある労働　□歩行可能　□寝たきり

5.疾患と栄養必要量

診断名：

代謝性ストレス：□なし　□軽度　□中等度　□高度

B 身体（スコア：0＝正常；1＝軽度；2＝中等度；3＝高度）

皮下脂肪の喪失（三頭筋、胸部）：＿＿＿＿

筋肉喪失（四頭筋、三頭筋）：＿＿＿＿　＿＿＿＿

くるぶし部浮腫：＿＿＿＿　仙骨浮腫：＿＿＿＿　浮腫：＿＿＿＿

C 主観的包括評価

A.□栄養状態良好　B.□中等度の栄養不良　C.□高度の栄養不良

（日本褥瘡学会編：褥瘡ガイドブック 第3版．東京，照林社，p127，2023より引用）

低栄養患者への褥瘡予防としての栄養介入

低栄養状態の中でも、蛋白質とエネルギーが不足している状態を**蛋白質・エネルギー低栄養状態**（Protein-Energy Malnutrition：PEM）といいます。PEM患者に対しては、疾患を考慮したうえで、**高エネルギー、高蛋白質のサプリメントによる補給**を行うことが勧められています。また、通常の食事だけでは十分な栄養摂取が難しいPEM患者には、褥瘡予防として高エネルギー、高蛋白質のサプリメントの追加が効果的と考えられています[3)]。

蛋白質・エネルギー低栄養状態（PEM）のタイプ

タイプ	特徴	原因
クワシオルコル	体重減少はない 浮腫や筋力低下がみられる	蛋白質の不足
マラスムス	骨格や体脂肪量の減少 著明な体重減少	蛋白質・エネルギーの不足
混合型	クワシオルコルとマラスムスの混合	

経口摂取が不可能な患者の栄養補給

経口摂取が不可能な場合の栄養投与ルートとしては、**経腸栄養か静脈栄養**のいずれかになります。消化管機能があり、かつ消化管が安全に使用できる場合は、生理的な投与経路である経腸栄養が第一選択です。静脈栄養は、原則として経腸栄養が不可能か、経腸栄養を一時中止したほうが治療上有用な場合に選択します。

経口摂取が不可能な場合の栄養投与ルートの選択

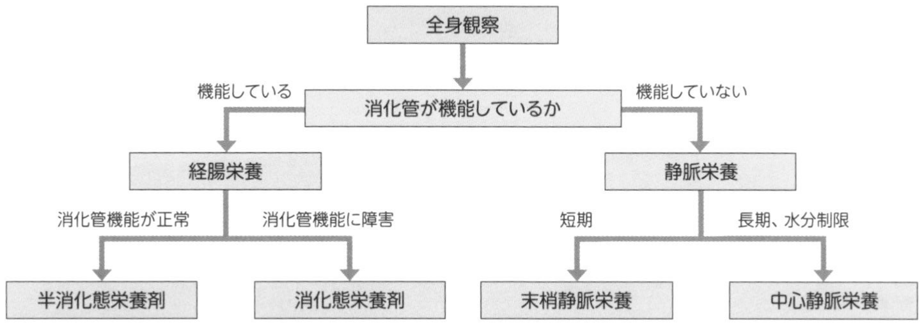

（米国静脈経腸栄養学会 ASPENより抜粋）

褥瘡発生後の栄養管理

褥瘡患者に対して**栄養評価**を行い、必要な症例には栄養介入を行います。適切な栄養管理を行うことにより栄養状態が改善されることで、褥瘡治癒の促進を目指します。

■エネルギーの補給

褥瘡の治癒促進に必要な**エネルギー**の目安については、基礎エネルギー消費量（BEE）の約1.55倍の補給で褥瘡の治癒促進が確認されていることから、褥瘡予防・管理ガイドラインでは、**1.5倍以上を目標に補給する**ことが推奨されています[4)]。なお、NPUAP/EPUAPガイドラインで望ましいとされるエネルギー量は、30～35kcal/kg/日とされ、これはBEEの1.5倍に相当します[2)]。

基礎エネルギー消費量の算出は、一般的にハリス・ベネディクトの式を用います。

■蛋白質の補給

蛋白質は、体蛋白質の合成や皮下組織のコラーゲン生成、線維芽細胞の増殖など**創傷治癒に不可欠な栄養素**です。褥瘡の程度、基礎疾患や合併症などに応じて蛋白質量を調整する必要がありますが、1.25～1.5g/kg/日の投与が目標となります。

エネルギーが不足していると、蛋白質を摂取してもその成分であるアミノ酸がエネルギーに使われて、蛋白質合成に利用できなくなります。蛋白質を補給するときは、エネルギーが十分に補給されているか確認する必要があります。

■褥瘡の治癒過程と必要な栄養素

創傷治癒過程に応じて、必要な栄養素があります。出血凝固期、炎症期、増殖期、成熟期のステージがありますが、臨床現場では、創面の色調による分類がよく用いられます。

黒色期（出血凝固期）：壊死《えし》組織の塊が黒く変色して皮膚に付着した状態です。壊死組織をそのままにしておくと感染のリスクが高まります。

この時期は、**炭水化物（エネルギー）、蛋白質**を補うことが重要です。これらが不足すると、白血球機能の低下が起こります。また、免疫賦活作用や血管拡張作用のある**アルギニン**も重要です。

黄色期《おうしょくき》（炎症期）：黒色壊死組織が除去されたものの、脂肪組織主体の残存組織があり、滲《しん》出《しゅつ》液も付着している状態です。滲出液が多く、感染を起こしやすいという特徴があります。

必要エネルギー量の算出方法

●基礎エネルギー消費量から算出

必要エネルギー量（kcal/日）＝ 基礎エネルギー消費量（BEE）※1 × 活動係数※2 × ストレス係数※3

※1 **基礎エネルギー消費量の算出はハリス・ベネディクトの式を用いる**

男性　BEE＝66.47＋[13.75×体重(kg)]＋[5.0×身長(cm)]－[6.75×年齢]
女性　BEE＝655.1＋[9.56×体重(kg)]＋[1.85×身長(cm)]－[4.68×年齢]

※2 **活動係数**

寝たきり　：1.0～1.1
ベッド上安静　：1.2
ベッド以外での活動あり　：1.3
一般的な活動　：1.5～1.7

※3 **ストレス係数**

手　術：1.1～1.8
骨　折：1.1～1.3
褥　瘡：1.1～1.6
感染症：1.1～1.5
発　熱：36℃から1℃上昇ごとに0.2アップ（例37℃→1.2）

●簡易式による算出

必要エネルギー量（kcal/日）＝ 標準体重 × 30～35kcal

標準体重（kg）＝ 身長（m）× 身長（m）× 22

簡易的に必要エネルギー量を算出できる

黒色期と同様に、**炭水化物（エネルギー）、蛋白質、アルギニン**が重要な栄養素です。

赤色期（増殖期）：壊死組織が除去され、欠損した部分を埋めるために赤色の肉芽組織が成長してくる状態です。

赤色期は、肉芽が形成される大変重要な時期です。そのため、各種細胞の増殖に必要な蛋白質と、蛋白質合成に欠かせない**亜鉛**を補うことが重要です。ほかにも**銅、鉄、ビタンA、ビタミンCなど**が必要です。これらが欠乏すると、線維芽細胞機能の低下やコラーゲンの合成機能低下を招きます。

白色期（成熟期）：肉芽組織が盛り上がり、皮膚表面を上皮が覆い始めた状態です。次第に上皮で創が塞がり、褥瘡は完治します。

この時期は、皮膚の上皮化に重要な役割を果たす**ビタミンAやC、亜鉛**の補給が重要です。また、創傷治癒の促進のために、**各種のアミノ酸やビタミン類**などが不足しないようにすることも大切です。

■褥瘡管理に有用な特定栄養素

褥瘡患者に**特定の栄養素**を補給することに対し、褥瘡予防・管理ガイドラインでは、亜鉛、アスコルビン酸（ビタミンC）、アルギニン、L-カルノシン、n-3系脂肪酸、コラーゲン加水分解物（コラーゲンペプチド）、β-ヒドロキシβ-メチル酪酸（HMB）、α-ケトグルタル酸オルニチンなどの栄養素を、疾患に応じて補給してもよいとされています[5]。

亜鉛：蛋白質、DNAやRNA、細胞増殖などの産生に大きく関与する抗酸化ミネラルです。亜鉛は細胞の複製、増殖および蛋白質合成に必要不可欠であり、亜鉛の欠乏は創傷治癒のすべての段階に影響を及ぼし、治癒の遅延を招きます。

アスコルビン酸（ビタミンC）：鉄の吸収を増加させ、創傷への白血球の遊走を促進し、感染に対する耐性を高める働きがあります。また、コラーゲンの合成、造血機能維持、抗酸化などの作用があります。

アルギニン：通常は、体内で合成可能な非必須アミノ酸ですが、成長期や侵襲期には必要量が高まることから、条件付きの必須アミノ酸といわれています。蛋白質、コラーゲンの合成促進、血管拡張作用、免疫細胞の賦活《ふかつ》化などの作用があります。

L-カルノシン：肉芽を形成する線維芽細胞の寿命を延長する効果や、血管内皮細胞からの一酸化炭素産生を刺激する作用があり、一酸化炭素によって血管の新生を促し、褥瘡の治癒を促進させると考えられています。

n-3系脂肪酸：創傷治癒過程おいて、創傷部位では白血球が集まり炎症性サイトカインが分泌され、創部に誘導されたマクロファージは線維芽細胞の増殖を刺激します。n-3系脂肪酸には、マクロファージを活性化する働きがあり、線維芽細胞の増殖を促進してコラーゲンの合成を高めて肉芽形成を促します[6]。

コラーゲン加水分解物（コラーゲンペプチド）：水溶性コラーゲンをさらに分解したものであり、皮膚への吸着性や浸透性が高く、皮膚

各ステージと必要な栄養素

ステージ	黒色期（出血凝固期）	黄色期（炎症期）	赤色期（増殖期）	白色期（成熟期）
必要な栄養素	・炭水化物（エネルギー） ・蛋白質 ・アルギニン		・蛋白質 ・亜鉛 ・銅 ・鉄 ・ビタンA・C	・カルシウム ・亜鉛 ・銅 ・ビタンA・C
目的	壊死組織の除去、感染防止		肉芽形成	上皮化形成

表面を保湿します。また、コラーゲン合成を促進する作用があり、創傷治癒促進に働きます。

β-ヒドロキシβ-メチル酪酸（HMB）：必須アミノ酸の中の分岐鎖アミノ酸（BCAA）、特にロイシンには強い筋蛋白合成作用があります。HMBはこのロイシンから代謝された物質です。褥瘡患者を対象とした研究では、HMBとアルギニン、グルタミンを配合したサプリメントを2週間投与した群において肉芽細胞などが有意に増殖したという報告があります[7)]。

α-ケトグルタル酸オルニチン：オルニチンは、コラーゲンの合成に必要なプロリンへ変換され、創傷治癒に働きます。また、オルニチンは 細胞の成長因子であるポリアミンへ変換され、組織の形成や分裂にも関わっています[8)]。

■栄養補助食品、補助飲料

食事だけで不足している栄養素を補給できない場合は、栄養補助食品、補助飲料を活用します。

栄養補助食品、補助飲料例

製品名（メーカー名）	特徴
アバンド（アボット）	・HMB1,200mg配合 ・L-グルタミン7,000mg配合、L-アルギニン7,000mg配合 ・飲みやすいオレンジ味、ストロベリーオレンジ味
ブイ・クレス CP10（ニュートリー）	・コラーゲンペプチド10,000mg (10g) 配合 ・12種類のビタミン、鉄・亜鉛・セレンなどのミネラルを配合
ブイ・クレス CP10 ゼリー（ニュートリー）	・コラーゲンペプチド10,000mg(10g)を配合 ・飲み込みにやさしい食感のゼリータイプ ・12種類のビタミン、鉄・亜鉛・セレンなどのミネラルを配合
一挙千菜（フードケア）	・バランスよくビタミン、ミネラルを配合した果汁入り栄養補助飲料 ・12種類のビタミン、鉄・亜鉛・銅・セレンなどのミネラルを配合
エンジョイ アルギーナ（クリニコ）	・蛋白質5.0g (含アルギニン2,500mg) 配合 ・11種類のビタミン、鉄・亜鉛・銅・セレンなどのミネラルを配合 ・コラーゲンペプチド2,000mg (2g) 配合
アルジネード（ネスレ日本）	・蛋白質5g (含アルギニン2,500mg)配合 ・10種類のビタミン、鉄・亜鉛・銅を配合 ・アルギニンをジュース感覚で補給
アイソカル　ジェリー Arg（ネスレ日本）	・蛋白質4g(含アルギニン2,500mg)配合 ・カルシウム、鉄、亜鉛、銅、セレンを配合 ・飲み込みやすいゼリータイプ
メイバランス ArgMini カップ（明治）	・少量で高エネルギー ・蛋白質10g配合 ・遊離アルギニン2500mg配合 ・9種類のビタミン、鉄・亜鉛・銅を配合

【引用・参考文献】

1）日本褥瘡学会編：褥瘡予防・管理ガイドライン 第5版. 東京, 照林社, p62, 2022
2）日本褥瘡学会編：褥瘡予防・管理ガイドライン 第5版. 東京, 照林社, p62-63, 2022
3）日本褥瘡学会編：褥瘡予防・管理ガイドライン 第5版. 東京, 照林社, p61, 2022
4）日本褥瘡学会編：褥瘡ガイドブック 第2版. 東京, 照林社,p143, 2015
5）日本褥瘡学会編：褥瘡予防・管理ガイドライン 第5版. 東京, 照林社, p64, 2022
6）山中英治著：臨床栄養. 138(6), 947, 2021
7）山中英治著：臨床栄養. 138(6), 946, 2021
8）田中芳明ほか著：静脈経腸栄養. 27(2), 705, 2012

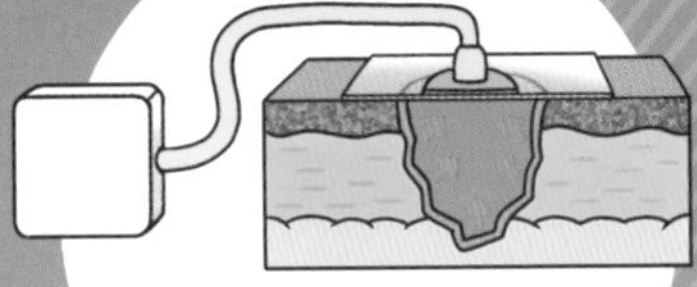

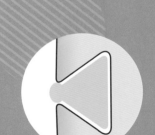

Part3

褥瘡を治療・管理する

褥瘡になっても、
適切な治療・管理を行うことで
状態を改善できます

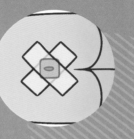

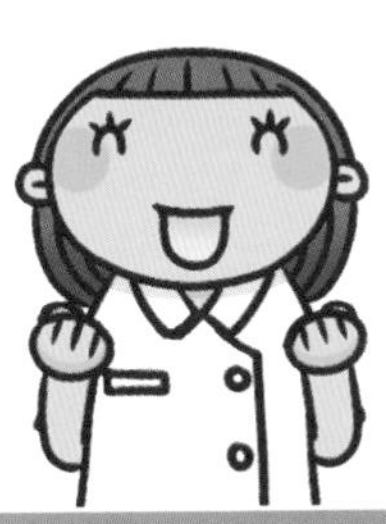

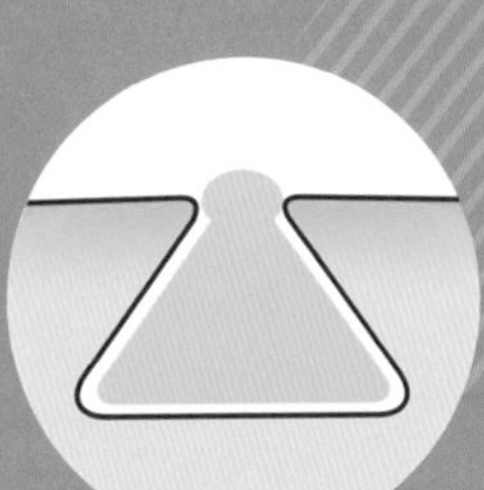

褥瘡の状態を評価する方法

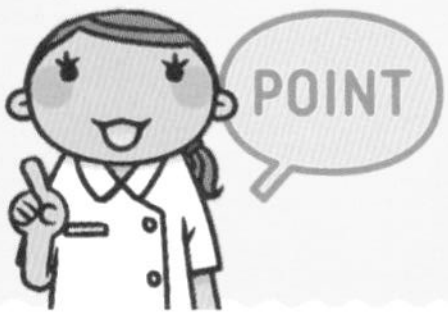

- 褥瘡の評価は客観的な指標を用いる。
- DESIGN《デザイン》-R®では、褥瘡経過の評価と重症度の予測が可能。
- 2020年の改訂で「DTI疑い」「臨界的定着疑い」が追加。

褥瘡を評価する必要性[1)]

褥瘡を治療・ケアするためには、褥瘡の状態を正しく評価し、状態に合わせた管理が必要です。褥瘡の経過を評価することで、それまでの治療やケアが適切であったかを評価することができ、またその後の治療やケアの選択肢へと繋がります。

評価については、褥瘡を管理する医療者が個人の視点や評価ではなく、客観的に統一した評価指標を用いて行い、管理していくことが重要です。

褥瘡状態判定スケールの違い[2〜4)]

■ DESIGN®

日本褥瘡学会により、2002年に褥瘡の重症度を分類して、治療過程を数量化できるDESIGN®が発表されました。DESIGN®は、「重症度分類用」と「経過評価用」の2種類で構成されており、点数により個々の褥瘡が軽快しているか悪化しているかの評価は可能でしたが、異なる褥瘡の重症度の評価は判定できませんでした。

なお、重症度分類用では、各項目に対して小文字なら軽傷、重症なら大文字で表記されます。

■ DESIGN-R®

2008年には、褥瘡経過の評価だけでなく、重症度の予測ができる「DESIGN-R® 褥瘡経過評価用」へ改訂されました。褥瘡の重症度として重みづけとして点数が付けられ、ポケット(Pocket)：24、大きさ（Size)：15、炎症／感染（Inflammation/Infection)： 9、肉芽組織(Granulation)：6 、滲出液（Exudate)：6 、壊死《えし》組織（Necrotic tissue)：6で点数が付けられました。

深さ（Depth）の数値は、重みづけに関係しないことから、深さ（Depth）以外の6項目（滲出《しんしゅつ》液、大きさ、炎症/感染、肉芽組織、壊死組織、ポケット）の合計点の0点から66点までの総点がその創の重症度を表しており、合計点が高いほど重症の褥瘡と評価します。

■ DESIGN-R®2020

2020年にはDESIGN-R®2020へ改訂され、急性期褥瘡の「深部損傷褥瘡（Deep Tissue Injury：DTI）疑い」と「臨界的定着疑い」が追加されました。

入院から2週間までの褥瘡

入院時

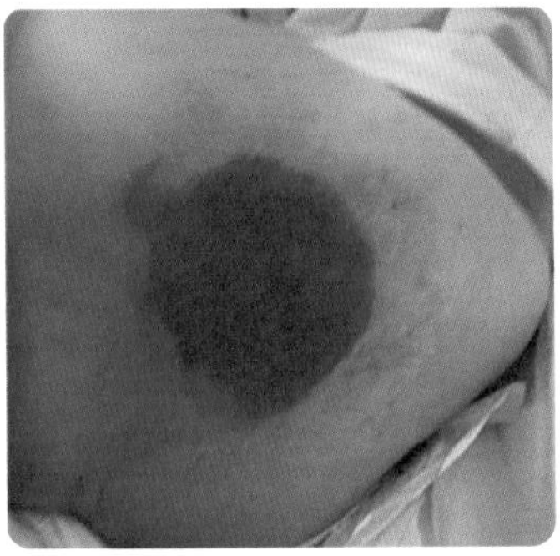

DDTI - e0s8i1g0n0p0:9

1週間後

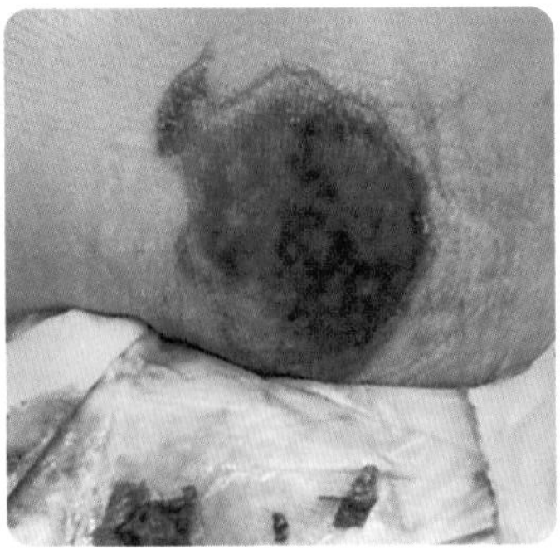

d2 - e3s8i1g3n0p0:14

2週間後

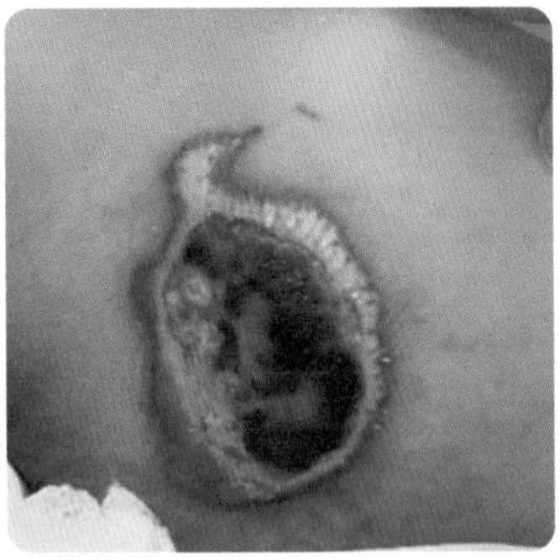

DU - e1s8i1G6N6p0:21

DESIGN-R® 褥瘡経過評価にて、入院時から1週間、2週間と褥瘡評価を行うことで、小文字が大文字に変化しており、合計点も高くなり重症化していると評価できる

DESIGN《デザイン》-R®2020の採点方法[5)]

従来のDESIGN-R®と同様に、褥瘡の深さ(D)、滲出液（E)、大きさ（S)、炎症／感染（I)、肉芽組織（G)、壊死組織（N)、ポケット（P)を判定し、評価を行います。合計0〜66点の範囲（褥瘡の深さ（D）は点数に含めない）で採点し、点数が大きいほど重症であると判定し、各項目ともに小文字より大文字のほうが重症度は高いと判定します。

褥瘡の深さ（D）と滲出液（E）の間にはハイフン（ - ）をつけ、ポケット（P）の後にコロン（：）をつけて、合計点数を記載します。

深部損傷褥瘡 (DTI) 疑いの記載方法

例） DDTI - e0S12i1g0n0p0:13

(D)と(E)の間にハイフン　(P)の後にコロン

深さ(D)は合計点数に含めない

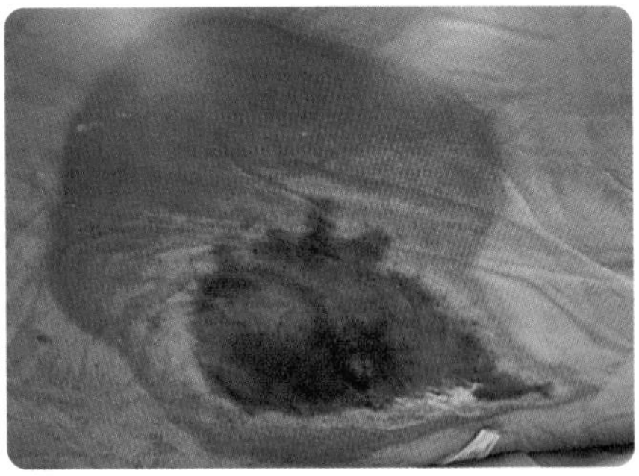

D（深さ）のところに「DDTI」と表記し、D（深さ）は従来の通り合計点数に含めず評価する

青字がDESIGN-R®2020の変更項目

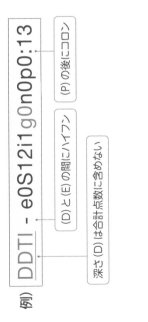

深さ（Depth）の判定

深さは、創内の一番深いところで評価します。

■判定のポイント[6)]

- 創縁と創底の段差の有無、創底にみえる組織によって深さを判定する。深さの判定については34ページの表も参照のこと。
- 褥瘡が発生していない場合や、治癒した場合には、d 0と判定する。
- 創縁と創底に段差はあるが、真皮あるいは皮下組織までの損傷か、深さの判定が難しい場合、創面に毛根や汗腺などの真皮乳頭層（白い斑点状）があれば、創縁と創底に段差があってもd 2と判定する。
- DESIGN《デザイン》-R®2020より、「深部損傷褥瘡（DTI）疑い」が追加され、「DDTI」と表記する。
- 深部損傷褥瘡（DTI）疑いは、視診、触診、血液検査・画像診断、超音波検査等の検査から判断する。
- DESIGN-R®2020より、深さ（Depth）の項目「U」を「深さ判定が不能」の場合から「壊《え》死《し》組織で覆われ深さの判定が不能」に変更された。創底が壊死組織で覆われており、深さの判定が困難な場合には「DU」と判定する。
- DUと評価した褥瘡は、治癒の過程で深さが明らかになった時点で見直しすべきである。

DTI疑い所見の確認方法

方法	主な症状
視診	発赤、浮腫、水疱、びらん、浅い潰瘍
触診	硬結、泥のような浮遊感、温冷感
画像診断	単純X線、CT、MRI、エコー、サーモグラフィー
血液生化学検査	クレアチンホスキナーゼ上昇
観血的処置	脂肪組織まで切開した際の出血の有無

DDTI、DUの褥瘡

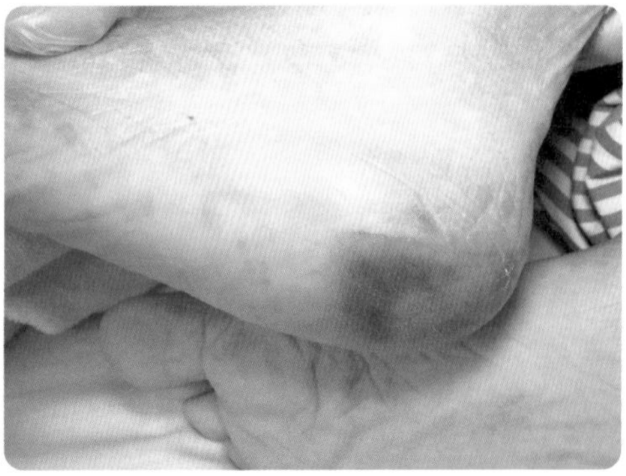

DTI：深部損傷褥瘡疑い

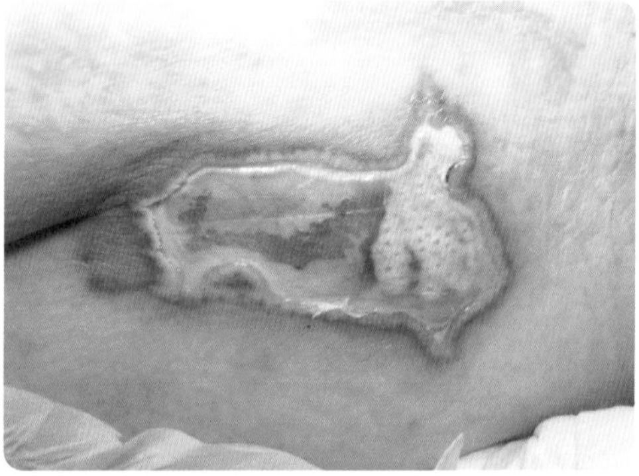

DU：壊死組織で覆われ深さの判定が不能

深部損傷褥瘡（DTI）疑いの場合は、肉芽組織（Granulation）はg0と評価する

深さ(D)の表記とDESIGN-R®2020における「d/D」変更項目

Depth[*1]		深さ　創内の一番深い部分で評価し、改善に伴い創底が浅くなった場合、これと相応の深さとして評価する			
d	0	皮膚損傷・発赤なし	D	3	皮下組織までの損傷
d	0	皮膚損傷・発赤なし	D	4	皮下組織を超える損傷
d	1	持続する発赤	D	5	関節腔、体腔に至る損傷
d	2	真皮までの損傷	D	DTI	深部損傷褥瘡(DTI)疑い[*2]
d	2	真皮までの損傷	D	U	壊死組織で覆われ深さの判定が不能

＊1　深さ（Depth：d/D）の点数は合計には加えない
＊2　深部損傷褥瘡（DTI）疑いは、視診・触診、補助データ（発生経緯、血液検査、画像診断等）から判断する

青字：改定による変更項目

（日本褥瘡学会編：改定DESIGN-R®2020コンセンサス・ドキュメント．東京，照林社，p5, 2020より引用）

d0

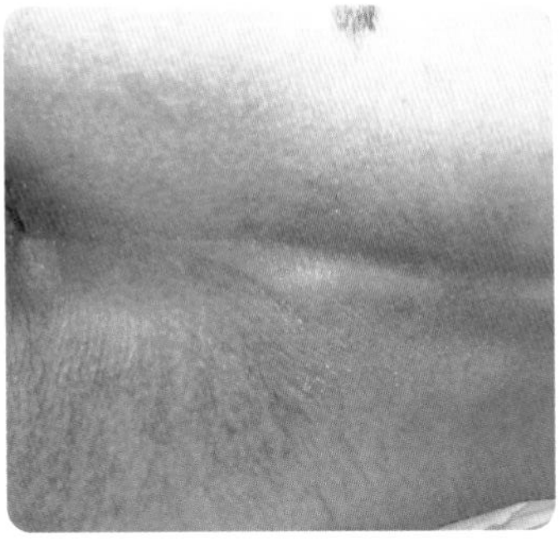

d1

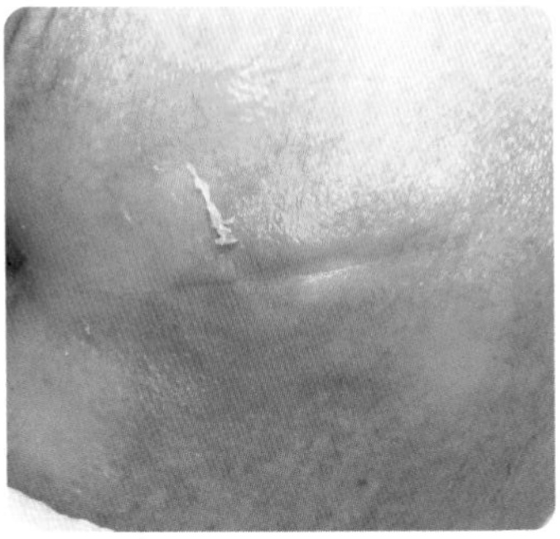

d2

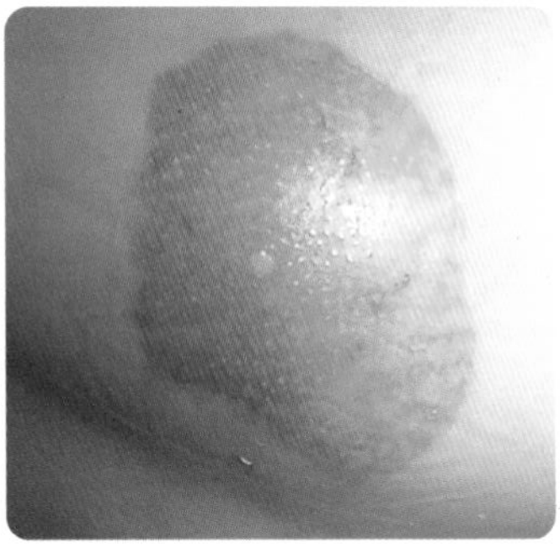

D3

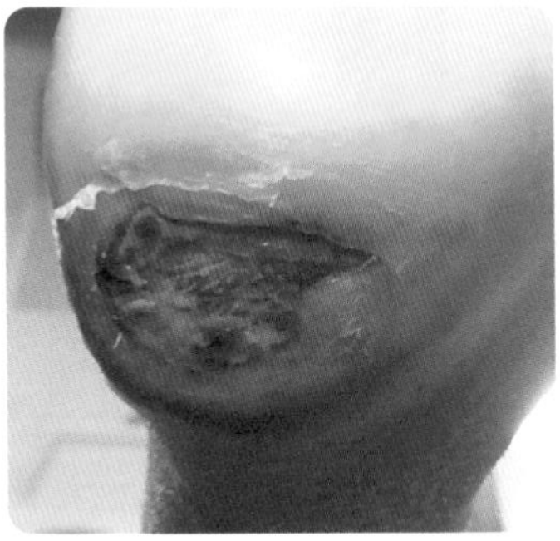

D4

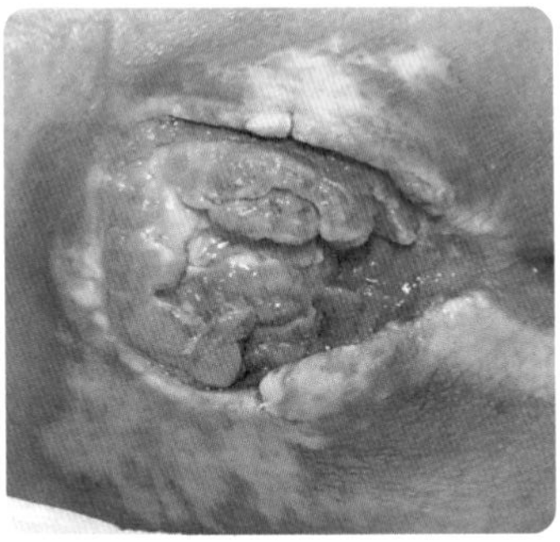

D5

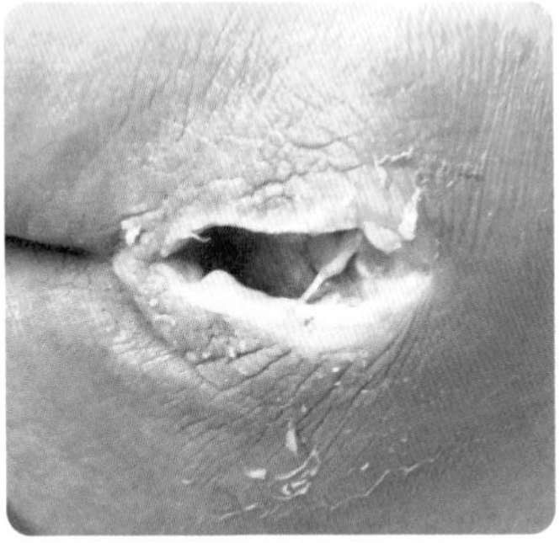

DDTI

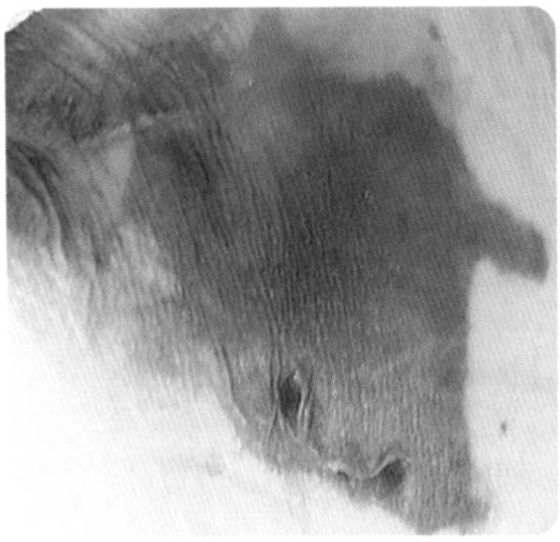

DU

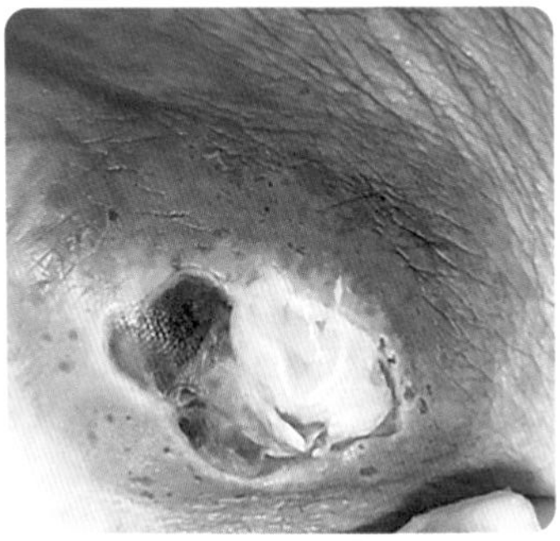

滲出液《しんしゅつ》(Exudate)の判定

創における滲出液の程度を判定します。

■判定のポイント[6)]

- ドレッシング材やガーゼに付着している滲出液の量で判定する。
- ドレッシング材（種類によって滲出液の吸収量が異なる）ではなく、ガーゼの貼付を想定して判定する。
- 滲出液の量の目安は、１日１回以下の交換の場合をｅ（少量～中等量）、１日２回以上の交換をＥ（多量）とする。
- １日２回の交換でも、極少量の滲出液が付着しているガーゼの場合は「e1」とする。
- １日１回の交換でも、ドレッシング材から滲出液があふれ出る場合には、「E6」とする。
- 滲出液の評価では、交換の回数ではなく、滲出液の量をみることが大切。

滲出液(E)の表記

Exudate　滲出液					
e	0	なし	E	6	多量：1日2回以上のドレッシング交換を要する
	1	少量：毎日のドレッシング交換を要しない			
	3	中等量：1日1回のドレッシング交換を要する			

（日本褥瘡学会編：改定DESIGN-R®2020コンセンサス・ドキュメント．東京，照林社，p5, 2020より引用）

〈滲出液の量（ガーゼを貼付した場合を想定してイメージしたもの）〉

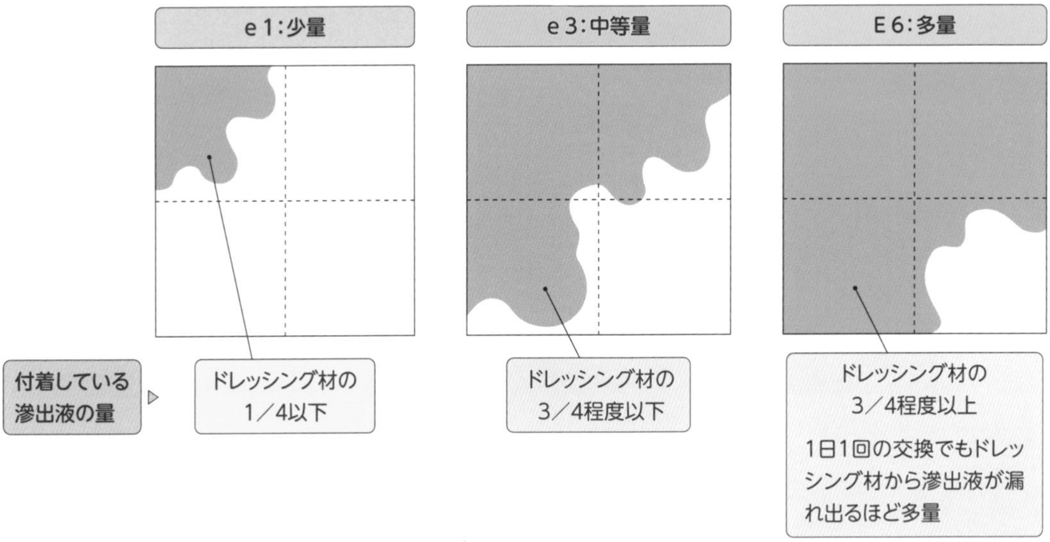

（日本褥瘡学会編：在宅褥瘡予防・治療ガイドブック　第3版．東京，照林社，p28, 2008より引用）

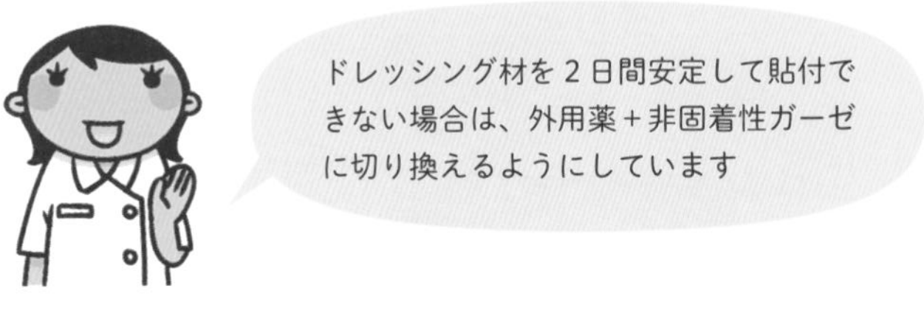

大きさ（Size）の判定

皮膚損傷範囲の長径と短径（長径と直交する最大径）を測定します。

■判定のポイント[6)]

・体位により大きさが変化するため、必ず同一体位で測定する。

・ポケット部は測定せず、表面に見える皮膚損傷範囲を測定する。

大きさ（S）の表記

Size	大きさ	皮膚損傷範囲を測定：[長径（cm）×短径*3（cm）]*4
s	0	皮膚損傷なし
s	3	4未満
s	6	4以上　16未満
s	8	16以上　36未満
s	9	36以上　64未満
s	12	64以上　100未満
S	15	100以上

＊3　“短径”とは“長径と直交する最大径”である
＊4　持続する発赤の場合も皮膚損傷に準じて評価する

（日本褥瘡学会編：改定DESIGN-R®2020コンセンサス・ドキュメント．東京，照林社，p5，2020より引用）

〈皮膚損傷部位の評価〉

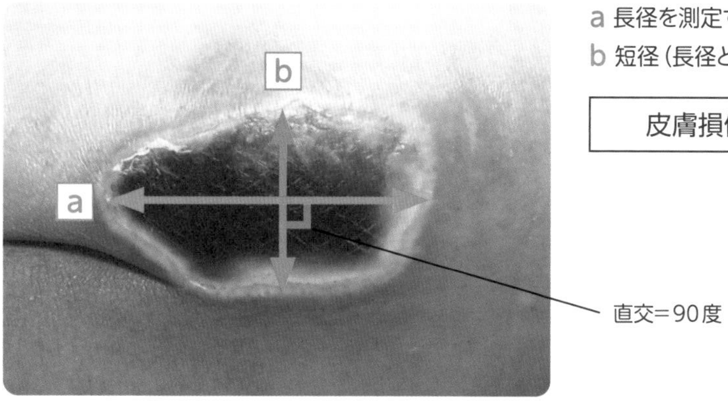

a 長径を測定する
b 短径（長径と直交する最大径）を測定する

皮膚損傷範囲＝a × b

滲出液（Exudate）と大きさ（Size）の判定は、DESIGN-R®2020では変更されていません

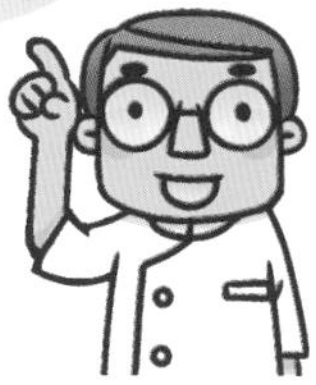

炎症／感染（Inflammation/Infection）の判定

創周囲の炎症や創自体の感染の徴候を評価します。

■判定のポイント[6)]

・DESIGN-R《デザイン》®2020より、「I3C：臨界的定着疑い（創面にぬめりがあり、滲出液《しんしゅつ》が多い。肉芽があれば、浮腫性で脆弱など）」が追加された。

・評価時に、「3C」あるいは「3」のいずれかを記載する際には、いずれも点数は3点とする。

臨界的定着疑いの記載方法

例） D3 - e3s6I3CG6n0p0:18

青字がDESIGN-R®2020の変更項目

I（炎症／感染）のところに「I3C」と表記する

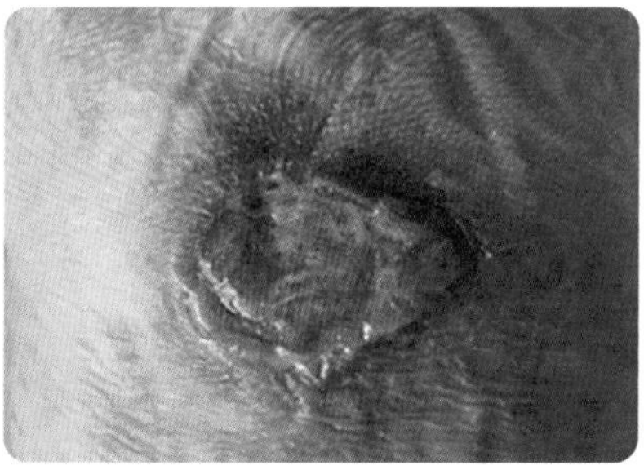

臨界的定着（critical colonization）とは[7, 8)]

創傷における細菌との関係は、大きく4つに分けられます。

①**汚染**（wound contamination）：創に細菌が存在するだけで増殖もしない状態

②**定着**（wound colonization）：増殖能を持つ細菌が創に付着しているが、創（宿主）に害を及ぼさない状態

③**臨界的定着**（critical colonization）：②よりも細菌数が多くなり、創感染に移行しそうな状態、あるいは、炎症防御反応により創治癒が遅滞した状態

④**感染**（infection）：増殖する細菌が組織内部に侵入して、創（宿主）に実害（深部感染）を及ぼす状態

臨界的定着は、肉眼的には感染徴候はないが、創面には細菌数が増えバイオフィルム（微生物が表面に形成した集合体）を伴い感染へと移行しかけた状態のことであり、創傷治癒が遅れる原因になると考えられています。

臨床所見は、悪臭、滲出液の増加、滲出液の増加に伴う浮腫上の肉芽形成、創面のぬめりなどがみられます。

臨界的定着の所見

アセスメント	特徴
視診・触診	創面のぬめり 滲出液の増加 浮腫性の肉芽形成
細菌学的検査	臨床におけるバイオフィルムの可視化として、メンブレンシート※を使用する

※メンブレンシート：創部に薄膜のシートを押し当てて、バイオフィルムを検出する製品

炎症／感染（I）の表記とDESIGN-R®2020における「i/I」変更項目

Inflammation/Infection 炎症／感染					
i	0	局所の炎症徴候なし	I	3C*5	臨界的定着疑い（創面にぬめりがあり、滲出液が多い。肉芽があれば、浮腫性で脆弱など）
				3*5	局所の明らかな感染徴候あり（炎症徴候、膿、悪臭など）
	1	局所の炎症徴候あり（創周囲の発赤・腫脹・熱感・疼痛）		9	全身的影響あり（発熱など）

＊5 「3C」あるいは「3」のいずれかを記載する。いずれの場合も点数は3点とする

青字：改定による変更項目

（日本褥瘡学会編：改定DESIGN-R®2020コンセンサス・ドキュメント．東京，照林社，p5，2020より引用）

i0
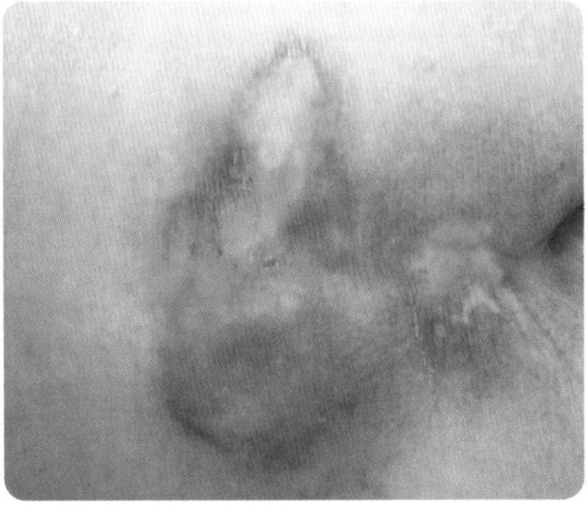
表皮剥離のみ。炎症徴候は認めない

i1
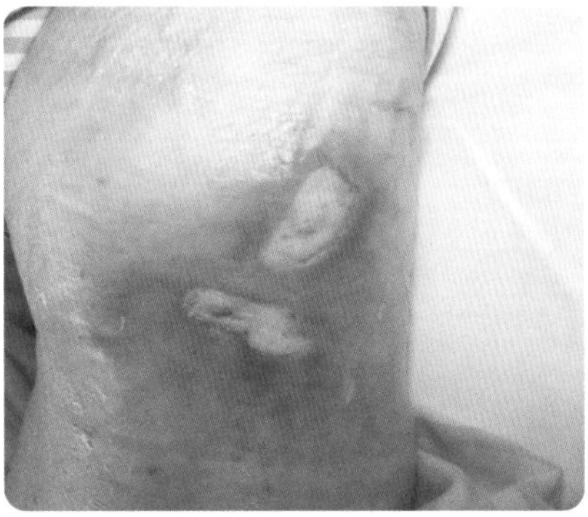
創周囲に発赤。熱感・疼痛あり

3C
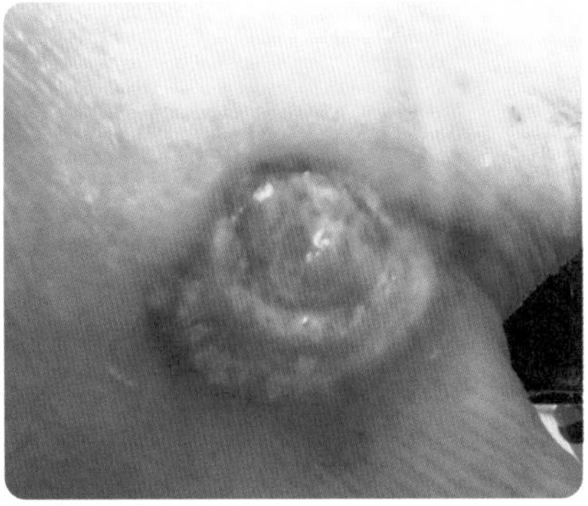
創面にぬめりがあり、滲出液は多く汚い。
浮腫上の肉芽

I3
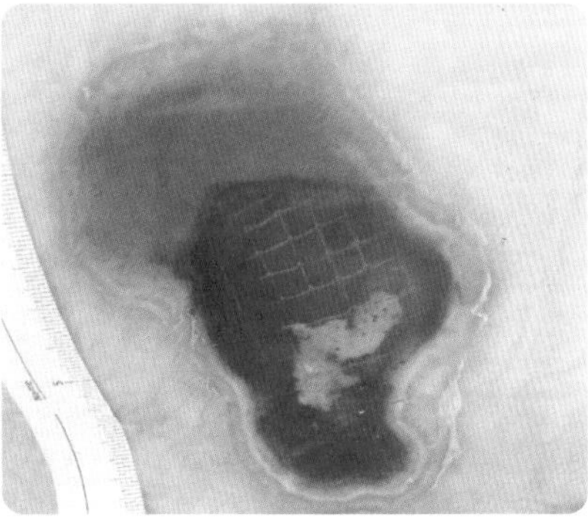
局所に明らかな感染徴候を認める（発赤・疼痛・熱感）

I9
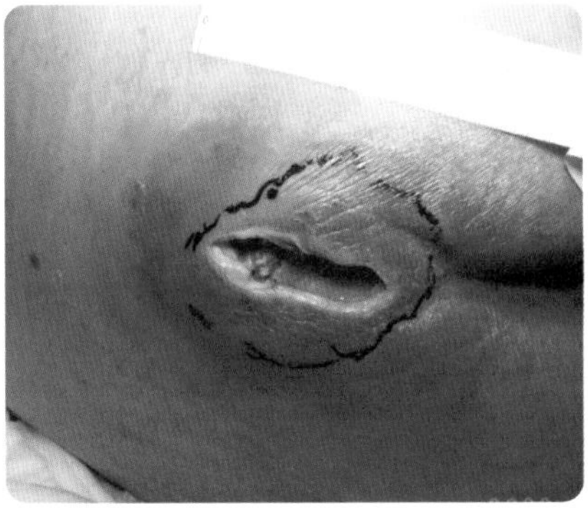
全身的影響あり（発熱など）

2週間同じ治療をしても効果が認められない場合は、臨界的定着を疑い、抗菌効果のあるドレッシング材や外用薬に切り換えます

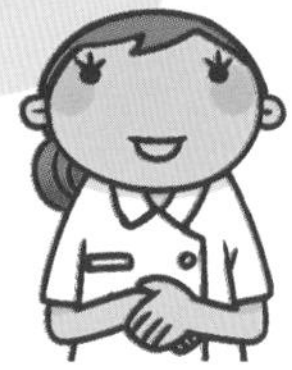

肉芽組織(Granulation)の判定

良性の肉芽組織の割合により分類されます。

■判定のポイント[6)]

- DESIGN-R®《デザイン》2020より、g0の定義が、「創が治癒した場合、創が浅い場合、深部損傷褥瘡(DTI)の場合」に変更された。
- 肉芽組織には、良性肉芽と不良肉芽がある。
- 良性肉芽が創部にどれだけあるかを見抜くことが判定のポイントなる。
- 深さがd0、d1の場合には、肉芽組織はg0と判定する。
- 創底が壊《え》死《し》組織に覆われているDUの場合は、表面に見えている肉芽組織で判定する。
- 深部損傷褥瘡(DTI)疑い(深さがDDTIの場合)は、g0と判定する。

肉芽組織(I)の表記とDESIGN-R®2020における「g/G」変更項目

Granulation 肉芽組織					
g	0	創が治癒した場合、創の浅い場合、深部損傷褥瘡(DTI)疑いの場合	G	4	良性肉芽が創面の10%以上50%未満を占める
	1	良性肉芽が創面の90%以上を占める		5	良性肉芽が創面の10%未満を占める
	3	良性肉芽が創面の50%以上90%未満を占める		6	良性肉芽が全く形成されていない

青字:改定による変更項目

(日本褥瘡学会編:改定DESIGN-R®2020コンセンサス・ドキュメント.東京,照林社,p5,2020より引用)

良性肉芽

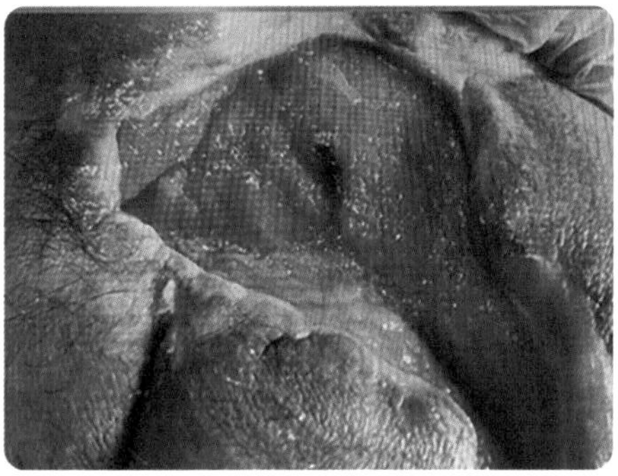

牛肉色といわれ鮮紅色。
適度に湿潤している

不良肉芽

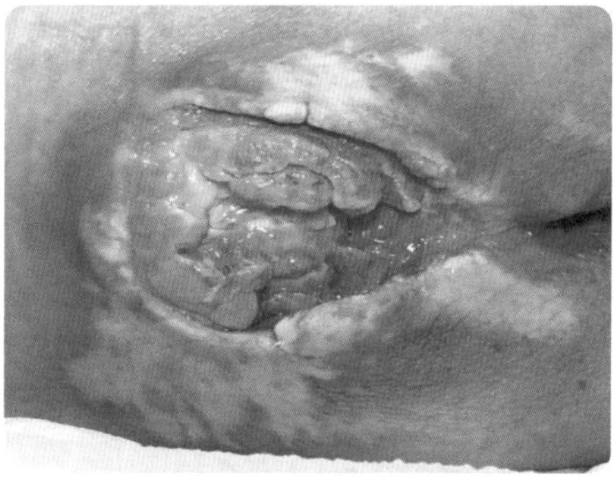

豚肉色といわれる、白っぽくピンク色。
過度の湿潤環境により柔らかい浮腫性の肉芽組織

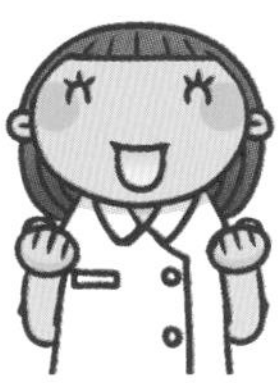
肉芽組織の評価は、採点に差が出やすい項目です
2名以上で評価したり、皮膚・排泄ケア認定看護師と一緒に評価したりするなどして、採点に差が出ないようにするとよいでしょう

g0

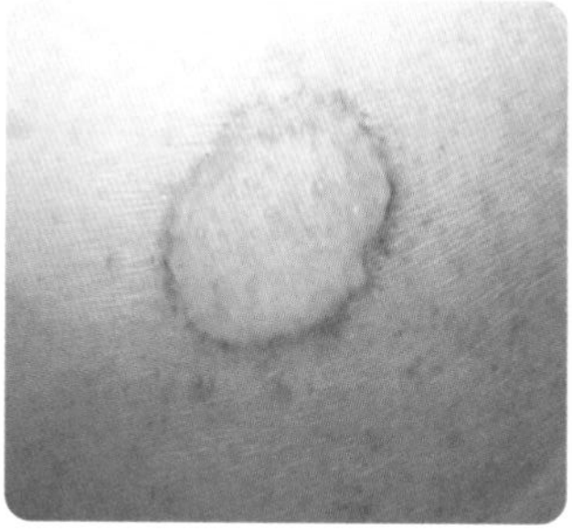

g1

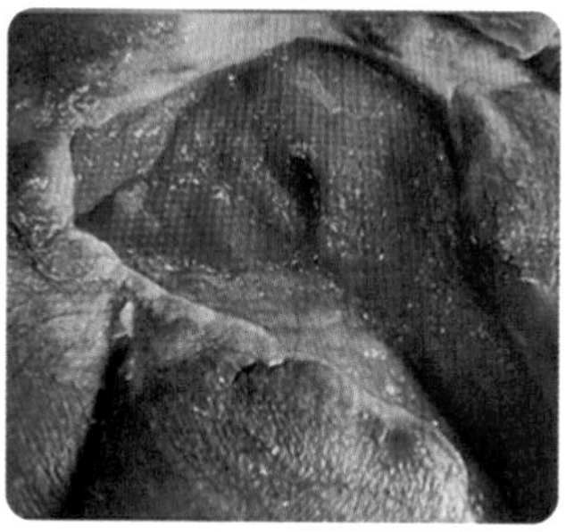

g3

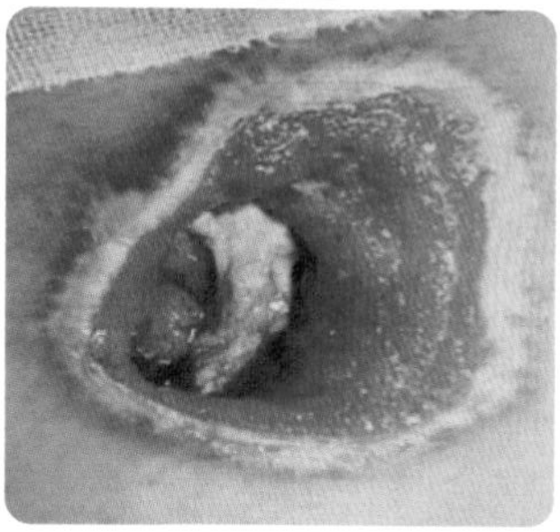

G4

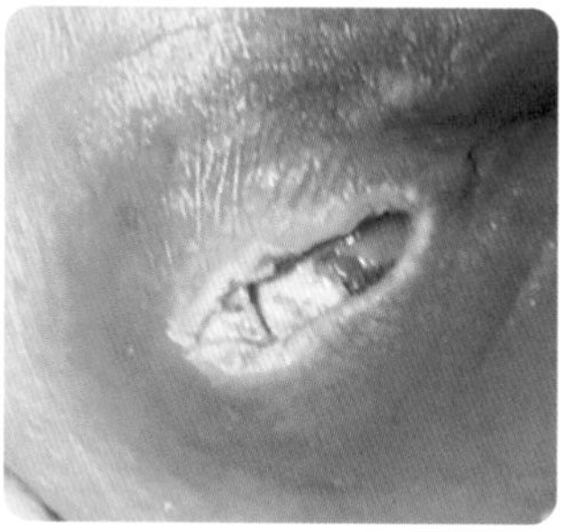

G5

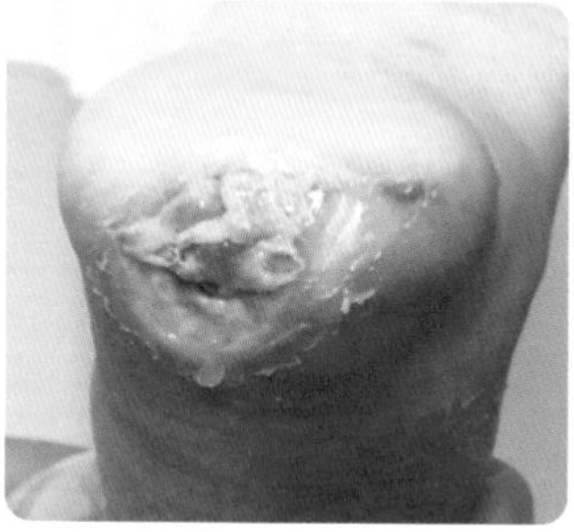

G6

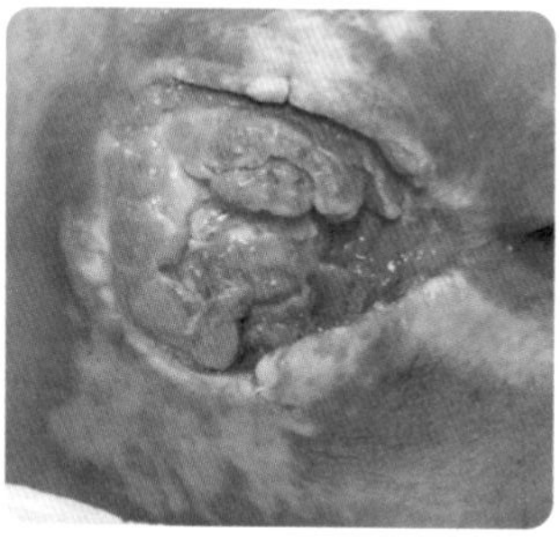

壊死《えし》組織 (Necrotic tissue) の判定

壊死組織の色ではなく、組織の柔らかさを調べます。

■判定のポイント[6)]

- 壊死組織の病態が混在している場合には、全体的に割合の多い組織のほうで判定する。
- 壊死組織の有無と柔らかさで判定する。

壊死組織 (N) の表記

Necrotic tissue　**壊死組織**　**混在している場合は全体的に多い病態をもって評価する**					
n	0	壊死組織なし	N	3	柔らかい壊死組織あり
				6	硬く厚い密着した壊死組織あり

(日本褥瘡学会編：改定DESIGN-R®2020コンセンサス・ドキュメント. 東京, 照林社, p5, 2020より引用)

N3

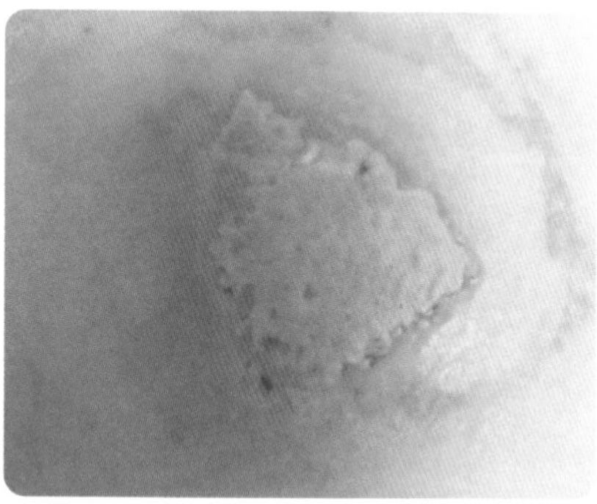

柔らかい壊死組織。ガーゼで擦ることで除去できる場合もある

N6

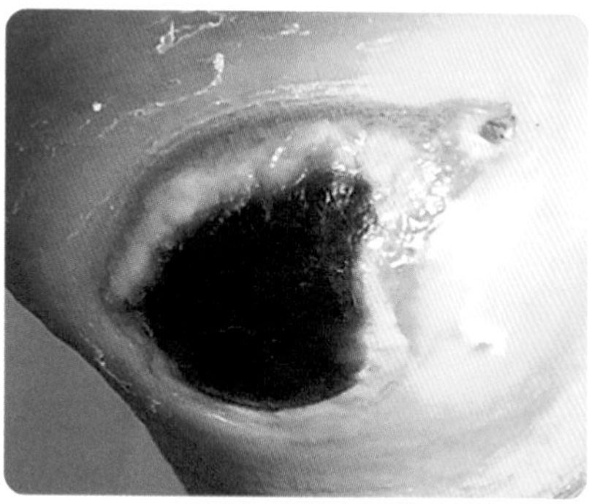

硬く厚い密着した壊死組織。デブリードマンが必要

ポケット（Pocket）の判定

ポケットの測定方法は、大きさ（Size）とは異なる計算式を用います。

■判定のポイント[6)]

・ポケットの測定は、褥瘡潰瘍《かいよう》部とポケットを含めた外形を描き、長径と短径（長径と直交する最大径）を測定（cm）し、それぞれを掛け合わせた数値から、褥瘡潰瘍部の大きさを引いたものとなる。
・体位により大きさが変化するため、必ず同一体位で測定する。
・ポケット部に攝子や綿棒を挿入して、ポケットの開口範囲を確認する。

ポケット ＝ ポケット全周（潰瘍部を含む）－ 褥瘡潰瘍部

ポケット（P）の表記

Pocket ポケット 毎回同じ体位で、ポケット全周（潰瘍面も含め）[長径（cm）×短径*3（cm）] から潰瘍の大きさを差し引いたもの					
p	0	ポケットなし	P	6	4未満
				9	4以上16未満
				12	16以上36未満
				24	36以上

＊3：“短径”とは“長径と直交する最大径”である

（日本褥瘡学会編：改定DESIGN-R®2020コンセンサス・ドキュメント．東京，照林社，p5，2020より引用）

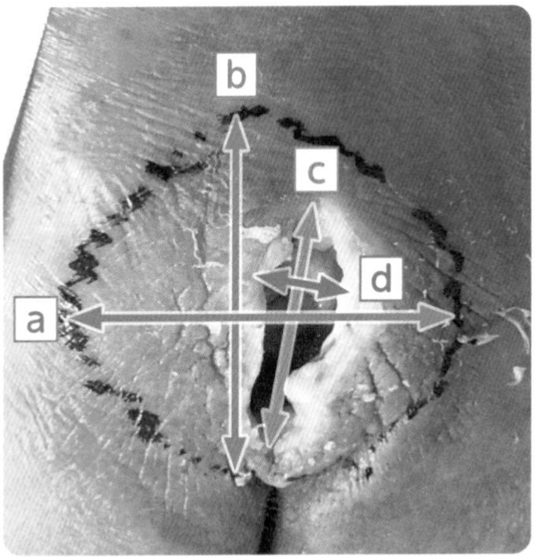

〈ポケットの評価〉

a ポケット全周（潰瘍面も含め）長径（cm）を測定する
b 長径と直交する最大径（cm）を測定する
c 潰瘍面の長径を測定する
d 潰瘍面の短径を測定する

ポケット全周長径（cm）×長径と直交する最大径（cm）から潰瘍の大きさを引いたもの

ポケット＝a×b－c×d

【引用・参考文献】
1）日本褥瘡学会編：褥瘡ガイドブック 第2版．東京，照林社，p23, 2015
2）日本褥瘡学会編：褥瘡ガイドブック 第2版．東京，照林社，p23-26, 2015
3）真田弘美，宮地良樹編著：NEW褥瘡のすべてがわかる 第1版．大阪，永井書店，p196-202, 2012
4）日本褥瘡学会編：改定DESIGN-R®2020コンセンサス・ドキュメント．東京，照林社，p6-7, 2020
5）日本褥瘡学会編：改定DESIGN-R®2020コンセンサス・ドキュメント．東京，照林社，p12-29, 2020
6）日本褥瘡学会編：改定DESIGN-R®2020コンセンサス・ドキュメント．東京，照林社，p12-18, 2020
7）日本褥瘡学会編：褥瘡ガイドブック 第2版．東京，照林社，p69, 2015
8）市岡　滋：感染とはどういう状態？ critical colonization って知ってる？．Expert Nurse, 24(2), 36-39, 2007

DESIGN-R®2020　褥瘡経過評価用

（今回の改定で変更された箇所を青字で示した）

カルテ番号（　　　　　　　　　　　）
患者氏名（　　　　　　　　　　　）

					月日	／	／	／	／	／	／
Depth[*1] **深さ　創内の一番深い部分で評価し、改善に伴い創底が浅くなった場合、これと相応の深さとして評価する**											
d	0	皮膚損傷・発赤なし	D	3	皮下組織までの損傷						
				4	皮下組織を超える損傷						
	1	持続する発赤		5	関節腔、体腔に至る損傷						
				DTI	深部損傷褥瘡（DTI）疑い[*2]						
	2	真皮までの損傷		U	壊死組織で覆われ深さの判定が不能						
Exudate　滲出液											
e	0	なし	E	6	多量：1日2回以上のドレッシング交換を要する						
	1	少量：毎日のドレッシング交換を要しない									
	3	中等量：1日1回のドレッシング交換を要する									
Size　大きさ　皮膚損傷範囲を測定：[長径（cm）×短径[*3]（cm）][*4]											
s	0	皮膚損傷なし	S	15	100以上						
	3	4未満									
	6	4以上　16未満									
	8	16以上　36未満									
	9	36以上　64未満									
	12	64以上　100未満									
Inflammation/Infection　炎症／感染											
i	0	局所の炎症徴候なし	I	3C[*5]	臨界的定着疑い（創面にぬめりがあり、滲出液が多い。肉芽があれば、浮腫性で脆弱など）						
	1	局所の炎症徴候あり（創周囲の発赤・腫脹・熱感・疼痛）		3[*5]	局所の明らかな感染徴候あり（炎症徴候、膿、悪臭など）						
				9	全身的影響あり（発熱など）						
Granulation　肉芽組織											
g	0	創が治癒した場合、創の浅い場合、深部損傷褥瘡（DTI）疑いの場合	G	4	良性肉芽が創面の10%以上50%未満を占める						
	1	良性肉芽が創面の90%以上を占める		5	良性肉芽が創面の10%未満を占める						
	3	良性肉芽が創面の50%以上90%未満を占める		6	良性肉芽が全く形成されていない						
Necrotic tissue　壊死組織　混在している場合は全体的に多い病態をもって評価する											
n	0	壊死組織なし	N	3	柔らかい壊死組織あり						
				6	硬く厚い密着した壊死組織あり						
Pocket　ポケット　毎回同じ体位で、ポケット全周（潰瘍面も含め）[長径（cm）×短径[*3]（cm）]から潰瘍の大きさを差し引いたもの											
p	0	ポケットなし	P	6	4未満						
				9	4以上16未満						
				12	16以上36未満						
				24	36以上						
部位［仙骨部、坐骨部、大転子部、踵骨部、その他（　　　　　　　　　　）］					合計[*1]						

＊1　深さ（Depth：d/D）の点数は合計には加えない
＊2　深部損傷褥瘡（DTI）疑いは、視診・触診、補助データ（発生経緯、血液検査、画像診断等）から判断する
＊3　“短径”とは“長径と直交する最大径”である
＊4　持続する発赤の場合も皮膚損傷に準じて評価する
＊5　「3C」あるいは「3」のいずれかを記載する。いずれの場合も点数は3点とする

（日本褥瘡学会編：改定DESIGN-R®2020コンセンサス・ドキュメント．東京，照林社，p5，2020より引用）

急性期褥瘡のケア

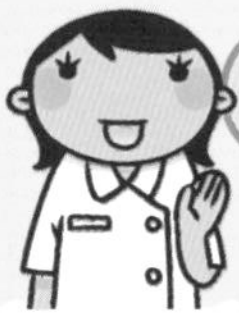

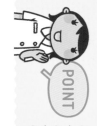

- 急性期褥瘡は、時間経過とともに状態が変化する。
- 発赤《ほっせき》の見極めが大切。
- 深部損傷褥瘡（DTI）疑いは注意深く経過観察する。

急性期褥瘡の特徴

■急性期褥瘡とは

急性期褥瘡は、発生から1～3週間までの褥瘡と定義されています[1]。局所の病態が不安定であり、**創の状態が急激に悪化する**ことがあるため、注意深く継続した観察が必要です[1,2]。

■急性期褥瘡の症状と経過

この間の局所所見と全身症状には、以下の特徴があります[3]。

＜局所の所見＞

- 炎症反応が強い（局所の腫脹《しゅちょう》）
- 紅斑《こうはん》（発赤）、紫斑《しはん》、浮腫、湿潤、水疱《すいほう》、びらん、浅い潰瘍《かいよう》
- 褥瘡部および周囲皮膚の脆弱
- 強い疼痛《とうつう》

＜全身症状＞

- 敗血症を伴う場合、血行性に感染が波及し、軟部組織感染が生じる可能性がある
- 全身状態が悪化し、活動性と可動性が低下した患者に発生しやすい

急性期褥瘡は、時間の経過とともに状態が変化します。持続する発赤のみの場合は、1～2週間で治癒することもありますが、紅斑や水疱、びらん、浅い潰瘍の状態が続くこともあります。また、浅い褥瘡が、経過により暗赤紫色から黒褐色に変化していくこともあります[4]。

急性期褥瘡

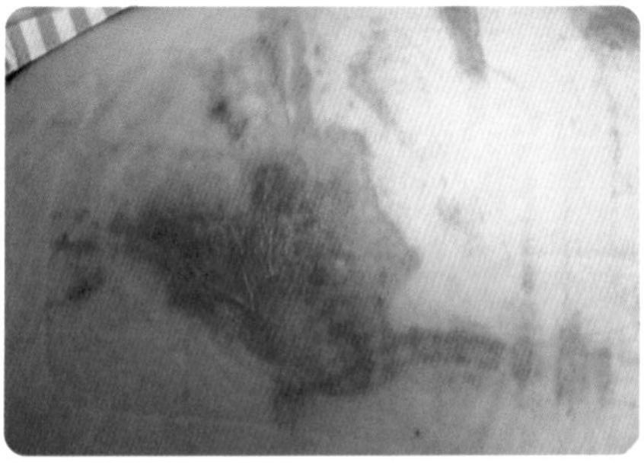

症例

緊急入院当日の褥瘡。症状から急性期褥瘡と判断した

急性期褥瘡の経過

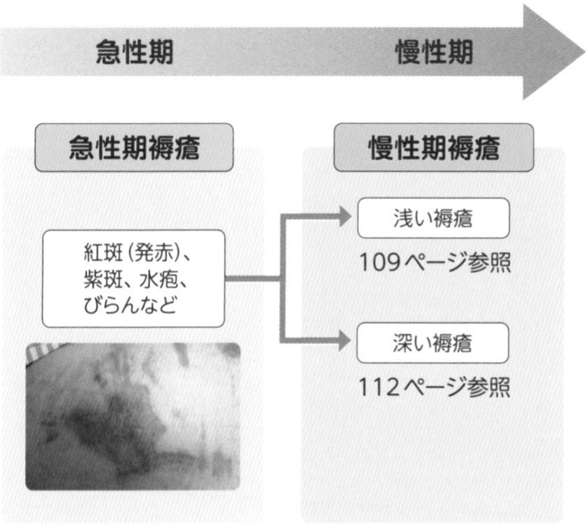

急性期褥瘡の観察[5)]

■視診

急性期褥瘡では、多くの場合、皮膚に何らかの所見（発赤、びらん、水疱など）が認められます。しかし、深部損傷褥瘡（DTI）では、皮膚に所見が出にくいことがあります。急性期の重症化リスクを見逃さないためにも、**発赤の観察をしっかりと行う**ことが重要です。

■触診

急性期褥瘡で、皮膚に損傷が認められない場合には、局所所見の項目を確認することが重要です。局所の強い炎症（局所の腫脹）を認めた場合には、注意深く経過を観察していく必要があります。

■検査

深部組織の炎症反応の評価には、超音波検査が有効です。皮下脂肪層構造が不鮮明、不均一な低エコー領域、筋膜の不連続性などの所見がみられる場合があります。必要に応じて検査を行い、毎日の観察を注意深く行います。

急性期褥瘡の治療と管理

急性期褥瘡は、急激に変化することがあるため、適切な湿潤環境を保ちながら創面の保護を行い、毎日の観察を注意深く行います。

■ドレッシング材の選択[6)]

ポリウレタンフィルムや真皮に至る創傷用などを使用することができます。その場合には、貼付後も創面を観察できるタイプを選択します。

■外用薬の選択[7)]

急性期褥瘡に外用薬を使用する場合には、創面の保護効果が高い油脂性基剤の白色ワセリン、ジメチルイソプロピルアズレン、酸化亜鉛などを選択し、感染を疑う場合には、スルファジアジン銀などを使用します。

以下の所見に対して、さまざまな外用薬が用いられます。

- **持続する発赤や紫斑（「d1」に相当）**：創面保護効果が高い油脂性基剤の薬剤。ジメチルイソプロピルアズレン、酸化亜鉛など
- **びらんや浅い潰瘍**：創面保護効果が高い薬剤として、ジメチルイソプロピルアズレンや酸化亜鉛。上皮化形成を促す薬剤として、アルプロスタジルアルファデクス、ブクラデシンナトリウムなど
- **水疱形成を伴う褥瘡**：創面保護効果が高い油脂性基材の薬剤。ジメチルイソプロピルアズレン、酸化亜鉛など

NOTE 敗血症とは

敗血症は、「感染症によって重篤な臓器障害が引き起こされる状態」と定義されています。細菌が褥瘡に感染し局所から全身に及ぶと、敗血症を引き起こして全身状態が悪化することがあります。

当院で急性期褥瘡に使用している非固着性ドレッシング材

ドレッシング材	特徴
皮膚損傷を認めない褥瘡の保護に用いる	
メピレックストランスファー（メンリッケヘルスケア）	・二次ドレッシング材として使用でき、クッション性もあり創面の保護が可能 ・ソフトシリコン粘着材により、交換時の皮膚損傷予防、繰り返し観察できる
一般的なガーゼよりも滲出液を吸収し、創面の固着を防いで皮膚損傷を予防する	
メロリン（スミス・アンド・ネフュー）	・一般的なガーゼより滲出液を吸収する ・三層構造で多孔性ポリエステルフィルムが滲出液を吸収し、創面への固着を防ぎ、コットンポリエステル線維が滲出液を保持する

ポリウレタンフィルムは、発赤部の周囲２～３cmくらいの健常な皮膚面を覆うサイズを貼付します
貼付したポリウレタンフィルムに日付を記載し、最長１週間で、定期的に交換しましょう

急性期褥瘡に用いられるおもな外用薬

一般名	おもな製品名	特徴
ジメチルイソプロピルアズレン	アズノール軟膏	油脂製基剤。抗炎症作用と創傷治癒作用、浮腫抑制作用をもつ
スルファジアジン銀	ゲーベンクリーム	細菌、真菌に対する銀イオンによる抗菌作用。水分含有量が多いため滲出液の少ない創に使用する
アルプロスタジルアルファデクス	プロスタンディン軟膏	表皮形成促進作用、皮膚血流増加作用、血管新生促進作用
ブクラデシンナトリウム	アクトシン軟膏	創の収縮・治癒促進作用と局所血流改善作用、血管新生促進作用、肉芽形成促進作用、表皮形成促進作用

DTIへの対応[2, 8)]

日本褥瘡学会では、**深部損傷褥瘡（DTI）**を「表皮剥離のない褥瘡（ステージⅠ）のうち、皮下組織より深部の組織損傷が疑われる所見がある褥瘡」と定義しています。

皮膚と比較し、皮下組織や筋肉は圧力やずれに対して弱く、そのため表層ではなく皮下組織より深層に壊死《えし》が起こります。

■DTIの特徴

初期の段階では、d1やd2のような浅い褥瘡に見えますが、実際には皮下組織がすでに壊死に至っており、時間経過とともに深い褥瘡へ変化します。

所見としては、骨突出部に一致しない大きさの紫斑《しはん》、紫色や栗色に変色した皮膚、もしくは血疱、深部の疼痛《とうつう》、結節などを認めます。**二重発赤《ほっせき》が特徴的**です。

触診で、熱感や冷感、浮動感（ブヨブヨした感触）などを認めることがあります。栄養状態が良好で、脂肪組織や殿筋が発達している人に好発する傾向があります。

■DTIの経過

当院におけるDTI症例の経過を次ページに示します。**DTIが疑われる場合**は、創部を継続して観察することが非常に重要です。

■ドレッシング材の選択[6)]

『褥瘡予防・管理ガイドライン（第5版）』では、創面の保護を目的として、ポリウレタンフィルムや真皮に至る創傷用のドレッシング材の使用を検討してもよいとされています。真皮に至る創傷用を使用する場合には、貼付後も創部が確認できるタイプを選択します。

■外用薬の選択[7)]

白色ワセリン、ジメチルイソプロピルアズレン、酸化亜鉛などの創面保護効果の高い油脂性基剤の外用薬を選択します。創部の状態が変化した場合には、創部の状態に適した外用薬に変更します。

深部損傷褥瘡（DTI）

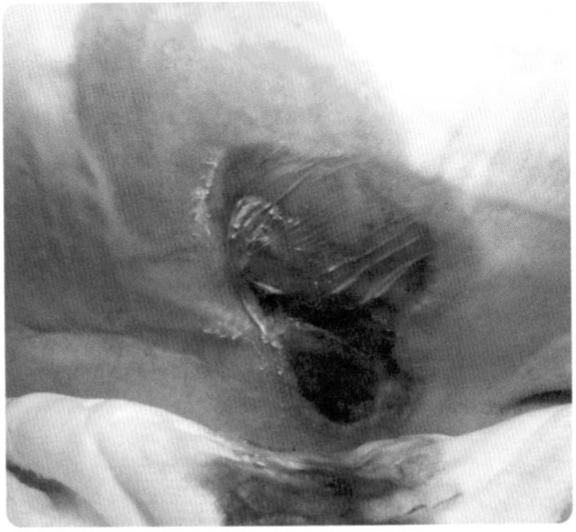

症例
二重発赤を認め、骨突出部に一致しない大きさの紫斑・紫色に変色した皮膚、触診にて熱感と浮動感、疼痛があり、DTIと評価した

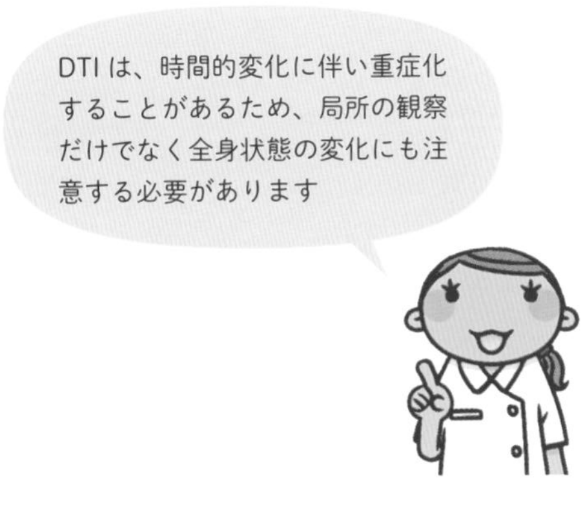
DTIは、時間的変化に伴い重症化することがあるため、局所の観察だけでなく全身状態の変化にも注意する必要があります

DTIの経過

入院時

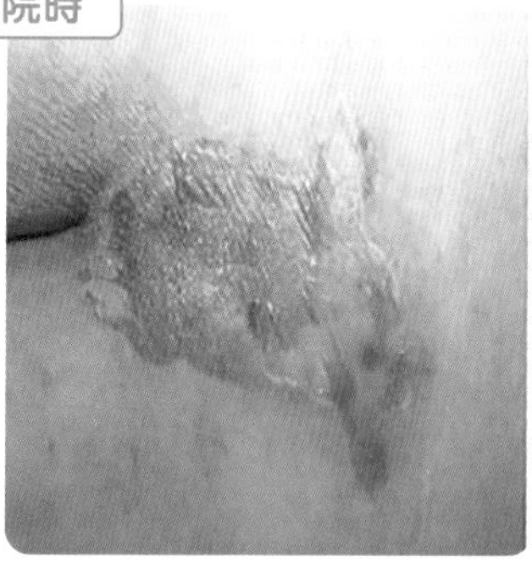

3日後

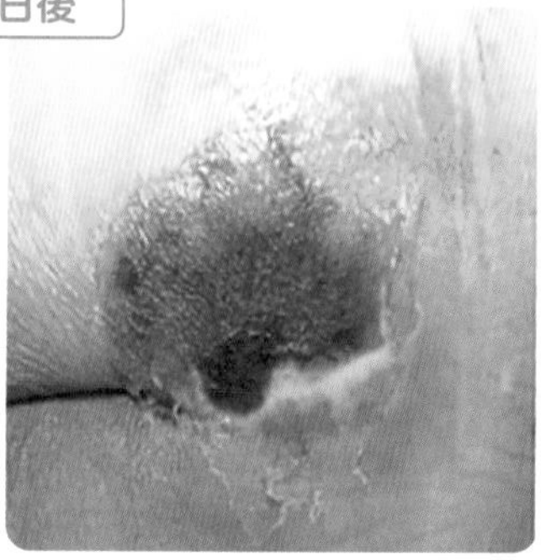

1週間後

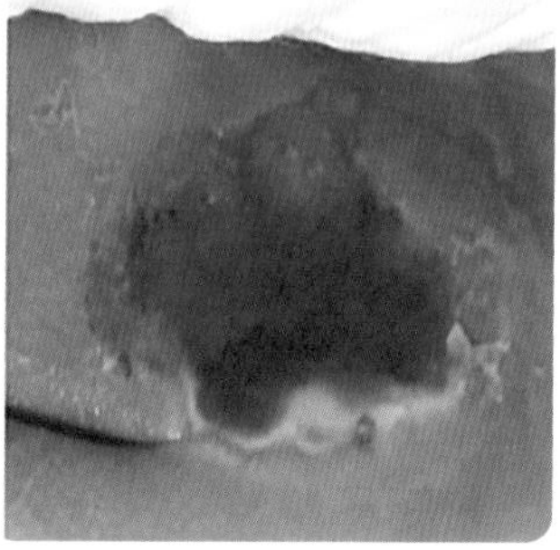

10日後

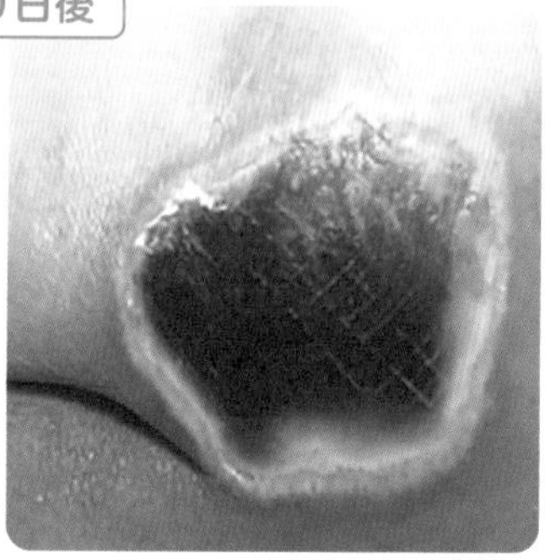

症例

入院時にDTIの特徴的な所見が認められた。時間経過とともに深達度が明らかになり、黒色壊死を伴う深い褥瘡へと変化した。治癒には、形成外科の皮弁手術を要した

DTIの初期対応

入院時

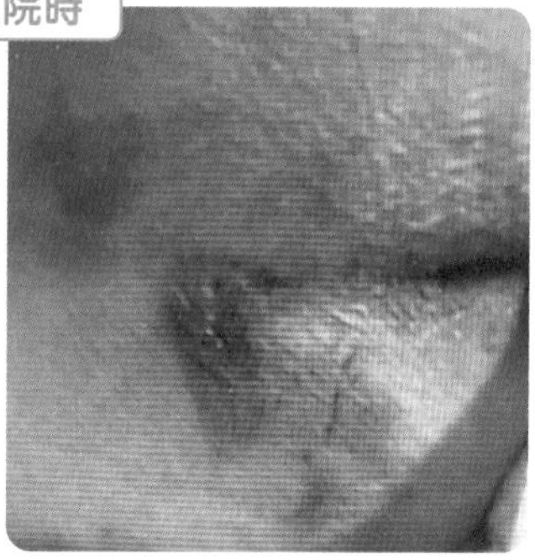

1週間後

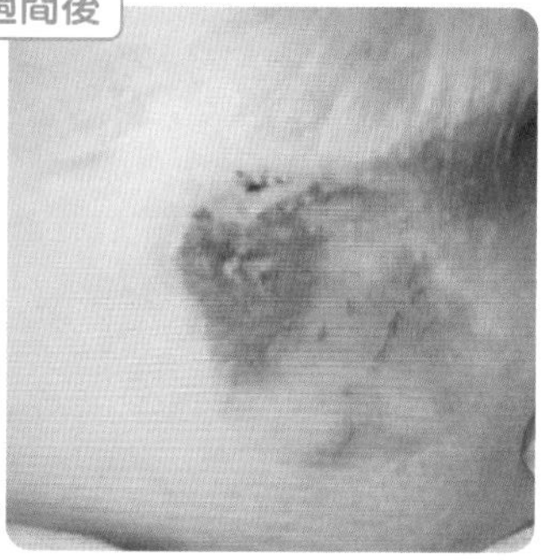

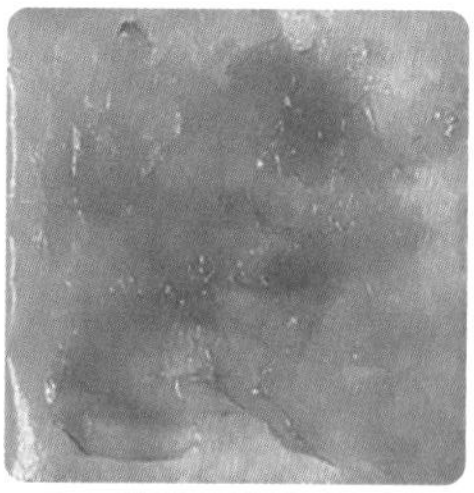

アズノール軟膏を塗布

症例

創面の保護と抗炎症作用を目的に、ジメチルイソプロピルアズレン（アズノール軟膏）を非固着性ドレッシング材（メロリン）へ塗布し、ポリウレタンフィルム（エアウォールふ・わ・り）にて保護するという処置を実施している。本症例では、1週間後には色素沈着へと改善した

使用薬剤：アズノール軟膏
使用製品：メロリン
（スミス・アンド・ネフュー）
エアウォールふ・わ・り（共和）

【引用・参考文献】

1）真田弘美, 宮地良樹編著：NEW褥瘡のすべてがわかる 第1版. 大阪, 永井書店, p203-204, 2012
2）日本褥瘡学会：褥瘡ガイドブック 第2版. 東京, 照林社, p43-44, 2015
3）真田弘美, 宮地良樹編著：NEW褥瘡のすべてがわかる 第1版. 大阪, 永井書店, p204-205, 2012
4）真田弘美, 宮地良樹編著：NEW褥瘡のすべてがわかる 第1版. 大阪, 永井書店, p205-206, 2012
5）真田弘美, 宮地良樹編著：NEW褥瘡のすべてがわかる 第1版. 大阪, 永井書店, p206-207, 2012
6）日本褥瘡学会：褥瘡予防・管理ガイドライン 第5版. 東京, 照林社, p52, 2022
7）日本褥瘡学会：褥瘡予防・管理ガイドライン 第5版. 東京, 照林社, p42-43, 2022
8）真田弘美, 宮地良樹編著：NEW褥瘡のすべてがわかる 第1版. 大阪, 永井書店, p194-195, 2012

慢性期褥瘡のケア

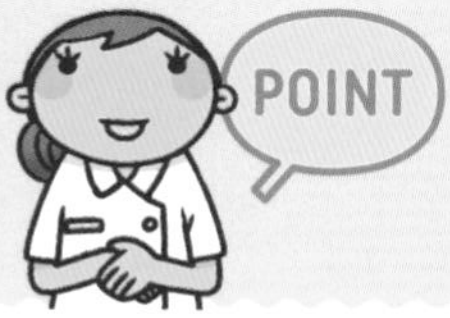

- 慢性期褥瘡は、経過により浅い褥瘡と深い褥瘡に分けられる。
- 浅い褥瘡の治療は、創面保護と適度な湿潤環境の維持が重要。
- 深い褥瘡の治療は、局所管理の後に上皮化・創収縮を図る。

慢性期褥瘡とは

慢性期褥瘡とは、急性期褥瘡（104ページ参照）に引き続き、感染、炎症、循環障害などの急性期反応が落ち着き、組織障害の程度が定まった状態のことです。

急性期から慢性期に移行した褥瘡は、まず**浅い褥瘡**（DESIGN《デザイン》-R®2020でd）と**深い褥瘡**（DESIGN-R®2020でD）に分かれていきます。これは、深達度によって創傷治癒過程が異なるためです。

浅い褥瘡とは、真皮が残る創で、真皮内に毛包（表皮細胞）が残っていると毛包と辺縁から表皮細胞が遊走して創が閉鎖されます。これを「再生治癒」といい、元の機能が回復します。

それに対し、深い褥瘡とは、真皮が残らない深い欠損で、**①血液凝固期、②炎症期、③増殖期、④成熟期の４段階で治癒**していきます。この場合、創内は肉芽組織で置き換わって治癒していきます。これを「瘢痕《はんこん》治癒」といい、皮下組織などの元の機能は失われます（18～21ページ参照）。

浅い褥瘡

浅い褥瘡とは、DESIGN-R®2020の「d1：持続する発赤《ほっせき》」、「d2：真皮までの損傷」で水《すい》疱《ほう》、びらん・浅い潰瘍《かいよう》を指します（95ページ参照）。創傷治癒過程の増殖期にあたり、比較的速やかに創傷治癒が進みます。

この時期の治療のポイントは、**創部の観察と創面保護**です。適度な湿潤環境が維持できるようドレッシング材や外用薬を選択します。

持続する発赤《ほっせき》や紫斑《しはん》に対する治療

持続する発赤とは、圧迫を除去しても消退しない発赤のことです。真皮内で毛細血管の拡張や充血が起こり、出血して紫斑に至るまでの期間に見られる所見です。

この時期のケアは、**創部の経過観察、除圧を行います。**創面の保護も重要で、ポリウレタンフィルム（製品例：エアウォールふ・わ・り、テガダーム、「優肌」パーミロール）や油脂性基剤の外用薬を使用します。

真皮に至る創傷用ドレッシング材の中でも貼付後も観察が視認できるハイドロコロイド（製品例：デュオアクティブET）、ポリウレタンフォームのシートタイプ（製品例：ハイドロサイト薄型、メピレックスライト）を使用することもありますが、d１褥瘡で保険適応があるドレッシング材はないため、コスト面に注意します。

持続した発赤に対するドレッシング材

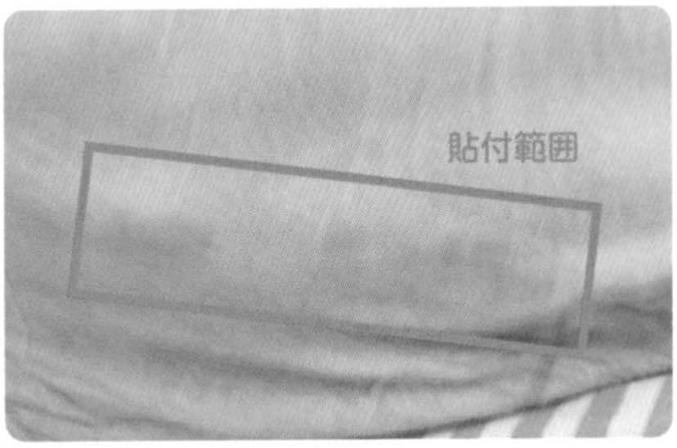

脊柱に沿ったd1褥瘡

使用例

人工呼吸器管理で常時頭側挙上してずれが生じる状態にあるため、ずれ・摩擦予防にポリウレタンフィルムを使用して保護した

使用製品：エアウォールふ・わ・り（共和）

観察できるドレッシング材

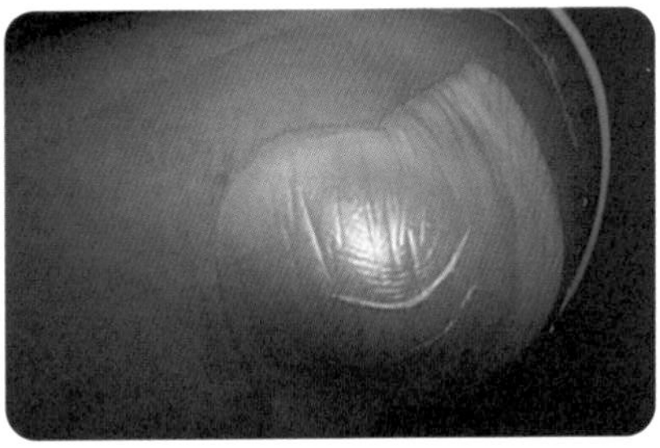

ハイドロサイト薄型（スミス・アンド・ネフュー）は圧力で透明になるため、貼付した状態で観察が可能

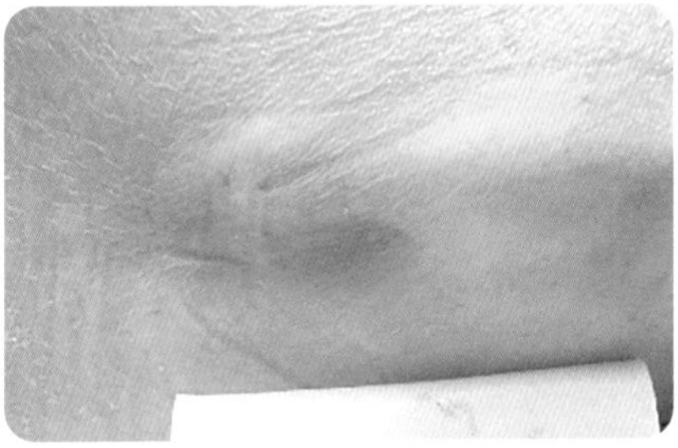

メピレックスライト(メンリッケヘルスケア)は、シリコン粘着で再貼付が可能。
写真は同製品を剥がしたところ

水疱《すいほう》に対する治療

水疱は破らずそのままの状態を保ちます。創面保護を目的として、ポリウレタンフィルムや真皮に至る創傷用ドレッシング材の中でも貼付後も観察が視認できるドレッシング材で保護します。水疱が緊満《きんまん》している場合は、除圧のために適宜穿刺を行う場合もあります。

外用薬を使用する場合は、白色ワセリン、ジメチルイソプロピルアズレン、酸化亜鉛などの創面保護効果の高い油脂性基剤の外用薬を選択します。

水疱に対するドレッシング材

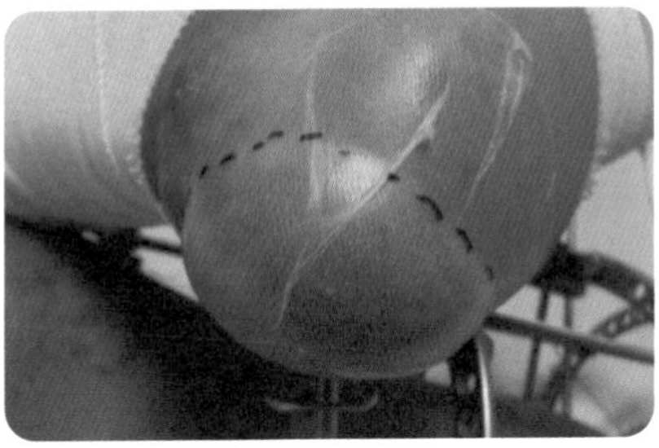

症例

水疱が破られないようポリウレタンフィルムで保護した

使用製品：エアウォールふ・わ・り（共和）

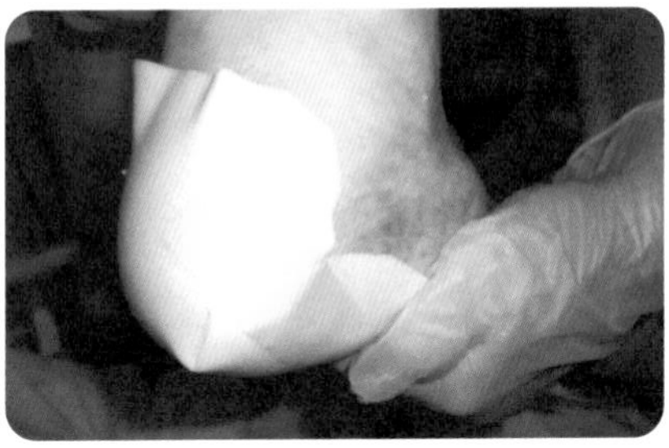

症例

外的刺激の予防に、非固着性のシリコン粘着ガーゼで保護した。再貼付が可能なため、毎日観察が可能

使用製品：メピレックストランスファー（メンリッケヘルスケア）

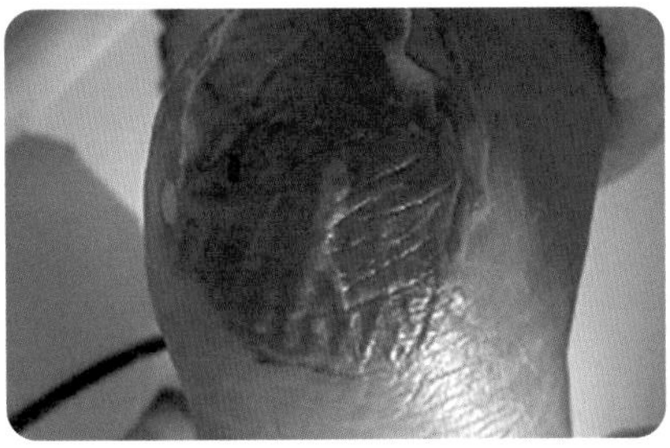

症例
水疱が5cmを超えて緊満したため、穿刺して内容物を除去した。その場合も水疱蓋は除去せずに残し、その上から真皮に至る創傷用ドレッシング材で保護した。シリコン粘着で再貼付が可能。なお、踵のカーブでフィットせず、包帯で固定した

使用製品：メピレックスライト（メンリッケヘルスケア）

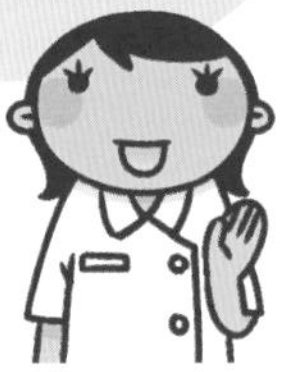
緊満とは、傷から漏出した体液などが溜まり、水ぶくれで張っている状態です。外力が加わると穴が開き、細菌が侵入する危険があります

びらんや浅い潰瘍《かいよう》に対する治療

創面の保護と適度な湿潤環境の維持を行います。そのために、保険適応のある真皮に至る創傷用のドレッシング材のハイドロコロイドを選択しますが、創部の状況に応じてハイドロジェル、ポリウレタンフォーム、親水性ファイバー、親水性メンブランを使用することもあります。

外用薬では、創面保護作用を有する酸化亜鉛、ジメチルイソプロピルアズレンや、上皮形成促進を有するアルプロスタジルアルファデクス、プクラデシンナトリウムなどが選択肢となります。

びらんの状態

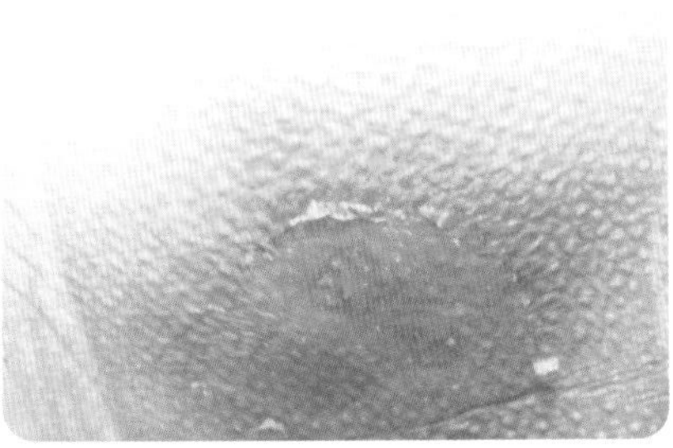

ドレッシング材の選択例

褥瘡の状態	ドレッシング材の選択	おもな製品名
感染兆候がなく、滲出液の量が把握できている（少ない）状態	ハイドロコロイドを選択。密閉空間となり、血管再生が促進される	デュオアクティブET（コンバテック ジャパン）
急性期褥瘡で経過の観察が必要。滲出液が多い	再貼付が可能で吸水性のよいポリウレタンフォームを選択	メピレックスライト（メンリッケヘルスケア）

びらんや浅い潰瘍で選択肢となる外用薬

効果	一般名	おもな製品名
創面の保護	酸化亜鉛	亜鉛華軟膏
	ジメチルイソプロピルアズレン	アズノール軟膏
上皮形成促進	アルプロスタジルアルファデクス	プロスタンディン軟膏
	ブクラデシンナトリウム	アクトシン軟膏

深い褥瘡

深い褥瘡とは、DESIGN《デザイン》-R®2020で「D3以上の皮下組織以上の損傷」を指します。慢性期の創傷は治癒しにくいため、Wound Bed Preparation（WBP：創面環境調整）の考え方が重要になります（23ページ参照）。

WBPの概念では「TIME《タイム》コンセプト」が提唱されており、これに沿って治療を行うことで、治癒が遅延している褥瘡が改善に向かっていくといわれています（23ページ参照）。

なお、近年、「R：Repair（組織の修復）」「S：Social-and patient-related factors（社会・患者関連因子）」が追加され、「TIMERSコンセプト」へアップデートされています。

TIMEコンセプトの「T：Tissue（組織）」「I：Infection or inflammation（感染または炎症）」「M：Moisture（湿潤）」「E：Edge（創縁）」の4項目はDESIGN-R®2020に当てはめることができます。ここでは、この4項目の局所管理について述べ、創面環境調整が整った後の、上皮化・創収縮させていくための局所管理についても解説します。

TIMEとDESIGN-R®2020の関係

TIMEの項目		DESIGN-R®2020	おもな治療法
Tissue non-viable or deficient	活性のない組織・壊死組織	**N**：壊死組織 (Necrotic tissue)	デブリードマン（外科的、自己融解、化学的、物理的、その他）
Infection or inflammation	感染または炎症	**I**：炎症/感染 (Inflammation/Infection)	局所・全身への抗菌薬投与
Moisture imbalance	湿潤の不均衡	**E**：滲出液 (Exudate)	適切な創傷被覆材 陰圧閉鎖療法
Edge of wound-non advancing or undermined epidermal margin	創辺縁	**P**：ポケット (Pocket)	外科的デブリードマン 植皮術・皮弁形成術 陰圧閉鎖療法

壊死《えし》組織の除去（Nをnにする）

壊死組織は、不可逆的な損傷によって死んだ細胞または組織のことです。壊死組織は細菌感染の温床となり、炎症期が長引きます。滲出液《しんしゅつ》が増加する原因ともなります。また、壊死組織の存在が創収縮や上皮化を妨げます。

そこで、まず**壊死組織を除去する治療（デブリードマン）を行います**（124ページ参照）。

■外科的デブリードマン

メスや剪刀などを用いて壊死組織を切除する方法です。炎症所見が見られ、膿が貯留している場合は早急に実施し排膿を行います。

■自己融解を用いる方法

本来、身体に備わっている壊死組織を溶かそうとする作用を促す方法です。壊死組織を湿らせ柔らかく（浸軟《しんなん》）することで作用が促進されます。

硬い壊死組織がある場合は、表面にメスで切り込みを入れるなどして浸透しやすいようにする場合があります。

■化学的デブリードマン

壊死組織を分解する薬剤を使用する方法です。ブロメライン（ブロメライン軟膏）を用います。ブロメラインは蛋白分解酵素であるため、局所の疼痛《とうつう》や出血に注意が必要です。

■物理的デブリードマン

以前は、生理食塩水で湿らせたガーゼを創に充填し、その上を乾ガーゼで覆い、湿ったガーゼが乾燥したら取り除くwet-to-dryドレッシング法が行われていましたが、最近は水流圧や超音波メスによるデブリードマンも行われます。

■その他の方法

医療用ウジを使用したデブリードマンなどがあります。

N：壊死組織

N3

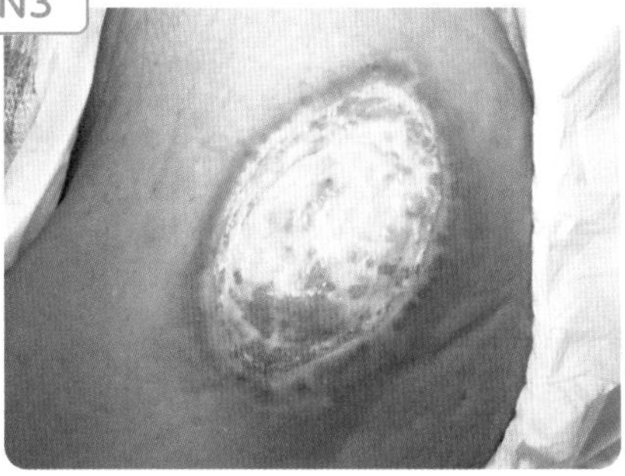

水分を含んだ軟らかい黄色調の壊死組織はスラフ（slough）と呼ばれる

N6

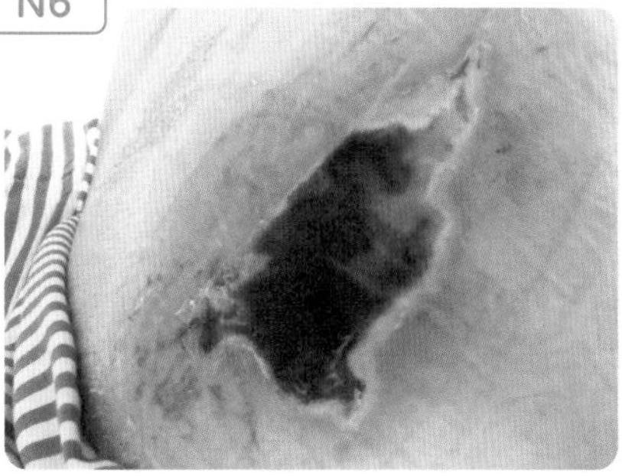

乾燥した硬い壊死組織はエスカー（eschar）と呼ばれる

外科的デブリードマン

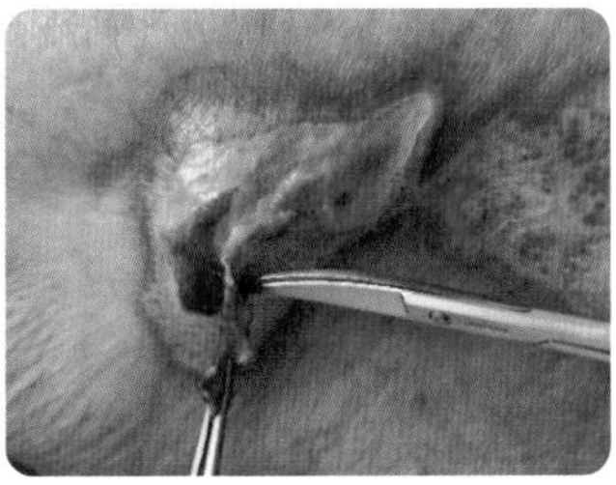

剪刀を使用したデブリードマン

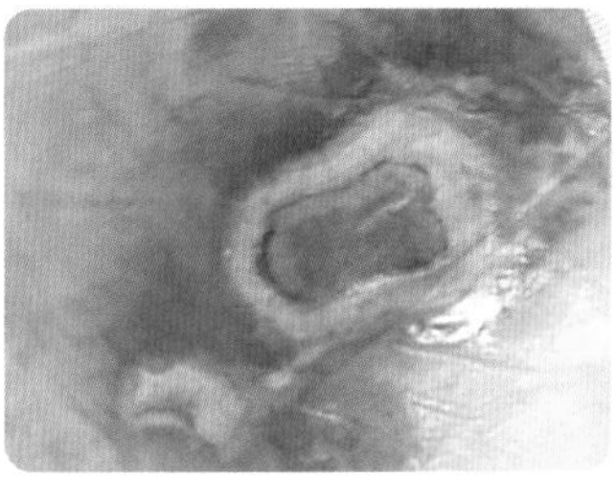

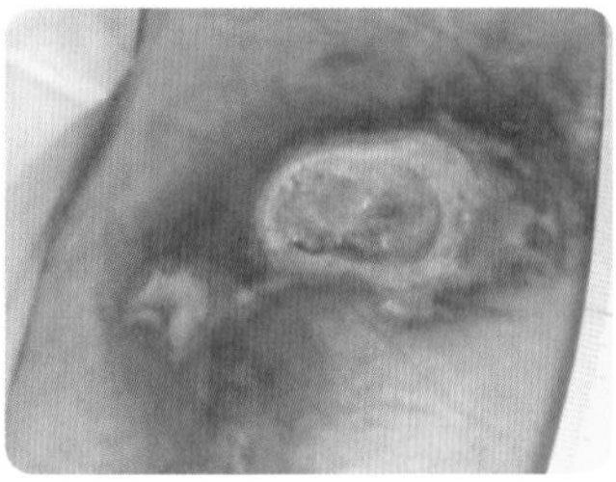

症例

壊死組織の境界が明確化し、攝子でつまめる程度に自己融解が進んだ状態で外科的デブリードマンを実施した

自己融解を促す外用薬、ドレッシング材

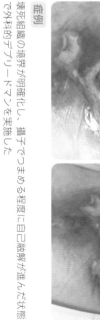

	一般名	特徴	おもな製品名
外用薬	スルファジアジン銀	乳剤性基剤の組織浸透性により壊死組織を軟化・融解する	ゲーベンクリーム
	カデキソマー・ヨウ素	滲出液が多い創に用いる 感染と壊死組織除去の効果	カデックス軟膏
ドレッシング材	ハイドロジェル	乾燥した壊死組織を水分で軟化させて自己融解を促す	グラニュゲル イントラサイトジェルシステム

壊死組織に対する自己融解の促進

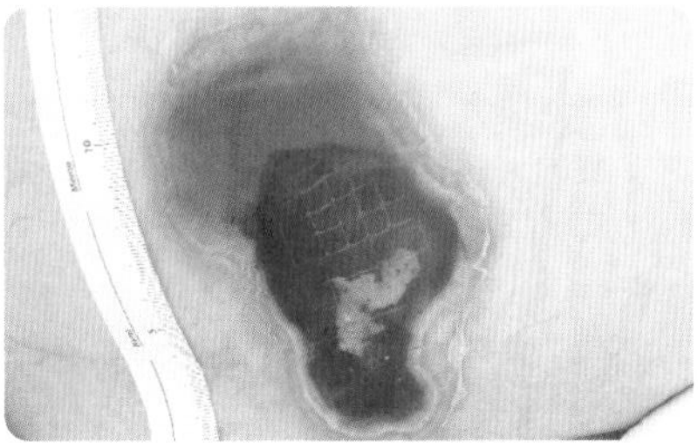

症例

写真は乾燥したエスカー（N6）。薬剤が浸透しやすいようにメスで切り込み（メスマーク）入れている。その後、スルファジアジン銀を塗布してポリウレタンフィルムでガーゼを固定し、薬剤の乾燥を予防した。薬剤の基剤の効果で壊死組織を軟化させ自己融解を促した

使用薬剤：ゲーベンクリーム（田辺三菱製薬）
使用製品：エアウォールふ・わ・り（共和）

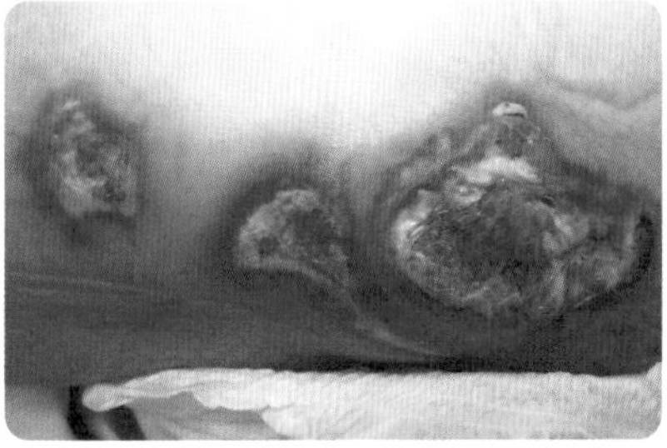

症例

滲出液が多く柔らかい壊死組織（N3）に対し、1日2～3回のガーゼ交換が必要であったため、カデキソマー・ヨウ素に変更した。写真は治療後、滲出液のコントロールが進み自己融解が進んでいる。なお、カデキソマー・ヨウ素は、ポリマー内に壊死組織を吸着し除去する効果もある

使用薬剤：カデックス軟膏（スミス・アンド・ネフュー）

炎症／感染の対策（Iをiにする）

感染は、病原微生物が身体内に侵入して増殖し、発赤《ほっせき》、腫脹《しゅちょう》、熱感や疼痛《とうつう》などの炎症症状を示します。炎症期が長引き治癒遅延の原因となります。また、敗血症や菌血症といった全身状態に及ぶ可能性があります。こうしたことから、感染を制御することがとても重要です。

DRSIGN-R® 2020では、炎症／感染の項目が改定されました。これまでのDRSIGN-R®でいうi1とI3の間の状態で創傷治癒の遅延を起こしている例がありました。そうした創傷は、細菌数が増加して感染に移行しかけた臨界的定着（98ページ参照）の状態のため、創傷治癒を阻害していると考えられています。

感染制御で重要なポイントは、**洗浄・浄化です。**

■洗浄

周囲皮膚と創部の洗浄を行います（122ページ参照）。

■外科的デブリードマン

膿汁や悪臭、あるいは骨髄炎を伴う感染創がある場合に検討します。壊死《えし》組織がある場合には早急に除去します。

■外用薬の選択

感染抑制作用を有するカデキソマー・ヨウ素、精製白糖・ポピドンヨードがおもな選択肢です。

■臨界的定着疑いの治療

感染を起こしている場合は、基本的に被覆することで感染を悪化させる可能性があるため、感染制御作用のある外用薬の使用が推奨されますが、『褥瘡治療・管理ガイドライン（第５版）』では、「感染を有する褥瘡に対して、銀含有ドレッシング材の使用を提案する」（推奨度２D）が追加されました。臨床的定着の兆候を評価して、銀含有親水性ファイバー（製品例：アクアセルアドバンテージ）を用いてもよいとされています。

また、治癒が遅くなるバイオフィルムの形成が疑われる場合は、メンテナンスデブリードマンを行うことがあります。創面の細菌叢を除去する洗浄液（製品例：プロントザン、ビーブラウン）を使用することもあります。

■I9で全身症状が出現している場合

医師の判断のもと、抗菌薬の投与などを検討します。

炎症／感染の対処

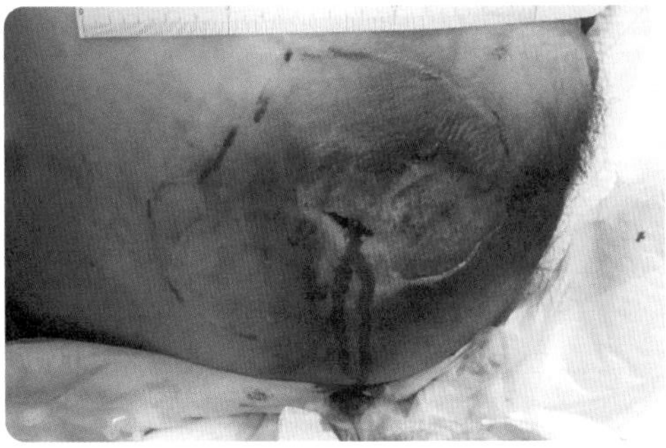

症例

皮下組織までの潰瘍《かいよう》として自宅で軟膏処置を行っていたが、発熱と疼痛があって受診した。周囲に炎症所見がみられ、切開を行ったところ排膿がみられた。マーキング範囲にポケットを形成していた

感染制御作用を有する外用薬

一般名	おもな製品名
カデキソマー・ヨウ素	カデックス軟膏
精製白糖・ポピドンヨード	ユーパスタコーワ軟膏
ポピドンヨード	イソジンゲル
ヨードホルム	ヨードホルムガーゼ
スルファジアジン銀 (感染を起こしている創傷は滲出液が多い場合があり、注意が必要)	ゲーベンクリーム

感染を有する褥瘡への銀含有ドレッシング材使用

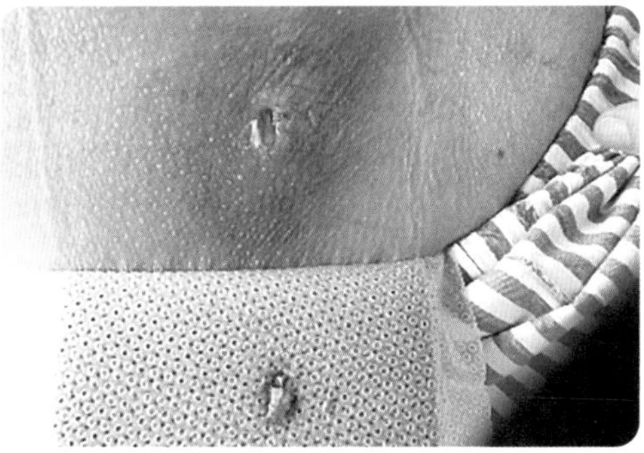

症例

①壊死組織の付着があったが、明らかな局所の感染兆候がないため、ドレッシング材が指示された。銀含有ドレッシング材を選択し、２日ごとに観察と創洗浄交換を実施した

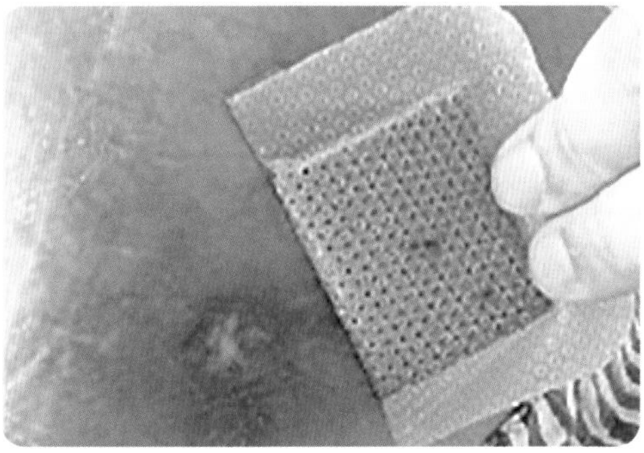

②状態の悪化がある場合や感染が改善されない場合は、薬剤の変更を検討していたが、銀含有ドレッシング材の使用で感染を起こすことなく改善した

バイオフィルムの除去方法

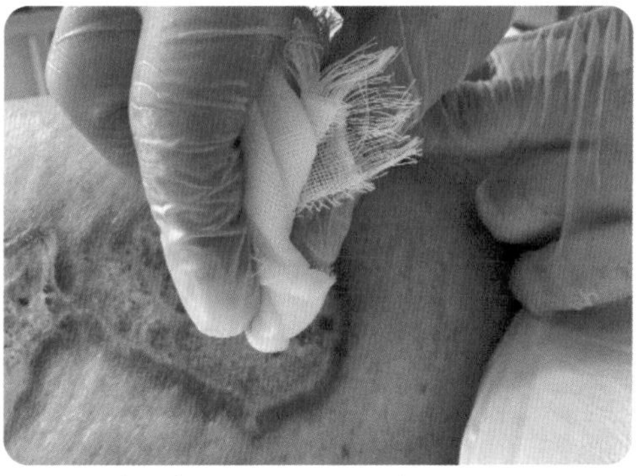

洗浄時にガーゼを用いて、表面のバイオフィルや壊死組織をこすりとる方法。看護師でもできる

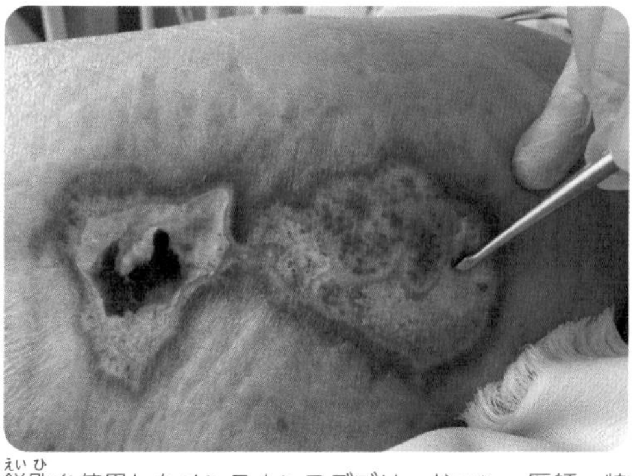

鋭匙《えいひ》を使用したメンテナンスデブリードマン。医師、特定看護師により実施される

滲出液《しんしゅつ》の管理（Eをeにする）

滲出液は、上皮が欠損した創から滲み出した組織間液で、本来蛋白に富み、創傷治癒にかかわるさまざまな炎症細胞やサイトカイン、増殖因子などを含んでいます。しかし、慢性期の滲出液は、増殖因子などは少なく、感染・壊死組織の残存・ポケットの存在などの理由で量が増加します。創傷治癒には**適度な湿潤環境がよい**とされており、**滲出液のコントロールも重要です。**

■滲出液が増える原因の解決

感染・壊死《えし》組織に残存・ポケットの存在が認められる場合は、その治療を行います。

■外用薬の選択

創傷治癒促進のために、滲出液をコントロールする必要があります。カデキソマー・ヨウ素、精製白糖・ポピドンヨードがおもな選択肢となります。

■ドレッシング材の選択

感染・壊死組織に残存・ポケットの存在はなく、ドレッシング材を選択する場合は、滲出液を吸収保持するポリウレタンフォームを使用します。

■局所陰圧閉鎖療法

局所陰圧閉鎖療法を用いた創の管理を行うこともあります。

滲出液コントロールに用いられる外用薬

一般名	おもな製品名
カデキソマー・ヨウ素	カデックス軟膏
精製白糖・ポピドンヨード	ユーパスタコーワ軟膏
デキストラノマー	デブリサン
ヨウ素軟膏	ポピドンヨード

局所陰圧閉鎖療法

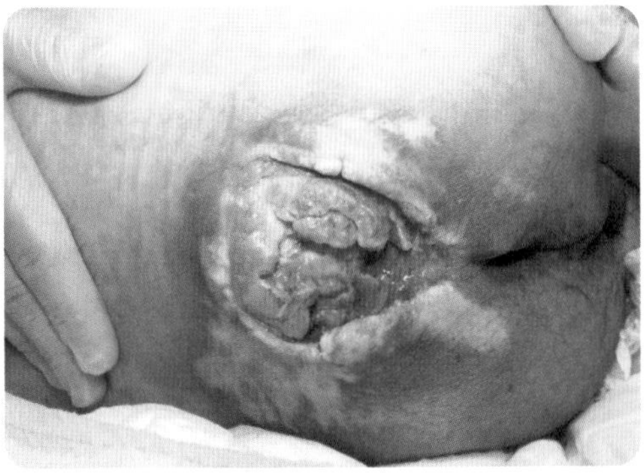

症例　①創部は滲出液が多く、常にガーゼや当てパットが湿潤していた。肉芽組織はピンク色の浮腫状で不良肉芽となっていた

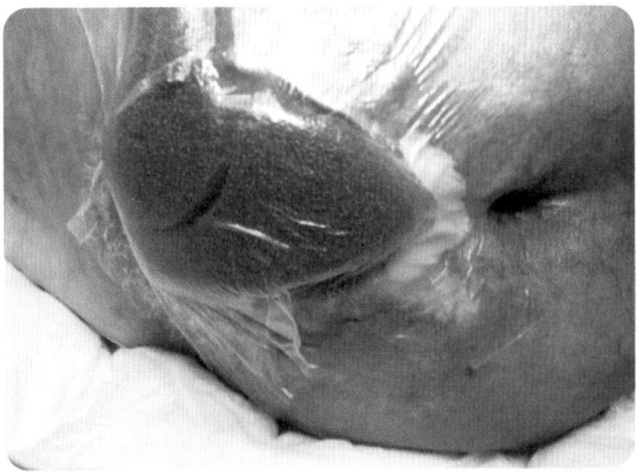

②陰圧閉鎖療法を選択・実施した

ポケットをなくす（Pをpにする）

ポケットとは、皮膚欠損部より広い創腔のことです。**ポケットが存在すると壊死《えし》組織残存や感染の原因となります。**深い褥瘡の場合、創辺縁から上皮化が起こることから、その創縁に問題があった場合は、治癒遅延の原因となります。DESIGN《デザイン》-R®2020でもポケットが存在する場合の点数は重く、ポケットの改善は創傷治癒を進めていく上でとても大切です。

■ポケットの原因を取り除く

ポケットには、その原因によって、DTI後に深部組織が壊死して除去されてできたポケットと、褥瘡管理でずれが生じたことによってできたポケットがあります[7)]。後者の場合は、ずれの除去や体位の工夫などを行い、創部の拡大や再発の予防に努めます。

■外用薬、ドレッシング材の選択

ポケット内に壊死組織が残存する場合は、まず創面の清浄化を図ります。

■切開・開放術

褥瘡予防・管理ガイドラインでは、保存的治療を行って改善しないポケットに対しては、外科的に切開することを考慮してもよいと記載してあります。特に、ポケット内に壊死組織が残存している褥瘡は洗浄などでは除去できないため、外科的に壊死組織を除去します。

■局所陰圧閉鎖療法

明らかな創感染や創底、ポケット内に大量の壊死組織がない褥瘡では、前後の壁を密着する目的で局所陰圧閉鎖療法を行うことがあります。

ポケット

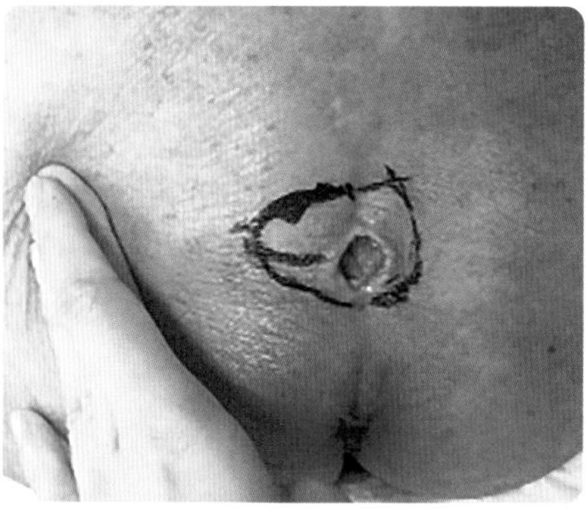

症例

左半身麻痺があり、左側臥位でのポジショニングが常にくずれていた患者に発生したポケット。対策として、左側臥位時間を短縮し、クッションの挿入方法などの工夫を行った

ポケット治療に用いられる外用薬、ドレッシング材

	一般名		おもな製品名
外用薬	滲出液が少ない場合	トラフェルミン	フィブラストスプレー
		トレチノイントコフェリル	プロスタンディン軟膏
	滲出液が多い場合	精製白糖・ポビドンヨード	ユーパスタコーワ軟膏
ドレッシング材	親水性ファイバー		ソーブサン
	銀含有親水性ファイバー		アクアセルAg

外用薬、ドレッシング材を用いた治療の注意点

注意点①

- ポケット内にドレッシング材を深く挿入したり、圧迫したりするような使い方にならないように注意する
- 親水性ファイバーは滲出液を吸収すると膨潤するため、初めから詰め込んだ状態にしておくとポケット内が圧迫される

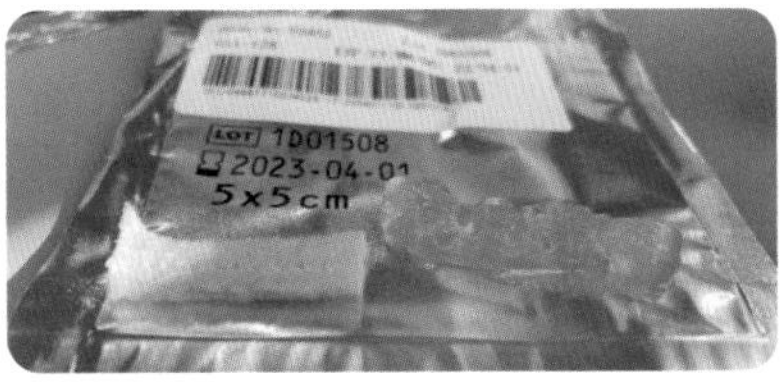

元の形状（写真：左側）
水分を含んで膨潤した状態（写真：右側）

注意点②

- ポケット内に薬剤やドレッシング材が残存していると、それが細菌感染の原因となることがあるため、十分に洗浄を行い、しっかりと除去する必要がある
- ドレッシング材は細かくカットせず、シートやリボンの状態にして挿入し、すべて取り除いたことを確認する
- 外用薬のカデキソマー・ヨウ素、デキストラノマーは、ポリマービーズで構成されており、ポケット内に残存しやすい形状をしている。滲出液のコントロールに効果はあるが、ポケットの深さなどをアセスメントした上で選択する必要がある

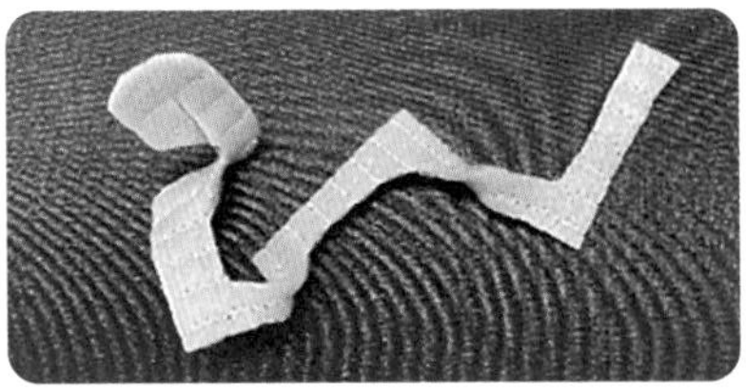

奥に挿入する場合など、シート状で挿入しにくい場合でも、細かくカットするのではなく、リボン状にして、除去しやすいようにするとよい

切開術の対象例

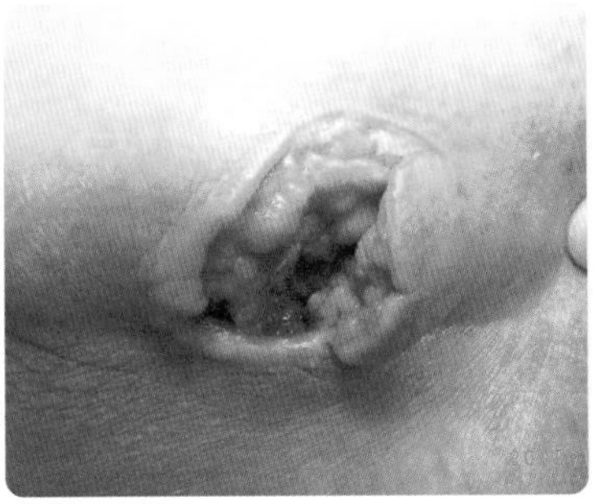

症例

ポケットを有する仙骨部褥瘡。創の開口部が次第に収縮し、ポケット内が十分に洗浄できず、薬剤の充填ができなくなり、汚染された滲出液が多くなった。そのため、切開術を施行した

肉芽形成を促す（Gをgにする）

創面環境調整が整うと、創傷は増殖期を迎えます。この時期は、**欠損した組織部分に肉芽形成を促していく治療を行います。**

良性肉芽とは、表面が細顆粒状で適度な湿潤環境が保たれている鮮紅色の肉芽組織のことです。湿潤環境化で傷を治癒させる湿潤環境下療法（Moist Wound Healing、25ページ参照）は、肉芽形成の促進・上皮化形成において重要な概念です。

■ドレッシング材の選択

湿潤環境の形成には、ハイドロコロイド、ポリウレタンフォーム、キチンなどを使用します。滲出液《しんしゅつ》の量によってドレッシング材を選択します。

■外用薬の選択

肉芽形成が不十分な場合は、肉芽形成促進作用がある外用薬を選択することがあります。

■臨界的定着により肉芽形成期の創傷治癒遅延が疑われる場合

精製白糖・ポピドンヨード、銀含有親水性ファイバーを使用します。

湿潤環境の形成に用いられるドレッシング材

一般名		おもな製品名
滲出液が少ない場合	ハイドロコロイド	デュオアクティブ
滲出液が多い場合	ポリウレタンフォーム	ハイドロサイトADジェントル メピレックスボーダー
キチン		ベスキチン

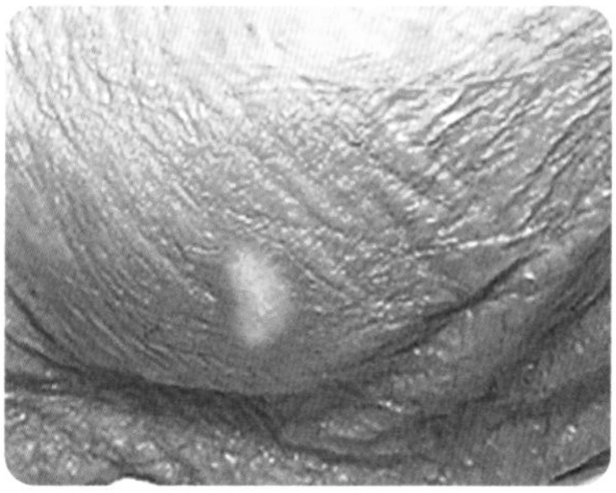

症例

壊死組織を伴うD3の褥瘡だった部位。
他の治療方法で、滲出液や感染などの創面環境を調整した後、血管再生や上皮化を促すため、ハイドロコロイドのドレッシング材を貼付した

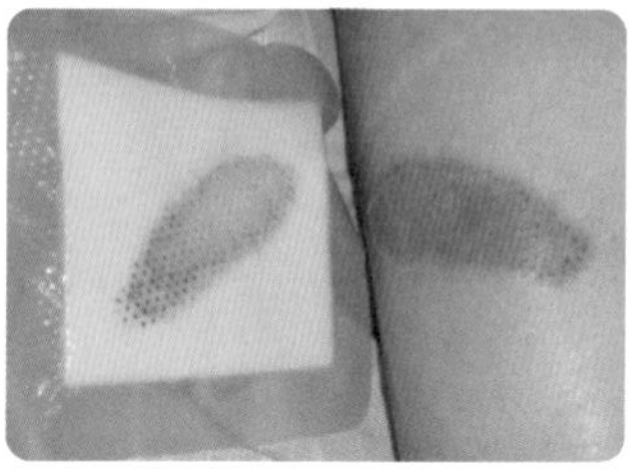

症例

d2の褥瘡であったが、滲出液が多く、皮下組織に用いるポリウレタンフォームを使用して滲出液のコントロールを行った結果、上皮化が進んだ

滲出液が多く、肉芽形成が不十分な場合に用いられるドレッシング材

一般名	おもな製品名
親水性ファイバー	アクアセル、ソーブサン
銀含有親水性ファイバー	アクアセルAg
親水性メンブラン	ベスキチンW

肉芽形成が不十分な場合に用いられる外用薬

一般名		おもな製品名
滲出液が多い場合	精製白糖・ポピドンヨード	ユーパスタコーワ軟膏
滲出液が少ない場合	トラフェルミン	フィブラストスプレー
	トレチノイントコフェリル	オルセノン軟膏
アルプロスタジルアルファデクス		プロスタンディン軟膏
ブクラディンナトリウム		アクトシン軟膏

肉芽形成期の創傷治癒遅延の治療

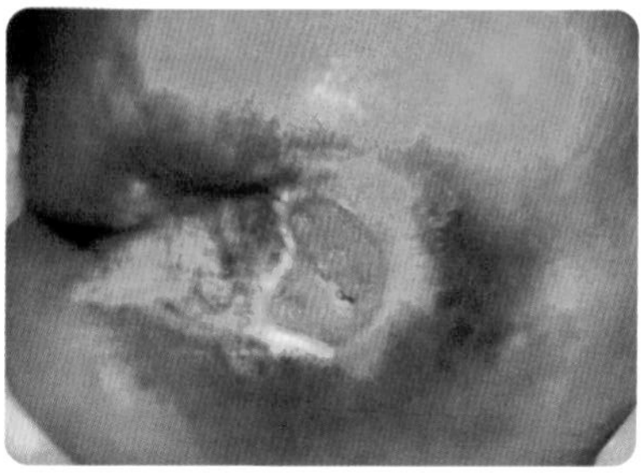

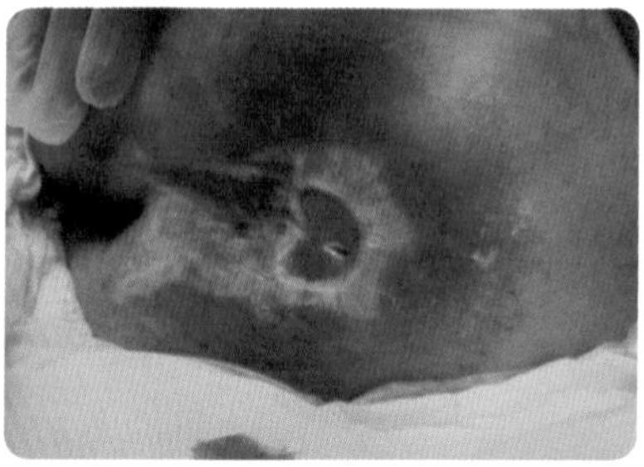

症例

①精製白糖・ポピドンヨードを使用していたが、肉芽組織の色調が薄く、浮腫上となり、創の治癒が停滞した
②そこで、銀含有親水性ファイバーに変更したところ、引き締まった赤い肉芽組織に変化し、創収縮が促進された

上皮化を促す（Sをsにする）

創の縮小は、肉芽形成に伴って生じる創の収縮と、創の辺縁から肉芽の表面に表皮細胞が遊走して生じる表皮化によって起こります[B)]。

創収縮を促す治療には、外用薬、ドレッシング材、外科的治療、物理的療法があります。

■外用薬、ドレッシング材の選択

創の縮小作用を有する外用薬、ドレッシング材を選択します。

■外科的療法

深さが皮下組織以上に及ぶときには、外科的治療を考慮します。感染が鎮静化していることが必要です（植皮術・皮弁形成術など）。

■物理的療法

局所陰圧閉鎖療法、電気刺激療法、光線療法、水治療法などがあります。

創の縮小作用を有する外用薬

一般名		おもな製品名
滲出液が少ない場合	トラフェルミン	フィブラストスプレー
滲出液が多い場合	精製白糖・ポピドンヨード	ユーパスタコーワ軟膏
アルプロスタジルアルファデクス		プロスタンディン軟膏
ブクラディンナトリウム		アクトシン軟膏

創の縮小に効果のあるドレッシング材

一般名	おもな製品名
親水性ファイバー	アクアセル、ソーブサン
銀含有親水性ファイバー	アクアセルAg
ハイドロコロイド	デュオアクティブ
ポリウレタンフォーム	ハイドロサイト
親水性メンブラン	ベスキチン

ラップ療法

いわゆる“ラップ療法”とは、非医療機器の非粘着性プラスチックシート（例：食品包装用ラップなど）を用い、体表の創傷を被覆する処置の総称です。

本来は、医療用として認可された創傷被覆材の使用が望ましいのですが、認可された創傷被覆材の継続使用が困難な療養環境においては、使用を検討してもよいとされています。その場合は、十分な知識と経験を持った医師の責任のもとで、患者・家族に十分な説明をして同意を得たうえで実施する必要があります。

創部と周囲皮膚の洗浄方法

洗浄とは、液体の水圧や溶解作用を利用して、皮膚表面や創傷表面から化学的刺激物、感染源、異物などを取り除くことをいいます。褥瘡管理・予防ガイドラインでは、創部を十分な量の生理食塩水や水道水を用いて洗浄し、周囲皮膚は弱酸性の洗浄剤を使用して洗浄してもよいと記載されています。

創部・の基本的な洗浄方法

① 創部・周囲皮膚に付着している軟膏や排泄物等汚染物をふき取る

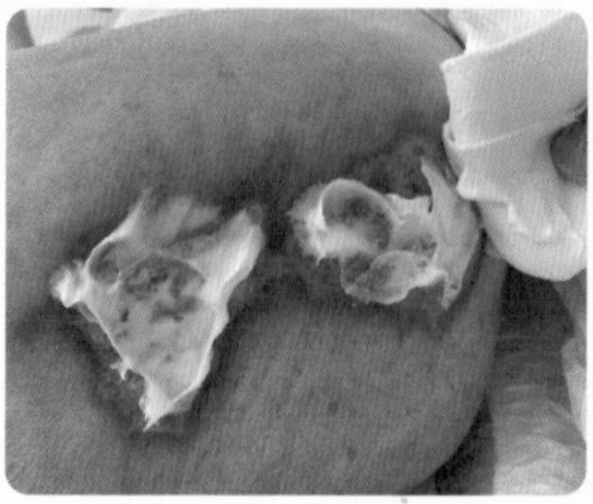

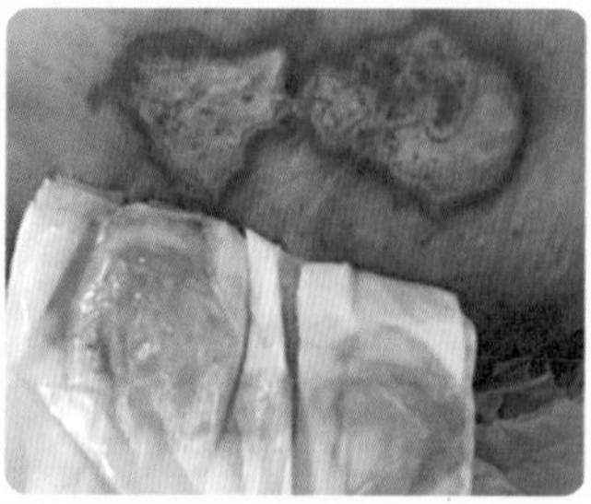

② しっかりと泡立てた洗浄剤の泡を周囲皮膚に乗せ、優しくなじませる

弱酸性の洗浄剤を使用する

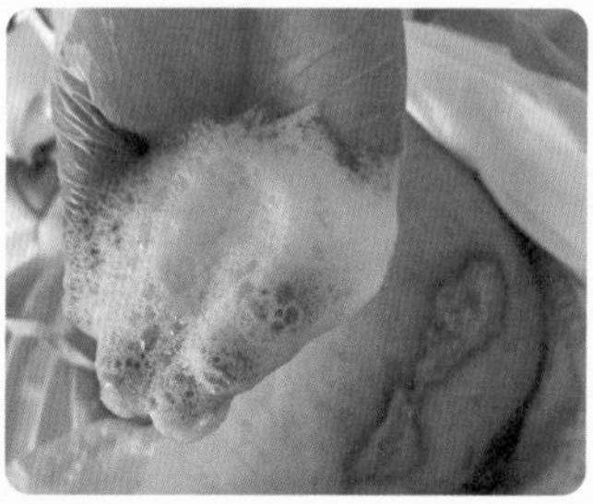

きめ細かい泡を作る

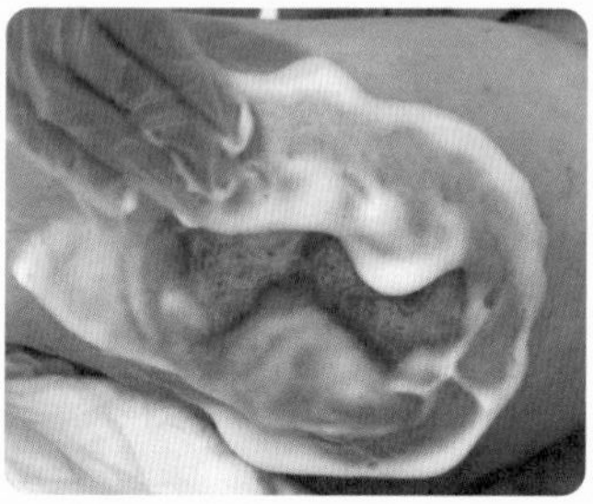

③ 十分な微温湯で周囲皮膚の洗浄剤を洗い流す

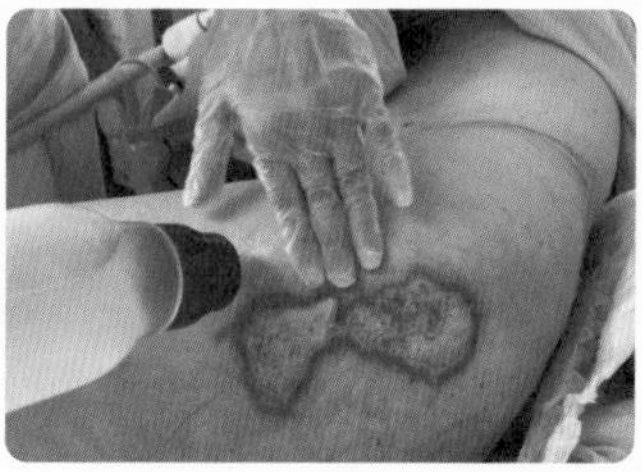

生食もしくは微温湯で、水圧をかけて創面を洗い流す。基本的に、盛り上がった肉芽組織や上皮化組織を損傷させないようにするため、強くこすらず、水圧のみで付着している洗浄液を洗い流す

●圧をかけて洗浄する方法

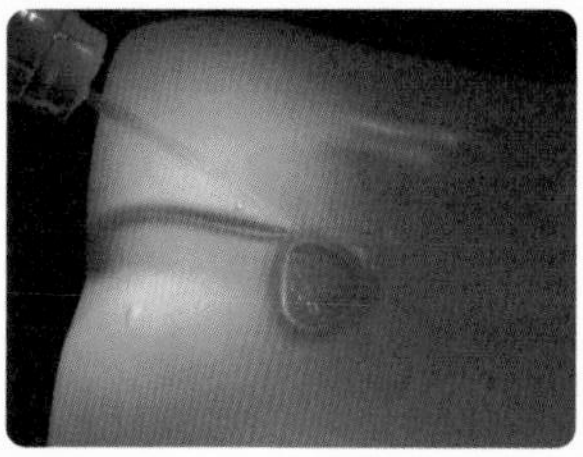

シャワーボトルを使用して洗浄する方法

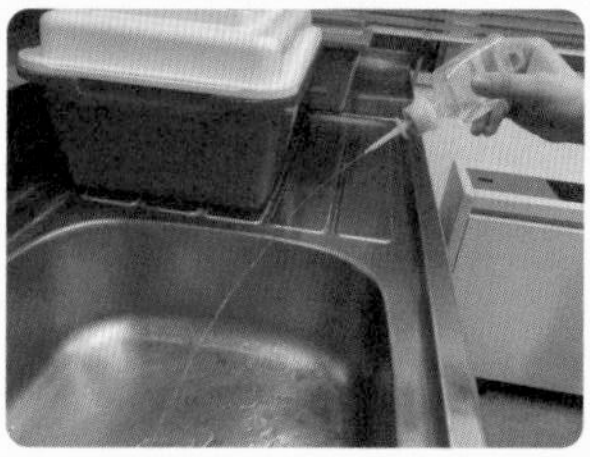

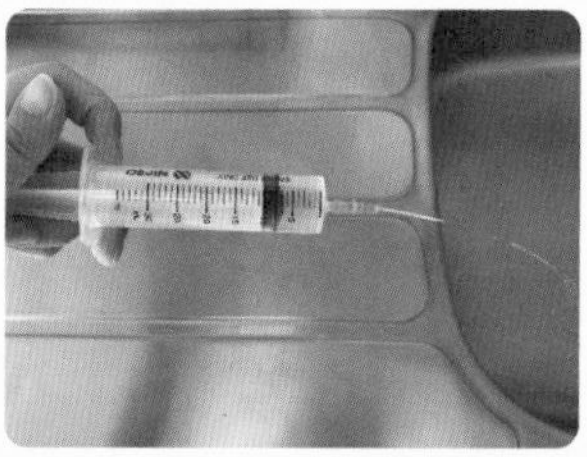

生理食塩水に洗浄ノズルを接続、もしくはシリンジに留置針を接続して洗浄する方法

④ 周囲皮膚の水分を押し拭きで拭き取り、創内は清潔なガーゼで水分を拭き取る

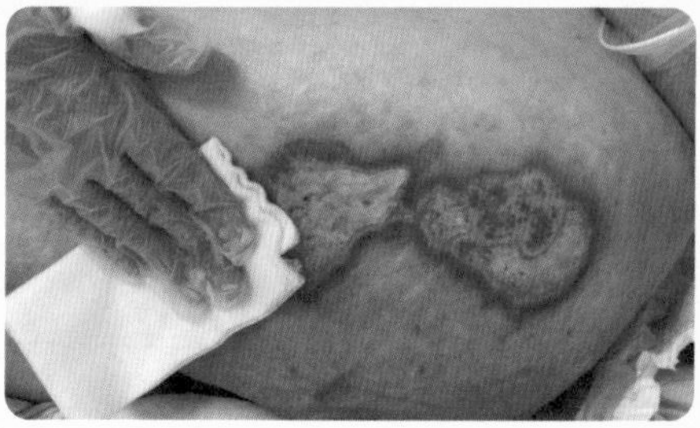

⑤ **指示された処置を行う。創傷の大きさに応じて外用薬の量やドレッシング材の大きさを決める**

●軟膏塗布

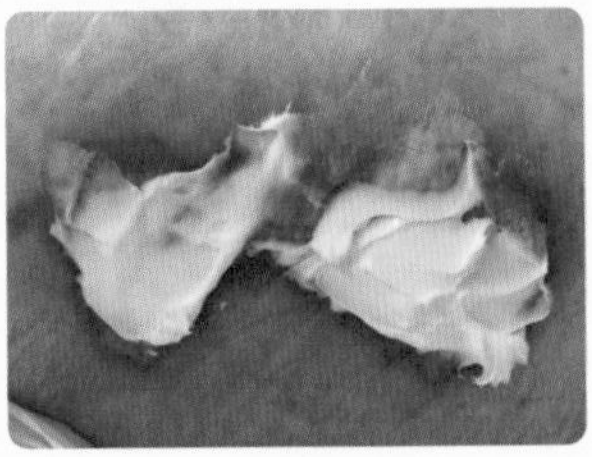

厚く（3mmほど）塗布する

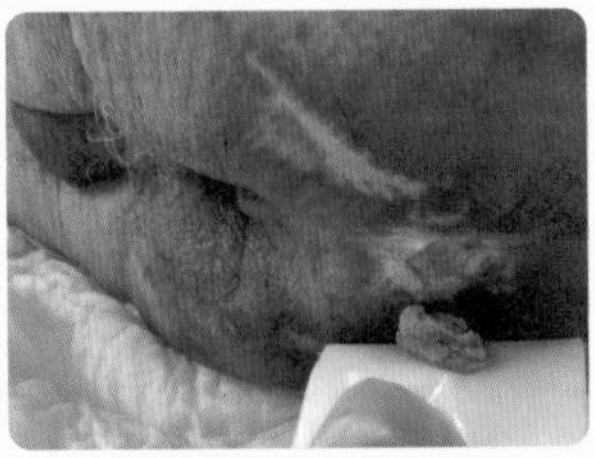

あらかじめガーゼに塗布する場合は、創部の大きさに合わせる

●ドレッシング材

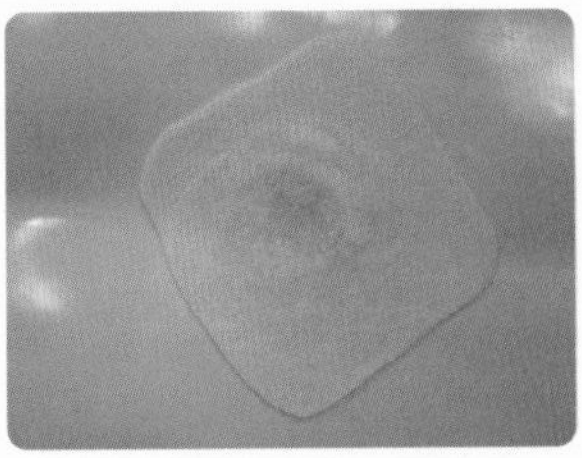

ドレッシング材は、創縁より2cm大きいものを使用する

■創部内部まで洗浄剤を用いる場合

通常、創部内部は肉芽形成や上皮化を阻害する可能性があり、洗浄剤で擦り洗いすることはありませんが、壊死《えし》組織が形成されていて、感染があり、滲出《しんしゅつ》液で汚染されている場合は、洗浄剤を用いて創部内部も洗浄します。特にバイオフィルム形成が疑われる場合は、ガーゼ等で擦り洗いを行います（116ページ参照）。

■ポケットがある場合の洗浄方法

ポケット内の清浄化を図るため、しっかりと洗浄を行います。

実際は、多くの場合、ノズルをつけた生理食塩水やシリンジに留置針をつけて、ポケット内部まで圧をかけて洗浄します。

洗浄液や微温湯が十分排出されるように、洗浄時に体位を変えたり、日によって左右異なる体位で洗浄するなどしながら、ポケット内に貯留しないように注意します。

ポケット内の洗浄

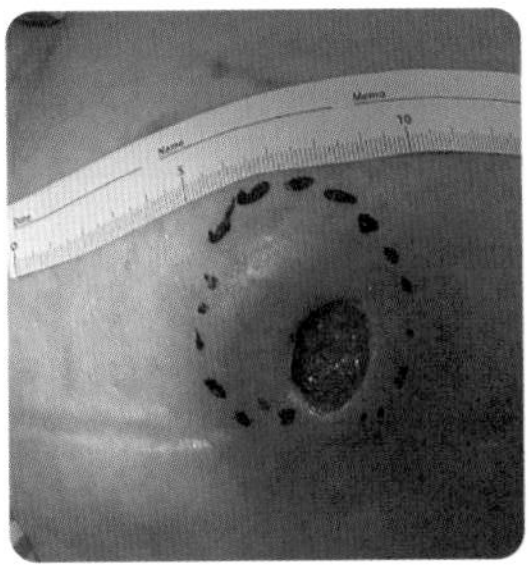

→ 翌日

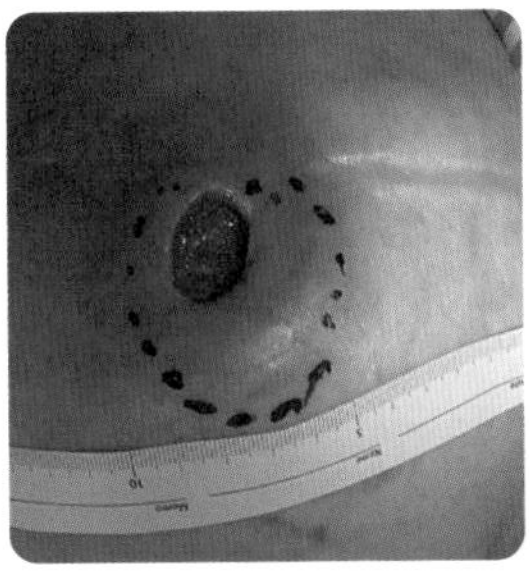

異なる体位等で洗浄する

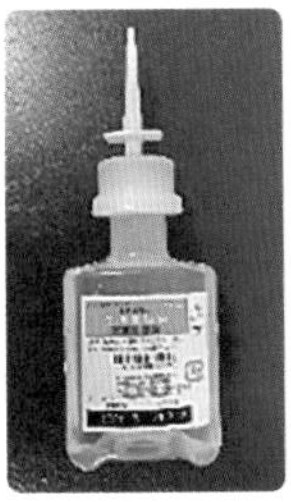

ノズルをつけた生理食塩水や、シリンジに留置針をつけてポケット内部まで圧をかけて洗浄する

※創部に圧をかけて洗浄できる洗浄器もある

【引用・参考文献】
1）市岡　滋著：創傷治癒の臨床．京都，金芳堂，p3-6, 2009
2）日本褥瘡学会編：褥瘡予防・管理ガイドライン 第5版．東京，昭林社，p42-48, 2022
3）日本褥瘡学会編：褥瘡予防・管理ガイドライン．東京，昭林社，p94-156, 2009
4）日本褥瘡学会編：褥瘡予防・管理ガイドライン 第2版．東京，昭林社，p28-33, 2012
5）宮地良樹，溝上祐子編著：褥瘡治療・ケアトータルガイド．東京，昭林社，p153, 2009
6）真田弘美，宮地良樹編著：NEW褥瘡のすべてがわかる 第1版．大阪，永井書店，p249, 2012
7）鈴木 定，古田恭子著：やさしくわかる褥瘡ケア 第2版．東京，ナツメ社，p86-107, 2013

デブリードマン

POINT

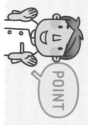

- 感染、壊《え》死《し》組織は、正常な肉芽組織の成長を妨げる。
- 化学的、保存的、外科的デブリードマンがある。
- 水圧式デブリードマンは、壊死組織を最小限で正確に除去できる。

デブリードマンとは

褥瘡部に残存している壊死組織の除去、すなわち**デブリードマン**（創郭清《そうかくせい》）には、化学的デブリードマン、保存的デブリードマンと外科的デブリードマンがあります。

通常、新鮮創の場合は外科的郭清術が行われますが、陳旧創では保存的デブリードマン施行した後に外科的デブリードマンに移ります[1]。感染、壊死組織は正常な肉芽組織の成長の妨げとなるため、デブリードマンは創傷外科治癒の原則です。ただし、**主要な神経、血管、腱に対するデブリードマンは、一般に禁忌**となります。

化学的デブリードマンは、外用薬を使用して褥瘡部の壊死組織を溶解・除去する方法であり、保存的デブリードマンは、特殊な素材に褥瘡部の壊死組織などを吸収させる方法です。外科的デブリードマンは、メスや鋏を用いて壊死組織を除去する方法ですが、これに加えて近年では、**超音波メスによるデブリードマンや水流圧によるデブリードマン（水圧式デブリードマン）**も行われるようになりました。

水圧式デブリードマンは、切除組織を最小限で正確に、また素早く広範囲にデブリードできますが、一方で、1回使用するごとに購入しなければならないアタッチメント費用が高額なために、創傷処理として保険請求してもほとんど収益が得られないという欠点もあります。

水圧式デブリードマンによって褥瘡が改善した症例を紹介します。

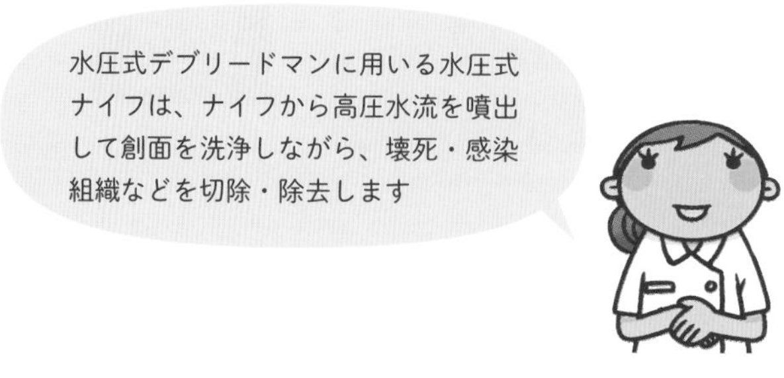
水圧式デブリードマンに用いる水圧式ナイフは、ナイフから高圧水流を噴出して創面を洗浄しながら、壊死・感染組織などを切除・除去します

【引用・参考文献】
1）鬼塚卓彌著：形成外科手術書 改訂第 5 版 基礎編 . 東京 , 南江堂 , p67, 2018

水圧式デブリードマン

症例（75 歳、男性）

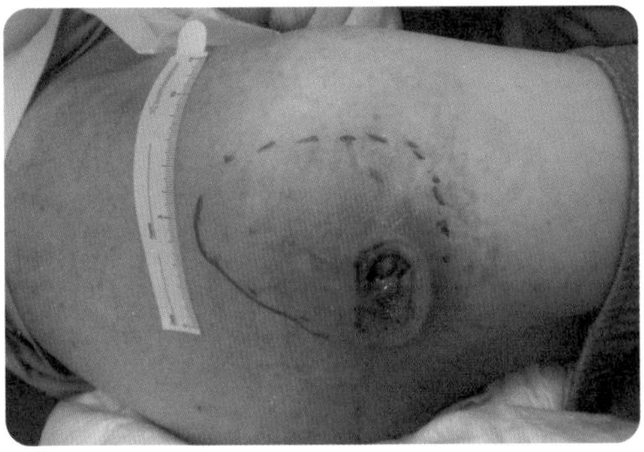

①右大転子部に褥瘡。マーキングはポケットの範囲を示す

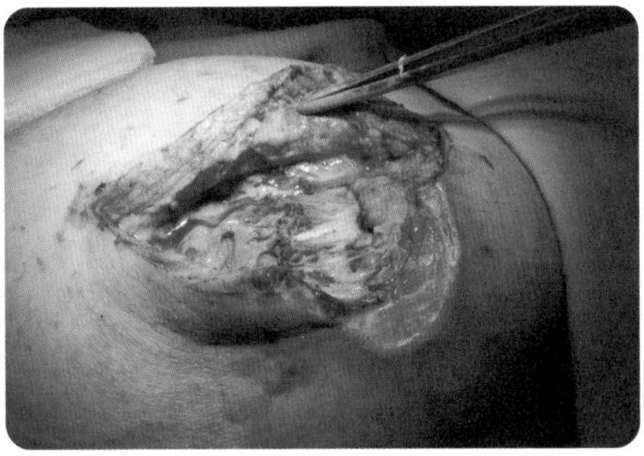

②ポケット切開し、水圧式デブリードマンを施行した

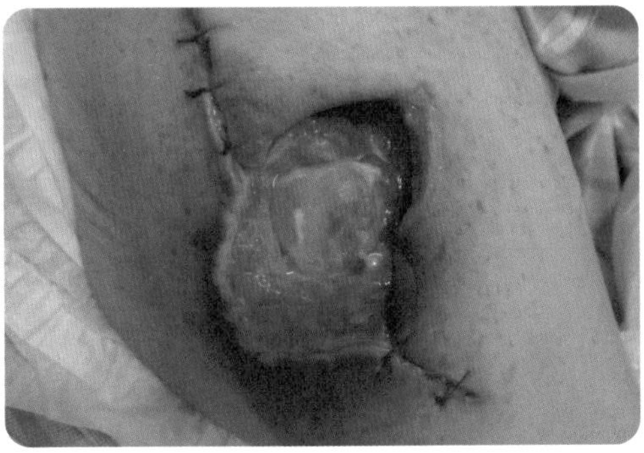

③デブリードマン施行から
1カ月後の状態

症例（80 歳、女性）

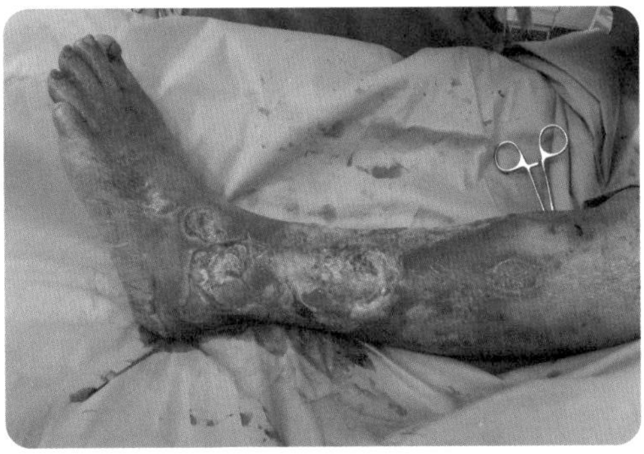

①熱傷受傷後 1カ月放置され、当院を受診

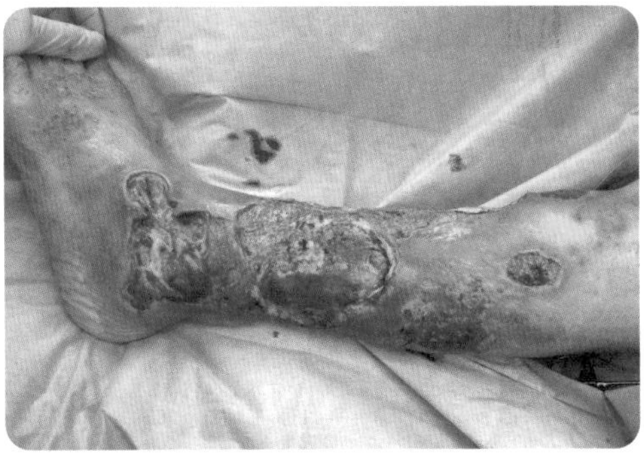

②水圧式デブリードマン施行直後の状態

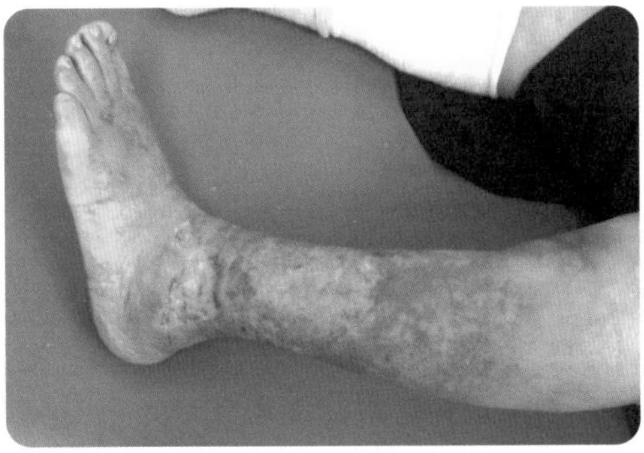

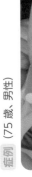

③デブリードマン施行後、さらに
植皮術を施行し上皮化した

外用薬の選択

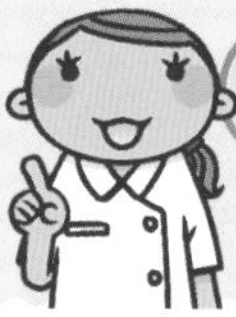

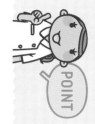

POINT
- 創の深さにより外用薬の選択が異なる。
- 軟膏《なんこう》基剤は親水性と疎水性に分類される。
- 外用薬使用時にガーゼやドレッシング材で被覆する。

外用薬の選択の原則

外用薬を選択するときは、まず**創の深さに着目**します。創の深さによって、治療法が異なります。そのうえで、外用薬の特性を理解して効果的に使用することが大切です。

創の深さと治療法の選択

深さ	治療目標	治療法
浅い褥瘡（d1、d2）	創面の保護、適度な湿潤環境の保持	ドレッシング材が有用
深い褥瘡（D3～）	壊死組織の除去、滲出液の減少、肉芽形成の促進、創収縮の促進	**外用薬が有用**

※加えて感染、ポケット形成時には、適した治療・処置を選択する

軟膏《なんこう》基剤の特性

軟膏剤は、薬効成分（主薬）と**軟膏基剤**から成ります。軟膏基剤は容量の95％以上を占めます。そのため、基剤の特性によって滲出《しんしゅつ》液の量など湿潤環境に大きく影響を及ぼします。したがって、創部の状態をアセスメントし、薬効の違いだけでなく、基剤の特性から軟膏剤の選択を検討することも大切です。

軟膏基剤は、大きく**疎水性基剤と親水性基剤**

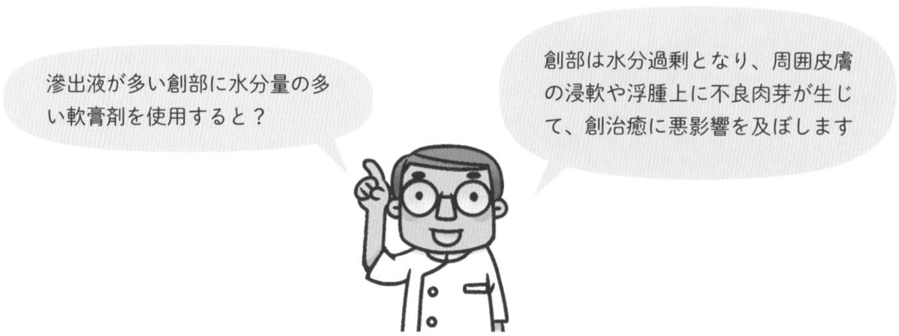
滲出液が多い創部に水分量の多い軟膏剤を使用すると？
創部は水分過剰となり、周囲皮膚の浸軟や浮腫上に不良肉芽が生じて、創治癒に悪影響を及ぼします

に分けられます。疎水性基剤は油脂性基剤ともいい、油性のため水にはなじみません。一方、親水性基剤は水になじみやすい基剤で、水の中に油が分散した水中油型基剤（O/W型）と油の中に水が分散した油中水型基剤（W/O型）、完全に水に溶ける水溶性基剤があります。

軟膏基剤の分類と特性

	基剤の分類		基剤の特徴	代表的な基剤	おもな外用薬（製品名）
疎水性基剤	油脂性基剤		保湿性・創面保護 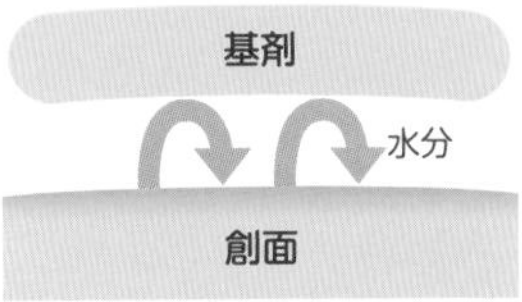 創面環境：滲出液が適正 ※W/O型は親水性だが、滲出液の吸収はほとんどない	白色ワセリン プラスチベース 単軟膏 亜鉛華軟膏	酸化亜鉛（亜鉛華軟膏） ジメチルイソプロピルアズレン（アズノール軟膏） アルプロスタジルアルファデクス（プロスタンディン軟膏）
親水性基剤	乳剤性基剤	油中水型（W/O型）		吸水軟膏 コールドクリーム ラノリン	幼牛血液抽出物（ソルコセリル軟膏）
		水中油型（O/W型）	補水性 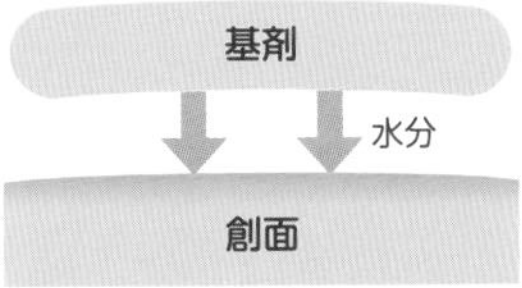 創面環境：滲出液が少量で乾燥	親水軟膏 バニシングクリーム	トレチノイントコフェリル（オルセノン軟膏） スルファジアジン銀（ゲーベンクリーム）
	水溶性基剤		吸水性 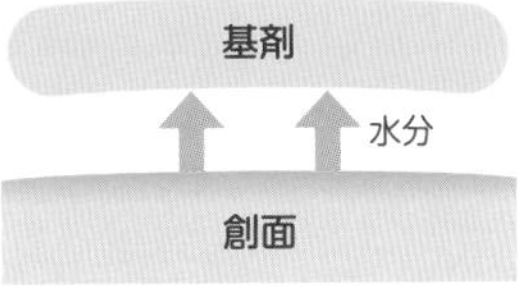 創面環境：滲出液が多く湿潤状態	マグコロール軟膏	ブクラデシンナトリウム（アクトシン軟膏） ブロメライン（ブロメライン軟膏）
				マグコロール軟膏（＋白糖）	精製白糖・ポビドンヨード（ユーパスタコーワ軟膏）
				マグコロール（＋ビーズ）	カデキソマー・ヨウ素（カデックス軟膏）

治療目的別の外用薬の使用

褥瘡治療では、基剤の特性、薬剤の作用機序などを理解し、治療目的にあった外用薬を選択します。

■壊死《えし》組織の除去

選択肢は、カデキソマー・ヨウ素、スルファジアジン銀、デキストラノマー、ブロメライン、ヨードホルムです。

・**カデキソマー・ヨウ素、デキストラノマー**：吸水性のポリマービーズにより吸水性が高く、膿や滲出《しんしゅつ》液、細菌などを吸着する。ただし、ポケットのある褥瘡の場合は、ポリマービーズが創内に残っていると感染源になるため使用には不向き。ポケットの深さを考慮して使用する必要がある。ポケット切開など創内の洗浄や観察が十分できる環境を整えることも検討する。

・**ブロメライン**：有効成分のブロメラインは**蛋白分解酵素**であるため、局所の疼痛《とうつう》や出血を認めることがある。壊死組織が除去されたら、すみやかに他の治療に切り替える。また、健常皮膚の刺激軽減のために油性軟膏（製品例：プロペト）を周囲皮膚に使用することもある。

・**スルファジアジン銀**：基剤の水分により**壊死組織が自己融解され除去される。**そのため、滲出液が多い褥瘡に使用した場合は、滲出液がさらに増加する。滲出液の状態に応じて選択することが大切である。

■感染制御作用

感染制御を有するカデキソマー・ヨウ素、精製白糖・ポピドンヨードがおもな選択肢です。また、ポピドンヨード、ヨウ素軟膏、ヨードホルム、スルファジアジン銀も臨床状況に応じて選択します。

ポケットがある褥瘡への使用では、開口部から薬剤を塗布するとき、**ポケット内に充填する**よう注入することが重要です。ポケット内部にしっかり充填する方法として、シリンジに薬剤を入れてポケット内に注入する方法があります。

■肉芽形成・上皮化作用

肉芽形成作用を有するトラフェルミン、トレチノイントコフェリル、精製白糖・ポピドンヨードをおもに使用します。また、アルプロスタ

硬い壊死組織がある褥瘡

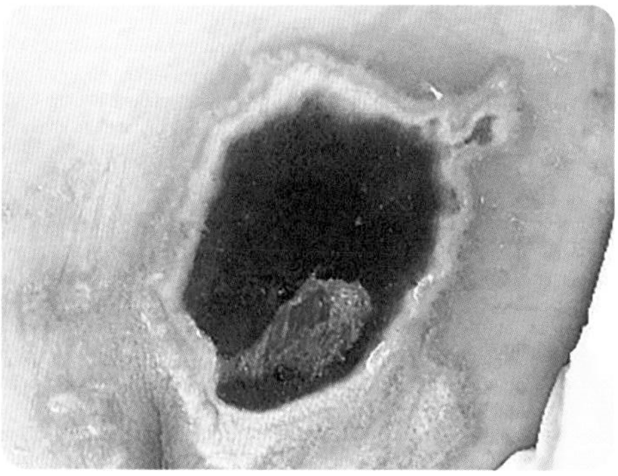

硬い壊死組織があり、外科的デブリードマンが実施できない。この場合はスルファジア銀で自己融解を促す

ポケットへの薬剤注入

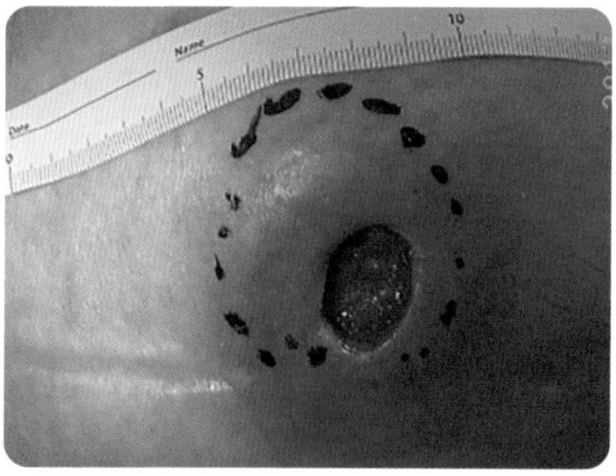

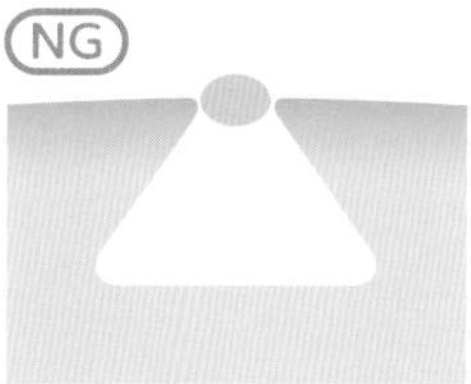

創部の開口部のみに軟膏が塗布されているだけでは、創内の清浄化が図れない

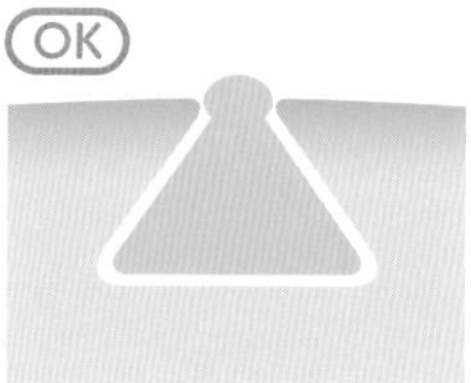

ポケット内を埋めるように注入する

ジルアルファデクス、ブクラディンナトリウムも選択肢です。
・**トラフェルミン**：フィブラストスプレーでは、患部の最大径が6cm以内の場合、１日１回、患部から約５cm離して一度に５噴霧する。薬剤が細胞に吸着するまで30秒待ってから、ガーゼなどのドレッシング材で保護する。ポケットがある場合は、中まで薬剤が入るように噴霧する。

外用薬の選択では、基剤の特性をふまえ、**滲出液の量に合わせた薬剤**を選びます。創部の滲出液のアセスメントが不十分だと、適切な湿潤環境が得られず、肉毛形成や上皮化が進みません。しっかりと滲出液のアセスメントを行うことが大切です。
・**アルプロスタジルアルファデクス**：油脂性基剤。滲出液が適正または少ない場合に使用する。
・**ブクラディンナトリウム**：水溶性基剤。滲出液が多い場合に使用する。

薬剤効果を得るための工夫

感染や滲出液をコントロールして増殖期に移行しても、適切な湿潤環境が得られなければ、肉芽形成・上皮化は促進されません。十分な湿潤効果が得られない一因として、**塗布した外用薬やドレッシング材が創部から浮いている**ことがあります。対策として、サージカルテープや創傷被覆材を併用して皮膚から浮かないように工夫するとよいでしょう。

ガーゼの浮きによる創部の乾燥

症例

仙骨部褥瘡。殿部のたるみでドレッシング材が浮き、１日２回交換していた。軟膏に変更したが、ガーゼが浮いて創部が乾燥傾向となった。そこで適度な硬さのあるハイドロコロイドドレッシング材を用いて、皮膚のたるみを伸ばした状態で固定した結果、薬剤が創部に密着されて上皮化が伸展した

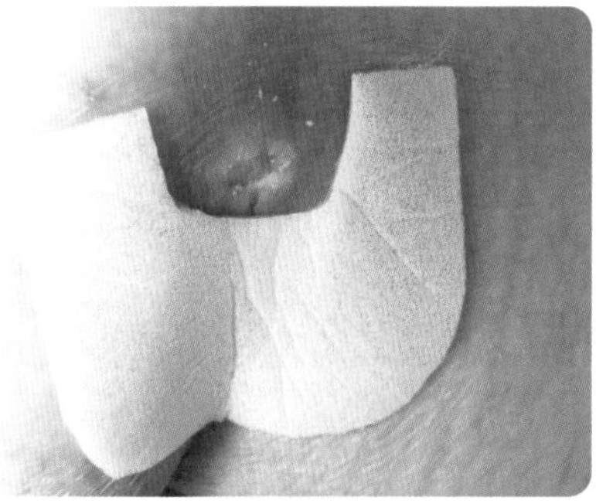

ガーゼの使用

通常、外用薬を使用するときに用いる創傷被覆材はガーゼです。外用薬をガーゼに塗布して貼付するか、患部に直接塗ってガーゼで保護します。ガーゼの使用にあたっては、**滲出液の量や創面の状況**によって検討します。

たとえば、滲出液が少ない褥瘡をガーゼのみで覆うと、滲出液が吸収されてしまい、創部が乾燥してしまいます。その場合は、非固着性ガーゼの変更を検討します。非固着性ガーゼには、表面がテカテカしているものと、シリコン粘着するものがあります。また、創面の損傷を予防し、ガーゼ交換時の疼痛を緩和するものもあります。

ほかにも、外用薬のアルプロスタルジルアルファデクス（製品例：プロスタンディン軟膏）を使用していた例で、滲出液が多く、創周囲の健常皮膚が浸軟《しんなん》・肥厚した状態になったため、精製白糖・ポピドンヨード（製品例：メイスパン）＋高吸収・非固着性ガーゼ（製品例：メロリン）の変更を検討するなど、創面の状態によって薬剤ともに適切なガーゼを選択することも大切です。

滲出液が多く、浸軟・肥厚した褥瘡

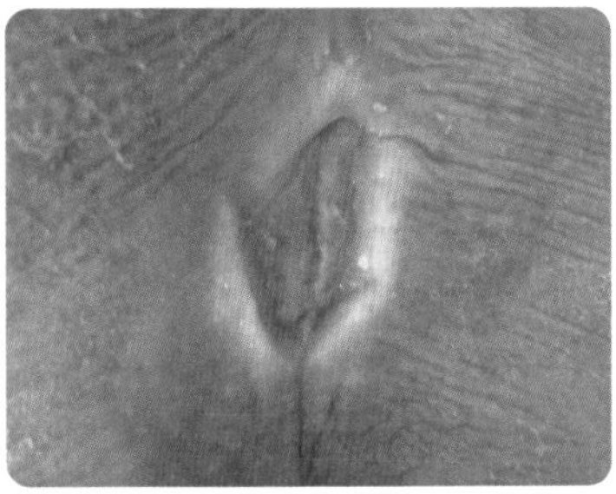

症例

アルプロスタルジルアルファデクスを使用したが、健常皮膚が浸軟して上皮化しなかった（写真）。その後、精製白糖・ポピドンヨード＋高吸収ガーゼに変更して改善された

高吸収・非固着性ガーゼ例

・メロリン（スミス・アンド・ネフュー）
・デルマエイド（アルケア）
・モイスキンパッド（白十字）

ガーゼ、ドレッシング材の固定

褥瘡部位によっては、ずれや摩擦、寝衣の着脱等で、ガーゼやドレッシング材が剥がれてしまうことがあります。創部の安静が保てず、ず**れや摩擦の刺激**が加わって褥瘡悪化の要因となります。そのため、ガーゼやドレッシング材の**固定にも工夫が必要です。**

ガーゼ、ドレッシング材の固定方法

サージカルテープによる通常の固定方法

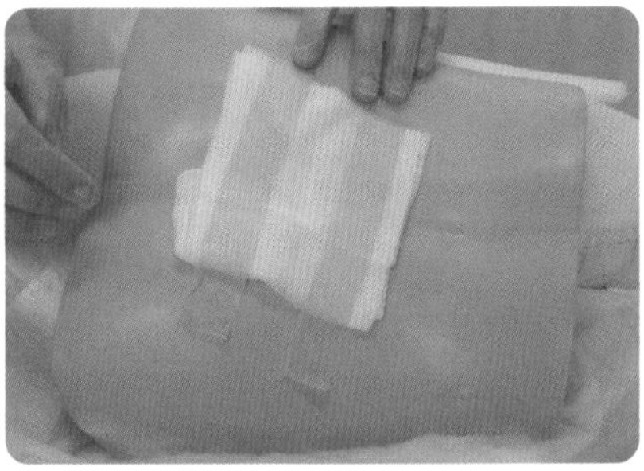

サージカルテープでガーゼ四方を固定する方法

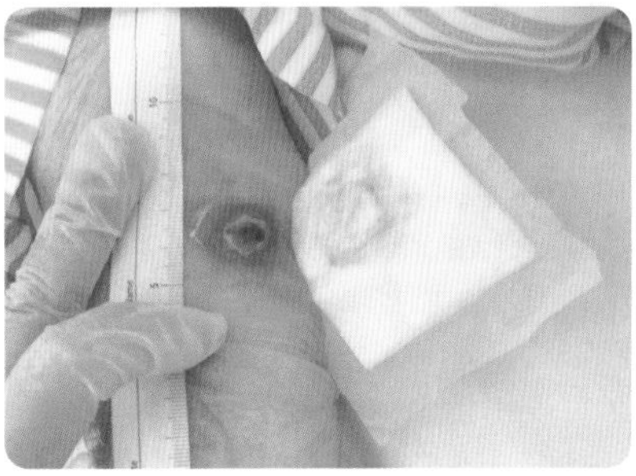

ポリウレタンフィルム材で固定する方法

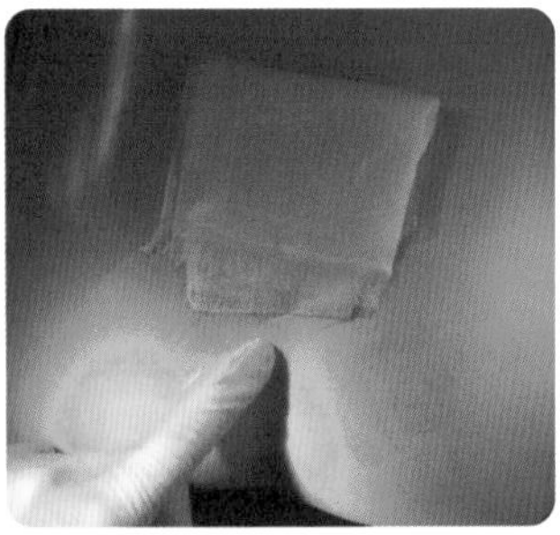

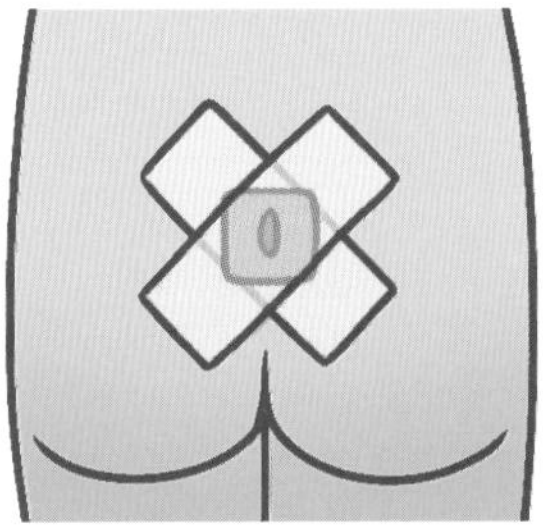

殿裂部での固定は、フィルムが浮き上がらないようテープを「×」で貼付する

【引用・参考文献】
1）日本褥瘡学会編：褥瘡予防・管理ガイドライン 第5版. 東京, 昭林社, p42-48, 2022
2）日本褥瘡学会編：褥瘡ガイドブック 第2版. 東京, 照林社, p28-33, 2015
3）日本褥瘡学会編：褥瘡予防・管理ガイドライン. 東京, 昭林社, p94-130, 2009
4）真田弘美, 宮地良樹編著：NEW褥瘡のすべてがわかる 第1版. 大阪, 永井書店, p210-214, 2012
5）鈴木 定, 古田恭子著：やさしくわかる褥瘡ケア 第2版. 東京, ナツメ社, p80, 2013
6）溝上祐子編：褥瘡・創傷のドレッシング材の外用薬の選び方と使い方第2版. 東京, 昭林社, p29-33,41-46, 2021
7）田中マキ子著：新まるわかり褥瘡ケア. 東京, 昭林社, p108, 2022
8）古田勝経著：これで治る！褥瘡「外用薬」の使い方. 東京, 昭林社, p30-31, 2017

Part3 褥瘡を治療・管理する

褥瘡ケアに用いるドレッシング材

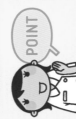

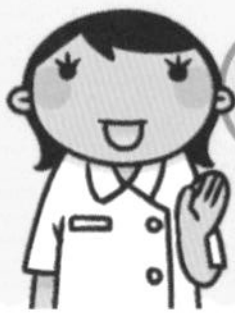

- ドレッシング材には創の保護、湿潤環境の保持などの役割がある。
- 創の状態によって適切なドレッシング材を選択する。
- ドレッシング材の剥離に伴う皮膚トラブルに注意する。

創傷被覆材（wound dressing）

創傷被覆材は、**ドレッシング材**（近代的な創傷被覆材）と**ガーゼなどの医療材料**（古典的な創傷被覆材）に大別されます。

・**ドレッシング材**：湿潤環境を維持して創傷治癒に最適な環境を提供する医療材料であり、**創傷の状態や滲出《しんしゅつ》液の量によって使い分ける**必要がある。

・**ガーゼなどの医療材料**：滲出液が少ない場合、創が乾燥し湿潤環境を維持できない。創傷を被覆することにより湿潤環境を維持して創傷治癒に最適な環境を提供する。

なお、従来のガーゼ以外の医療材料を、創傷被覆材あるいはドレッシング材と呼称することもあります。

創傷被覆材＝ドレッシング材（近代的）＋ ガーゼなど医療材料（古典的）

ドレッシング（dressing）

ドレッシングとは、創傷を被覆する医療材料など、および、これらを用いて創を覆う行為のことをいい、通常、創傷治癒のための局所環境を整えたり、創傷を隠したり、除痛、感染予防などを目的とします。

ドレッシング材は、医療機器（直接傷に貼れるもの）と医療機器ではないもの（直接傷に貼れないもの）に大別できます。

傷を覆うもの全体＝ドレッシング材 → 貼れるもの＋貼れないもの

ドレッシング材の分類

医療機器（直接傷に貼れるもの）	・保険適応（創傷被覆材、非固着性ガーゼ） ・保険適応外（非固着性ガーゼ、フィルム材、救急絆創膏、医療ガーゼ）
医療機器ではないもの（直接傷に貼れないもの）	傷に貼れない：保険適応外（ロールフィルム、滑り機能付きフィルム、ラップ療法）

ドレッシング材の選択

■ドレッシング材の役割

ドレッシング材は、次のような役割を期待して使用します。

- 創を保護する
- 創面を閉鎖し、湿潤環境を形成する
- 乾燥した創を湿潤させる
- 滲出《しんしゅつ》液を吸収し保持する
- 感染をコントロールする
- 疼痛を緩和する

■ドレッシング材の選択ポイント

褥瘡にドレッシング材を使用するときは、以下の点を考慮しながら選択します。

- 創底の湿潤環境を保つ機能
- 細菌の生物学的負荷への対処の必要性
- 滲出液の性質および量
- 潰瘍《かいよう》底の組織状態
- 潰瘍周辺の皮膚の状態、大きさ、深さ、位置
- トンネル、ポケットの有無
- 潰瘍を有する患者の目標

■感染創への使用

ドレッシング材は、**感染創には使用しないことが基本**です。

感染創や感染リスクが高い場合は、閉鎖性のドレッシング材は使用せず、創洗浄や壊死《えし》組織の除去、排膿および滲出液のドレナージ、抗菌薬の使用などによる感染コントロールを優先します。

機能からみたドレッシング材の分類

適切な湿潤環境を創面に形成するためには、創の状態に合った機能をもつドレッシング材を使用することが大切です。

一般的に、ドレッシング材は３つの機能で分類されます。

■創面の湿潤環境を形成するドレッシング材

［ドレッシング材］ポリウレタンフィルム、ハイドロコロイド

創周囲の皮膚に密着することにより、創面を**密閉して湿潤環境を形成する**ドレッシング材です。

創面を密閉することにより、一時的に低酸素状態の閉鎖性環境に陥ることで、血管が酸素を得ようと血管新生が促され、肉芽組織が増殖されます。そうした特徴から、感染している褥瘡や浸出液が多い創には適しません。

■乾燥した創を湿潤させるドレッシング材

［ドレッシング材］ハイドロジェル

乾燥した創に対して、ドレッシング材に含まれる水分によって**創部を湿潤させ、壊死組織などの自己融解を促す**効果があります。

■滲出液の吸収性に優れているドレッシング材

［ドレッシング材］ポリウレタンフォーム、シリコンドレッシング、ポリウレタンフォーム/ソフトシリコン、アルギネート材、ハイドロファイバー、ハイドロポリマー、キチンなど

創に余分な滲出液を貯留させないよう、創面の**滲出液の吸水力に優れ**、かつ滲出液を保持し、**湿潤環境を保つ作用**をもつドレッシング材を使用します。

ポリウレタンフィルム

特徴

・透明または半透明のポリウレタンフィルムに耐久性のある粘着剤を塗布している。
・創部からの滲出液によって湿潤環境を保ち、創傷治癒環境をつくる。
・DTIの褥瘡において、創面保護の目的で使用することも可能。

おもな製品名

・オプサイト ウンド、エアウォールふ・わ・り、テガダーム トランスペアレント ドレッシング、キュティフィルム EX

おもな使用方法

・発赤、水疱のある褥瘡に使用される。
・二次ドレッシング材、固定材としても使用される。
・脆弱な皮膚に貼付した場合は、慎重に除去し、皮膚の損傷を防ぐこと。

ハイドロコロイド

特徴

・親水性ポリマーと疎水性ポリマーで構成。
・創の滲出液をゲル化して、浸軟を防ぎ、湿潤を保持する。

おもな製品名

アブソキュア-サジカル、テガダーム ハイドロコロイド ライト、デュオアクティブET、レプリケア ET、アブソキュア-ウンド、デュオアクティブ CGF、バイオヘッシブ Ag ライト、レプリケア ウルトラ

おもな使用方法

・滲出液が少ない褥瘡に推奨される。
・真皮に至る褥瘡（d2）への使用が推奨される。皮下組織に至る褥瘡（D3）にも使用されるが、保険適用はない。

ハイドロコロイドドレッシング材の交換

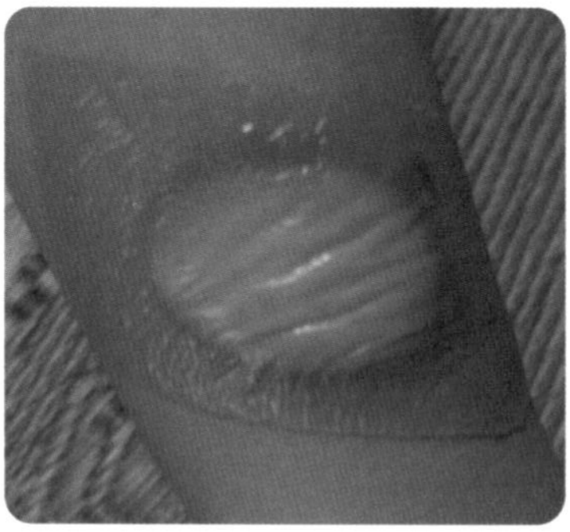

まずドレッシング材を確認する。写真（デュオアクティブET貼付例）のように半透明のハイドロコロイドドレッシング材は、滲出液でゲル化した部位が白く膨潤し、滲出液の吸収が続くと膨潤部分が広がっていく。膨潤部分がドレッシング材の端から1.5cmくらいまで広がったら交換し、滲出液が漏れ出るのを防ぐ

ハイドロジェル

特徴

- 親水部分をもつ不溶性のポリマーを含有し、大部分が水で構成される、透明あるいは半透明のジェル状のドレッシング材。
- 乾燥した壊死組織に覆われた創をドレッシング材の水分によって軟化させ、自己融解を促す。

おもな製品名

ビューゲル、イントラサイト ジェル システム、グラニュゲル

おもな使用方法

- 浅く、滲出液がほとんどない褥瘡に使用される。
- 肉芽組織が形成されている創を縮小する目的で使用される。

ポリウレタンフォーム

特徴

- 吸収性の優れ、自重の10倍の吸収性があり、創周囲の浸軟を防ぐ。
- 創の湿潤環境を保ち、ドレッシング材の融解や残渣物を残すことなく、肉芽組織を損傷しない。

おもな製品名

ハイドロサイト 薄型、テガダーム フォーム ドレッシング、バイアテン、ハイドロサイト プラス、ハイドロサイト AD プラス

おもな使用方法

- 滲出液が多い褥瘡に推奨される。
- 肉芽組織が形成されている創を縮小する目的で使用される。

ポリウレタンフォーム／ソフトシリコン

特徴

滲出液を吸収する親水性ポリウレタンフォーム、ソフトシリコンなどによる多層構造で創面を適切な湿潤環境にする。

おもな製品名

メピレックス、メピレックス ライト、メピレックス ボーダー、メピレックスボーダー ライト、メピレックスボーダー Ag、バイアテン シリコーン、ハイドロサイト AD ジェントル、ハイドロサイト ライフ

おもな使用方法

- ドレッシング材交換時の疼痛緩和が期待できる。

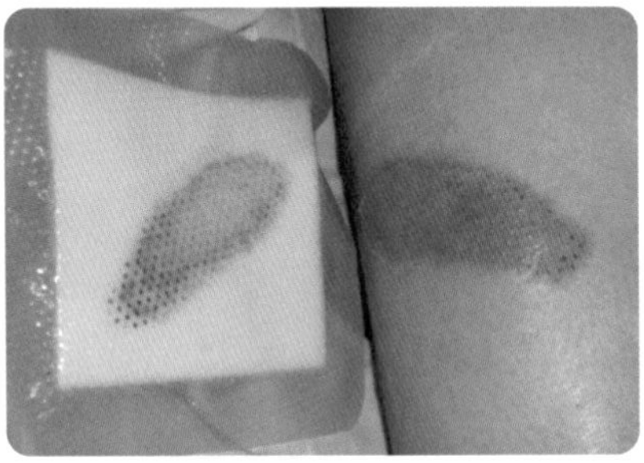

症例
熱傷でポリウレタンフォーム/ソフトシリコンを貼付。滲出液が多い創に対し、滲出液を垂直に吸い上げ、その上の層で吸収して適切な湿潤環境を保持

アルギネート材、ハイドロファイバー

アルギネート材の特徴

・昆布など自然界に存在する多糖類から抽出された、繊維性のシート。
・創面からの滲出液を吸収し、ゲル化して創面に留まるが、創面には固着しない。二次ドレッシング材で固着する必要がある。
・ゲル化するときにカルシウムイオンを放出し、止血作用を発揮する。

ハイドロファイバーの特徴

・創面からの滲出液を吸収し、ゲル化することで、細菌などをその内部に捕捉する。
・自重の約25倍の吸収力があり、創周囲の浸軟を防ぐ。
・形状がくずれにくい。

おもな製品名

・アルギネート材:アルゴダーム トリオニック、カルトスタット
・ハイドロファイバー:アクアセル、アクアセル Ag

おもな使用方法

・滲出液が多量の褥瘡に使用される。
・アルギン酸塩ドレッシングの交換は、創面が乾燥していたら十分な洗浄でゲル化させてから、愛護的に除去する。
・ポケットの死腔を充填させるときには、形状が崩れにくく除去しやすいハイドロファイバーを用いることが多い。

ハイドロポリマー、キチン

ハイドロポリマーの特徴

・創内の余分な滲出液を貯留させないように、創面の滲出液を吸収する効果がある。
・中間層の不織布吸収シート、パッド部のハイドロポリマー吸収パッドによって滲出液を吸収する。

キチンの特徴

・カニなどの殻から抽出した多糖類をシート状やスポンジ状などにしたもの。
・生体親和性が高く、疼痛作用や止血効果が期待できる。

おもな製品名

・ハイドロポリマー:ティエール
・キチン:ベスキチンF、ベスキチンW

特徴からみたドレッシング材の分類

■滲出《しんしゅつ》液吸収作用

滲出液の性状や量は、ドレッシング材を選択する際のポイントとなります。

■非固着性および低刺激性粘着作用

創面保護のために高い粘着性をもつドレッシング材は有用ですが、一方で、脆弱な皮膚では剥離刺激などによる二次損傷を起こす可能性があります。したがって、**脆弱な皮膚には低粘着性か非固着性のドレッシング材を選択する**必要があります。

■抗菌作用

明らかな感染創には、殺菌作用を有する薬剤の使用が推奨されています。一方、クリティカルコロナイゼーション状態では、**抗菌作用を有するドレッシング材**（銀含有ドレッシング）の使用も望ましいとされています。

［種類・材料］銀含有ドレッシング、非固着性シリコンガーゼ、非固着性ガーゼ

銀含有ドレッシング

特徴

- 銀イオンをプラスしたドレッシング材で、抗菌効果を発揮する。
- 創を湿潤環境に保持しながら、創内部への低濃度の銀イオン放出により、細菌などを含む滲出液を内部に閉じ込めて、創部への逆戻りを抑制する。
- 滲出液に含まれた細菌を迅速・効率的に抗菌できる。

おもな製品名

アクアセルAg、メピレックスボーダーAg

おもな使用方法

- 感染または高度の細菌定着が認められる褥瘡には、銀含有ドレッシングの使用を検討する。
- 長期使用は避ける。

〈注意点〉

銀アレルギーがある患者に対しては局所用銀製品を使用すべきではない。銀は特に角化細胞や線維芽細胞に対して毒性があると考えられているが、その全容は説明されていない。

非固着性シリコンガーゼ、非固着性ガーゼ

特徴

非固着性シリコンガーゼは、シリコンをコーティングして創面とガーゼの固着を防ぐ。

おもな製品名

- 非固着性シリコンガーゼ：アダプティックドレッシング、トレックス、メピテル
- 非固着性ガーゼ：デルマエイド、メロリン、モイスキンパッド

ドレッシング材の交換

ドレッシング材は、滲出液の量に応じて数日に一度、**最長でも1週間以内に交換する**必要があります。ドレッシング材の交換を適切に行うことで、良好な湿潤環境が保つことができます。交換のタイミングを逸しないためにも、創の正確なアセスメントが大切です。

初回は、まず2、3日目で交換し、汚染度や創の状態を観察してください。安易に貼り続けて悪化するケースもあるためです。2回目以降は、3日以上長く貼れるかどうかを創のアセスメントをふまえて検討します。

剥離に伴うトラブルと対策

粘着性ドレッシング材やテープを剥がす際に、皮膚に過度の力が加わると、水疱《すいほう》（緊張性水疱）が生じることがあります。また、皮膚が浸軟《しんなん》していたり、テープの粘着力が強いと、剥がすときに表皮剥離することもあります。

ほかにも、テープの薬剤や添加物などが原因で接触皮膚炎を発症することもあります。

このようにドレッシング材やテープの剥離は、スキン-テアが発生しやすい場面です。剥離のリスクがある場合は、予防対策として、褥瘡辺縁の皮膚保護のための皮膚被膜剤、皮膚障害を防ぐための剥離剤の使用を検討します。

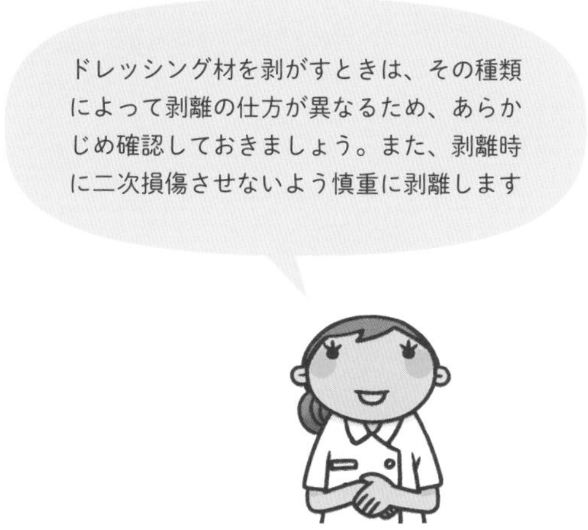
ドレッシング材を剥がすときは、その種類によって剥離の仕方が異なるため、あらかじめ確認しておきましょう。また、剥離時に二次損傷させないよう慎重に剥離します

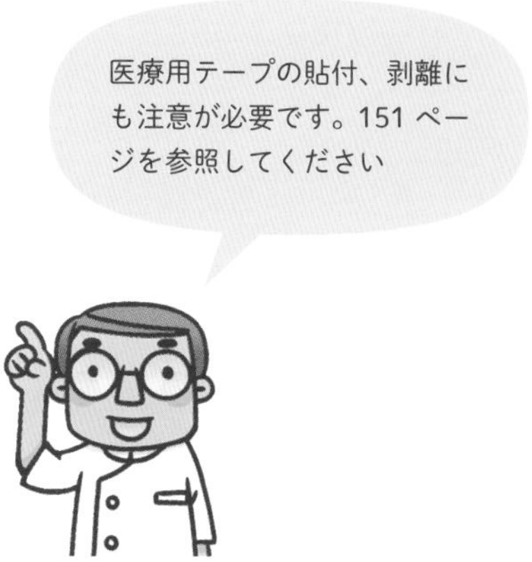
医療用テープの貼付、剥離にも注意が必要です。151ページを参照してください

皮膚被膜剤、剥離剤の特徴

商品名	特徴
ブラバ皮膚被膜剤（コロプラスト）	・皮膚に厚みを感じさせず、つっぱり感のない被膜を形成して、排泄物の接触や粘着剤の剥離などから皮膚を守る ・速乾性があり、使用後すぐに貼付できる ・アルコールおよびオイルは使用しておらず、皮膚の弱い人への使用が可能
アダプト剥離剤（ホリスター）	・テープ類の剥離に効果的で、糊が残ることはない ・ノンアルコールで肌への刺激が低い ・シリコン素材で、剥離後の皮膚はサラサラしている

ドレッシング材の剥がし方

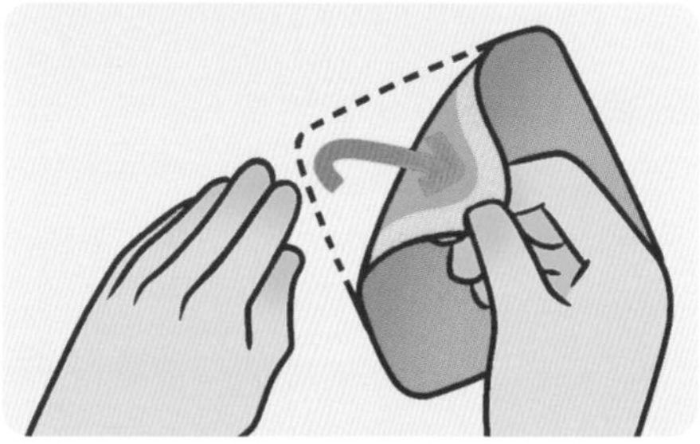

ドレッシング材を剥がすときは、粘着部付近の皮膚を押さえながら、ドレッシング材の方向を反転させて、ゆっくり剥がしていく

NG

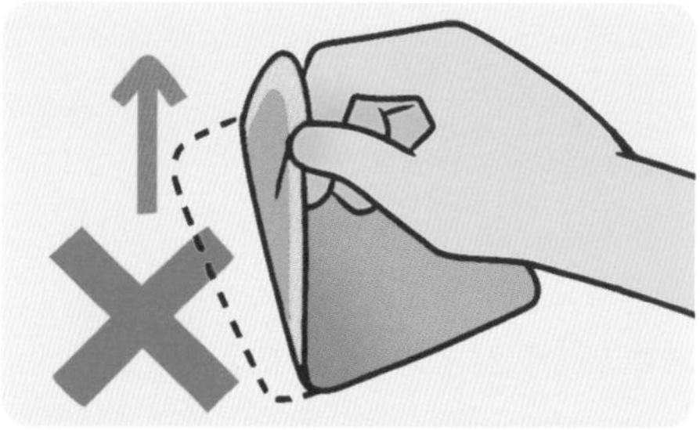

ドレッシング材を皮膚に対して垂直に引っ張ると、皮膚に負担がかかり、スキン-テアの原因となる

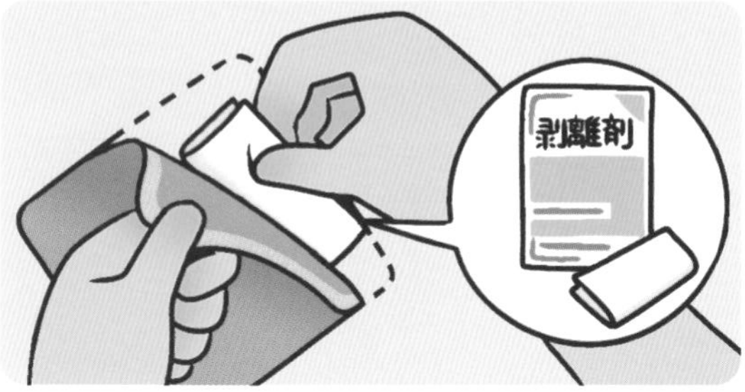

皮膚が脆弱な場合は、剥離剤（写真はワイプタイプ）を皮膚とドレッシング材の境目に染み込ませながら、ゆっくりと剥がしていく

【引用・参考文献】

1）EPUAP/NPUAP/PPPIA著，宮地良樹，真田弘美監訳：褥瘡の予防と治療 クイックリファレンスガイド 第2版．メンリッケヘルスケア発行，p43-46, 2014
https://www.epuap.org/wp-content/uploads/2016/10/japan_quick-reference-guide-jan2016.pdf
2）市岡　滋：創傷のすべて－キズをもつすべての人のために．東京，克誠堂出版，p307-311, 2012
3）真田弘美，溝上裕子ほか：アドバンスド創傷ケア．東京，照林社，p165-172, 2012
4）溝上祐子：パッと見てすぐできる褥瘡ケア．東京，照林社，p2-35, 98-111, 2015
5）日本褥瘡学会編：褥瘡ガイドブック 第2版．東京，照林社，p41-42, 2015
6）日本褥瘡学会編：褥瘡予防・管理ガイドライン 第5版．東京，照林社，p18-24, 2022
7）地域医療機能推進機構（JCHO）：看護師特定行為区分別科目研修テキスト　創傷管理関連．大阪，メディカ出版，p101-102, 2019

創傷被覆・保護材等一覧

すべての製品が網羅されていないこともあります

分類	一般的名称（医療機器分類（薬機法））	使用材料（業界自主分類）	販売名	会社名（製造販売元／販売元）	保険償還名称・価格（診療報酬）		管理区分（薬機法）
外科・整形外科用手術材料	粘着性透明創傷被覆・保護材	ポリウレタンフィルム	オプサイト ウンド	スミス・アンド・ネフュー	技術料に包括		管理医療機器
			テガダーム　トランスペアレント ドレッシング	スリーエム ジャパン			
			キュティフィルム EX	新タック化成／スミス・アンド・ネフュー			
	非固着性創傷被覆・保護材	非固着成分コートガーゼ	アダプティックドレッシング	ケーシーアイ／スリーエム ジャパン　2社併売	特定保険医療材料	在009・Ⅱ103・調013 【非固着性シリコンガーゼ】 広範囲熱傷用：1,080円/枚 平坦部位用：142円/枚 凹凸部位用：309円/枚	
			トレックス	富士システムズ			
			トレックス-C				
			メピテル	メンリッケヘルスケア			
			エスアイ・メッシュ	アルケア			
			アルテメッシュ AD 非固着性ガーゼ	メドラインジャパン／ニトムズ			
	局所管理親水性ゲル化創傷被覆・保護材	親水性メンブラン	ベスキチンW	ニプロ		在008・Ⅱ101・調012 【皮膚欠損用創傷被覆材】 真皮に至る創傷用 6円/cm^2	
	局所管理ハイドロゲル創傷被覆・保護材	ハイドロコロイド	デュオアクティブET	コンバテック ジャパン			
			テガダーム　ハイドロコロイド ライト	スリーエム ジャパン			
			アブソキュアーサジカル	日東電工／ニトムズ			
			レプリケア ET	スミス・アンド・ネフュー			
		ハイドロジェル	ビューゲル	ニチバン／大鵬薬品工業			
	局所管理フォーム状創傷被覆・保護材	ポリウレタンフォーム	ハイドロサイト 薄型	スミス・アンド・ネフュー			
			ソフトフォーム ドレッシング				
			メピレックス ライト	メンリッケヘルスケア			
			メピレックスボーダー ライト				
			メピレックス ボーダー フレックス ライト				
		ビスコース/ポリエステル	Sorbact アブソーブドレッシング	センチュリーメディカル			
		ビスコース/ポリプロピレン/ポリエステル不織布	Sorbact サージカルドレッシング				
	抗菌性創傷被覆・保護材	ハイドロコロイド	バイオヘッシブ Ag ライト	アルケア			高度管理医療機器
		親水性ファイバー	アクアセル Ag BURN	コンバテック ジャパン			
	二次治癒ハイドロゲル創傷被覆・保護材	ハイドロコロイド	コムフィール　プラス	コロプラスト		在008・Ⅱ101・調012 【皮膚欠損用創傷被覆材】 皮下組織に至る創傷用 標準型：10円/cm^2 異形型：35円/g	
			デュオアクティブ	コンバテック ジャパン			
			デュオアクティブ　CGF				
			アブソキュアーウンド	日東電工／ニトムズ			
			テガダーム ハイドロコロイド	スリーエム ジャパン			
			レプリケア ウルトラ	スミス・アンド・ネフュー			
		ハイドロジェル	イントラサイト ジェル システム				
			グラニュゲル	コンバテック ジャパン			
			Sorbact ジェルドレッシング	センチュリーメディカル			
			ATK パッド	オカモト			
	二次治癒親水性ゲル化創傷被覆・保護材	親水性メンブラン	ベスキチンW－A	ニプロ			
		親水性ファイバー	アルゴダーム トリオニック	スミス・アンド・ネフュー			
			カルトスタット	コンバテック ジャパン			
			アクアセル				
			アクアセル　フォーム				
		高吸収性ポリマー	Sorbact　スーパーアブソーブ	センチュリーメディカル			

医療機器分類（薬機法） 分類	医療機器分類（薬機法） 一般的名称	使用材料（業界自主分類）	販売名	会社名（製造販売元／販売元）	保険償還名称・価格（診療報酬）		管理区分（薬機法）
外科・整形外科用手術材料外科	二次治癒フォーム状創傷被覆・保護材	ポリウレタンフォーム	テガダーム フォーム ドレッシング	スリーエム ジャパン	特定保険医療材料	在008・Ⅱ101・調012【皮膚欠損用創傷被覆材】皮下組織に至る創傷用 標準型：10円/cm^2 異形型：35円/g	高度管理医療機器
			テガダーム シリコーンフォーム ドレッシング（ボーダータイプ）				
			バイアテン	コロプラスト			
			バイアテン シリコーン+				
			ハイドロサイト プラス	スミス・アンド・ネフュー			
			ハイドロサイト AD プラス				
			ハイドロサイト AD ジェントル				
			ハイドロサイト ライフ				
			メピレックス	メンリッケヘルスケア			
			メピレックス ボーダーⅡ				
			メピレックス ボーダー フレックス				
			Sorbact フォーム ドレッシング	センチュリーメディカル			
	抗菌性創傷被覆・保護材	親水性ファイバー	アクアセル Ag	コンバテック ジャパン			
			アクアセル Ag　強化型				
			アクアセル Ag Extra				
			アクアセル Ag フォーム				
			アクアセル Ag アドバンテージ				
			アクアセル Ag アドバンテージリボン				
		ポリウレタンフォーム	ハイドロサイト ジェントル 銀	スミス・アンド・ネフュー			
			メピレックス Ag	メンリッケヘルスケア			
			メピレックスボーダー Ag				
		ハイドロコロイド	バイオヘッシブ Ag	アルケア			
		ハイドロジェル	プロントザン	ビー・ブラウンエースクラップ			
	深部体腔創傷被覆・保護材	セルロースアセテート	Sorbact コンプレス	センチュリーメディカル			
		コットン	Sorbact リボンガーゼ				
		親水性フォーム	ベスキチンF	ニプロ		在008・Ⅱ101・調012【皮膚欠損用創傷被覆材】筋・骨に至る創傷用 25円/cm^2	
	親水性ビーズ	高分子ポリマー	デブリサンペースト	佐藤製薬		Ⅱ105【デキストラノマー】145円/g	
	陰圧創傷治療システム	ポリウレタンフォーム/ポリビニルアルコールフォーム	V.A.C. 治療システム	ケーシーアイ		Ⅱ159【局所陰圧閉鎖処置用材料】18円/cm^2	
			InfoV.A.C. 治療システム				
			ActiV.A.C. 治療システム				
			V.A.C.Ulta 治療システム				
		コットン	RENASYS 創傷治療システム	スミス・アンド・ネフュー			
		ポリウレタンフォーム	RENASYS 創傷治療システム				
	単回使用陰圧創傷治療システム	ポリウレタンフォーム	SNaP 陰圧閉鎖療法システム	ケーシーアイ		在013・Ⅱ159【局所陰圧閉鎖処置用材料】18円/cm^2	
		多層構造ドレッシング	PICO 創傷治療システム	スミス・アンド・ネフュー			
			UNO 単回使用創傷治療システム	センチュリーメディカル			
		陰圧維持管理装置	SNaP 陰圧閉鎖療法システム	ケーシーアイ		在014・Ⅱ180【陰圧創傷治療用カートリッジ】19,800円（入院外のみ算定可）	
			PICO 創傷治療システム	スミス・アンド・ネフュー			
			UNO 単回使用創傷治療システム	センチュリーメディカル			
	ヒト羊膜使用組織治癒促進用材料	ヒト羊膜	エピフィックス（EpiFix）	EPJ メディカルサービス／グンゼメディカル		Ⅱ218【ヒト羊膜使用創傷被覆材】1cm^2当たり¥35,100	
生体内移植器具	コラーゲン使用人工皮膚	コラーゲンスポンジ	ペルナック	グンゼメディカル		Ⅱ102【真皮欠損用グラフト】452円/cm^2	
			ペルナック　Gプラス				
			テルダーミス真皮欠損用グラフト	オリンパス テルモ バイオマテリアル／アルケア			
			インテグラ真皮欠損用グラフト	センチュリーメディカル			
		脱細胞組織	OASIS 細胞外マトリックス	クックメディカルジャパン			

（日本医療機器テクノロジー協会 創傷被覆材部会作成　2023年6月1日改訂31版より引用）

局所陰圧閉鎖療法（NPWP）

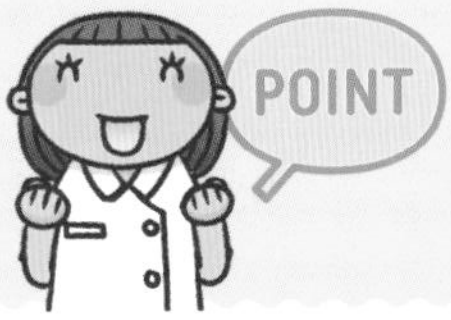

- 創を閉鎖し陰圧を加えることで、創傷治癒を促進させる。
- 感染・壊《え》死《し》組織のある創には使用しない。
- 陰圧閉鎖療法中の出血、感染などに注意する。

局所陰圧閉鎖療法とは[1)]

局所陰圧閉鎖療法（NPWP：Negative Pressure Wound Therapy）は、創傷を密封して持続的陰圧を負荷することにより治癒を促進させる物理療法です。

NPWPは、創面を密封して陰圧ドレナージすることで以下の効果が得られます。

- 創縁を引き寄せ、創収縮を促進させる。
- 過剰な滲出《しんしゅつ》液を除去し、適切な湿潤環境の提供と組織の浮腫の軽減を図る。
- 線維芽細胞や血管内皮細胞への物理的刺激、シグナル伝達経路活性化により細胞増殖・血管新生が促進される。
- 創傷の血流が増加する。
- 吸引により細菌が除去・減少される。

NPWPの適応と禁忌[1)]

適応は難治性創傷の外傷性裂開創、外科手術後離開創・開放創、四肢切断端開放創、デブリードマン後皮膚欠損創です。

禁忌は、臓器に通じる瘻孔、悪性腫瘍、髄液漏・肺瘻・消化管瘻、**感染制御・壊死組織除去がされていない創傷**です。感染・壊死組織がある場合は、抗菌薬の投与やデブリードマンなど行い、感染制御後にNPWPを導入します。

抗凝固薬、抗血小板薬の服用患者では、NPWPによる出血に注意する必要があります。

閉塞性動脈硬化症（ASO）や末梢動脈疾患（PAD）などの虚血性疾患がある場合は、血流評価を行い、血行再建などの治療を優先する必要があります。

NPWPを検討する際には、壊死組織の除去、感染コントロール、良好な血流、止血の確認、開始から終了までの見極め（保険算定期間は3～4週間）などに留意します。

NPWPのしくみ

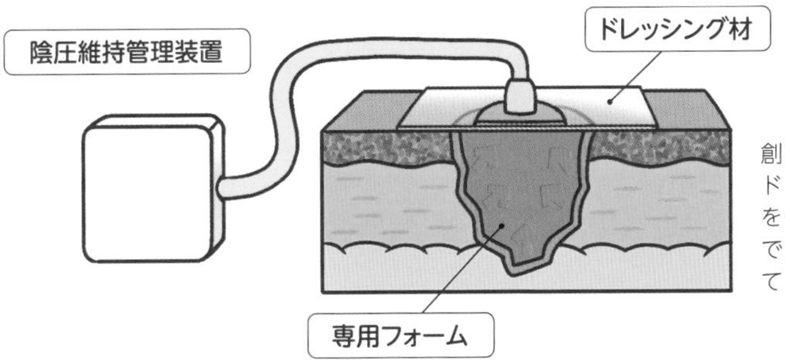

創面に専用フォームを充填し、ドレッシング材で閉鎖して創面を保護する。陰圧維持管理装置で陰圧を付加し創縁を引き寄せて、創傷治癒を促進させる

NPWPの手順[2)]

必要物品

陰圧維持管理装置、キャニスター、連結チューブ（接続パッド）、微温湯洗浄ボトル、ゴミ袋、フォーム、ドレープ、不織布ガーゼ、洗浄剤（泡）

①創の洗浄・観察

・創を洗浄し、周囲皮膚の水分を拭き取り、洗浄剤が残らないよう十分な微温湯で流す
・創に感染徴候や出血がないことを確認する

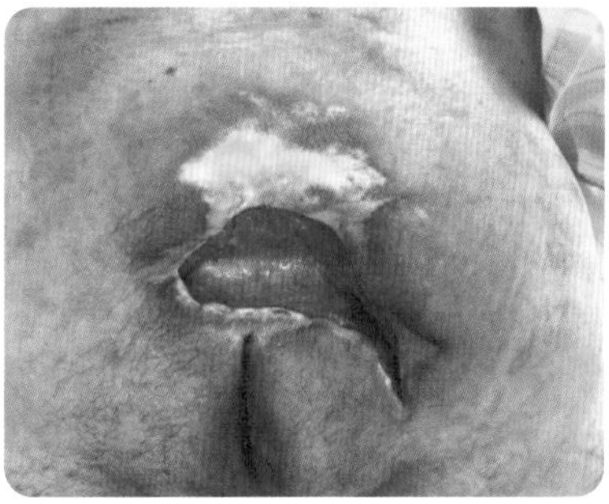

洗浄後の褥瘡

②フォームをカットし創内へ充填する

・フォームを創部よりやや小さくカットして、創内に充填する。これにより創の収縮が効率よく行われる。
・創周囲の皮膚に皮膚被膜材やフィルムなどを貼付して保護する

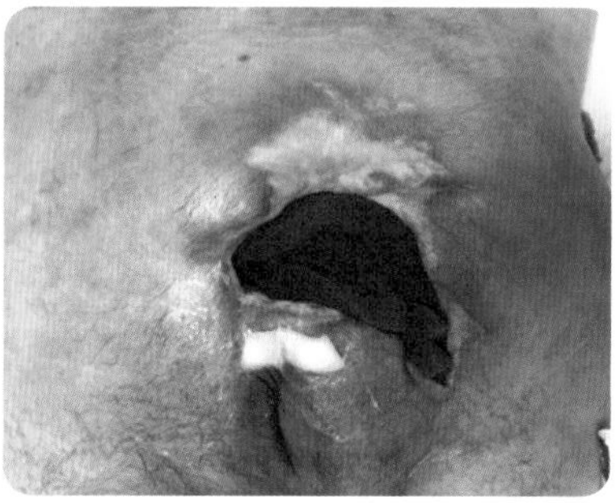

フォームを充填した状態

③付属のドレープでフォーム全体を被覆する

・適切に密閉できるようドレープを創周囲より3～5cm大きく貼り、エアリーク（空気が漏れ出た状態）の予防に努める

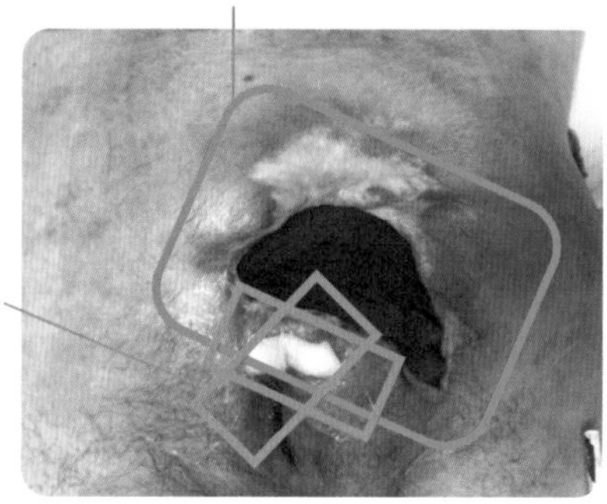

ドレープは創周囲から3～5cm大きく貼付する

殿裂部からのエアリークと便汚染を防ぐために、用手成形皮膚保護剤※を貼付しドレープをクロス張りにする。

※手で自由に成形できる皮膚保護剤

④ドレープの一部に約2.5cm（500円玉ほど）の穴をあける

・連結チューブ（接続パッド）とキャニスターを取り付ける
・吸引位置のドレープをつまみ上げて、約2.5cm（500円玉ほど）の穴をあける。

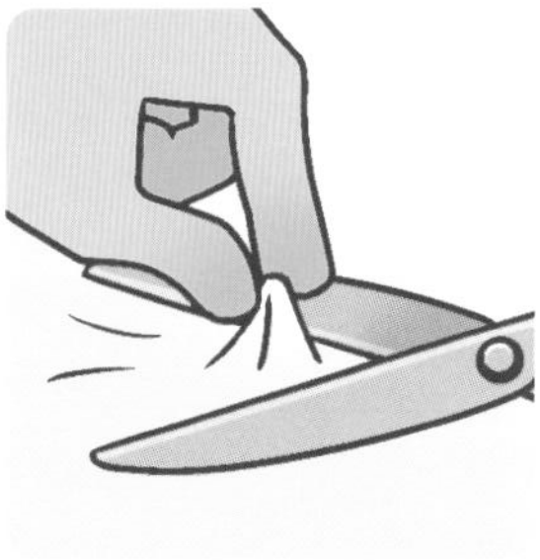

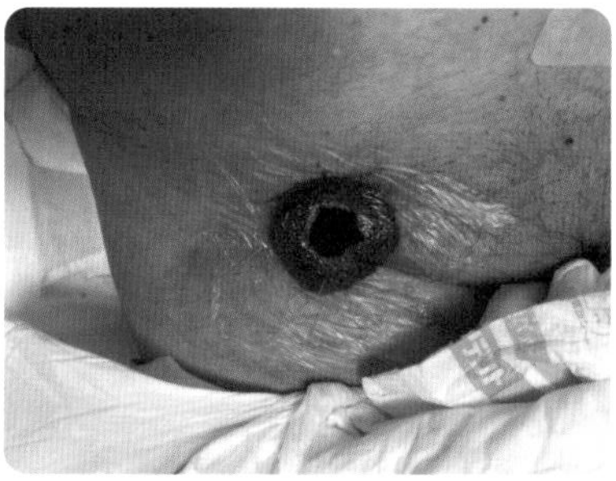

穴をあけた状態

⑤連結チューブ（接続パッド）を装着する

・装着時に、接続パットが辺縁皮膚を圧迫しないようにする
・チューブの健常皮膚への密着は医療関連機器圧迫創傷（MDRPU）の原因になることがあるので注意する

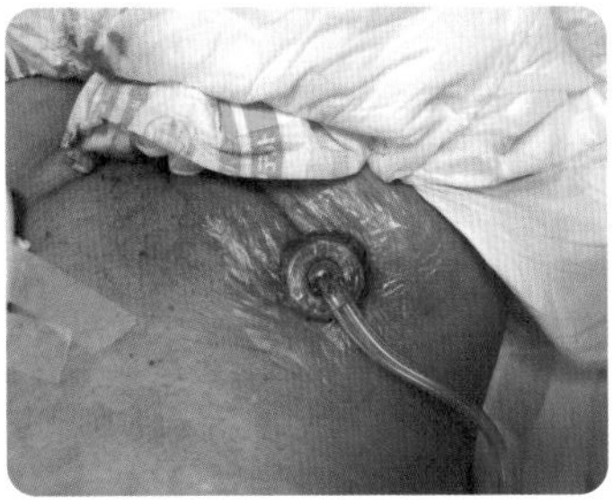

チューブを挿入

⑥陰圧維持管理装置との接続を確認し、吸引を開始する

・装置が接続されていることを確認する
・陰圧の設定は－125mmHg、出血創や虚血創では－50～－75mmHg程度の低圧から開始する
・エアリークがないことを確認し、疼痛や皮膚の色調変化を観察する

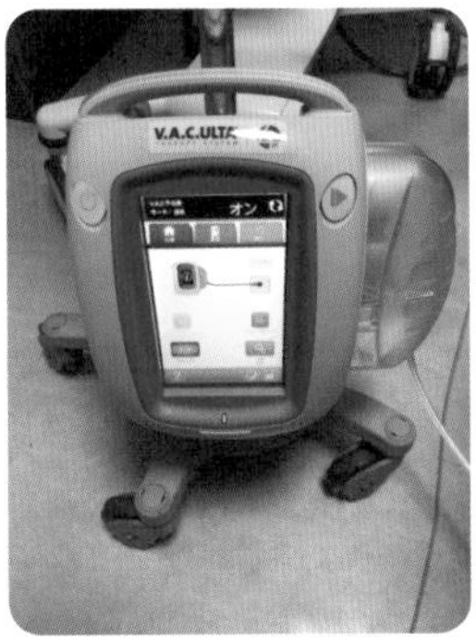

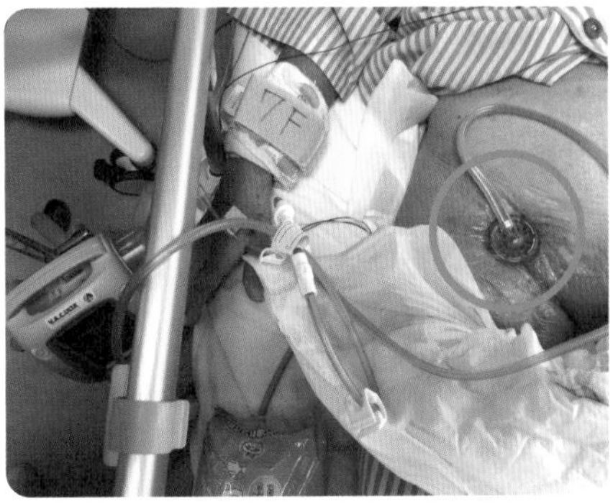

陰圧に伴って生じるフォーム周囲皮膚の色調変化やチューブ内の出血を確認する

ブリッジングによる連結チューブ（接続パッド）の圧迫予防

フォームを創用とブリッジング用にカットして、それぞれ創に充填、ブリッジングする。フォーム全体にドレープを貼付し、ブリッジング部のドレープに穴を開けて連結チューブを接続する。

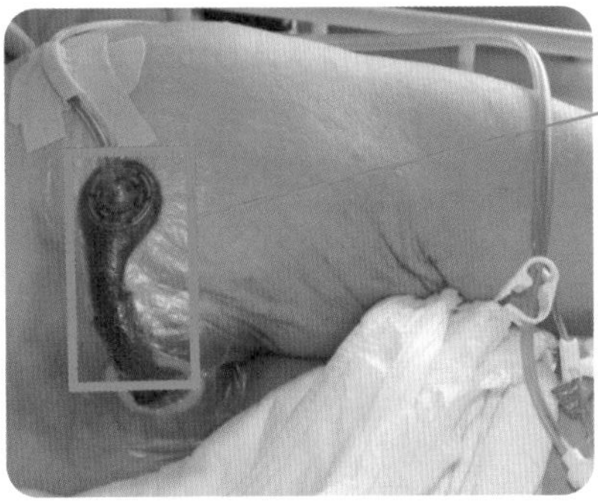

ブリッジング部位

ブリッジング用フォームの下にドレープを貼付しておき、皮膚を保護する

ドレープを貼付した後に、フォームの穴をあける

NOTE V.A.C. Ulta®治療システム

V.A.C.® Ultaは、スリーエム社製（旧KCI社製）で、従来のV.A.C.®治療に洗浄液の自動注入・吸引機能（ベラフロ治療）を加えた機種です。創傷に合わせてベラフロ治療の各サイクル（洗浄液の注入量、浸漬時間、陰圧閉鎖療法時間）が設定できます。２つの治療法を同時に行うことで、創傷治癒がより効果的に促進されます。

NPWPの合併症とその対策[3)]

■ NPWPの合併症

NPWPの合併症の中で重篤なものは、**出血、感染**、壊死《えし》の進行、瘻孔です。難治性創傷で脆弱な肉芽を治療する際に、創部より出血することがあります。また、抗凝固薬や抗血小板薬を投与中の心血管系疾患や透析患者では、過度な洗浄での刺激やデブリードマン後に出血を起こすことがあります。

■ 出血予防

出血を防ぐために、NPWP施行前・施行中に以下の予防策を行います。

- デブリードマン後に、十分な止血と止血後の確認を行う。
- **出血傾向がある患者**に対しては、持続陰圧吸引の設定を**低圧（－50～－75mmHg）から開始**し、出血がないことを確認した上で陰圧の設定を変更する。
- フォームの位置は、大血管の露出部位に置かないようにする。
- 創面に充填するフォーム（ポリウレタンフォーム）を交換する15～30分前に電源をオフにし、愛護的にフォームを剥離する。あるいはフォームを剥離する前に生理食塩水に浸漬させる。
- 抗凝固薬を服用中か否かを確認し、デブリードマン後は出血に注意する。
- フォーム剥離時の微出血は不可逆だが、ガーゼによる圧迫止血を行う。

■ 止血方法

出血が認められたら、以下の方法で止血します。

- 出血が微小な場合は、止血目的で血液凝固を促すアルギン酸塩ドレッシング（製品例：アルゴダームトリオニック）を使用することがある。
- 装置と創部をつなぐチューブ内やキャニスター内に血性の滲出《しんしゅつ》液が認められることがある。その場合は、創部からの出血を疑い、観察を徹底する。
- 陰圧管理中にドレープ内に出血が認められることがある。少量の場合はフォームの上から圧迫止血する。
- **突発的な出血、持続する出血がある**場合は、**ただちに陰圧を解除**し、フォームの上からの圧迫止血とともに医師に連絡する。止血困難もしくは大量出血の場合は、バイポーラや電気メスなどを用いた止血処置を行う。

■ その他の合併症の予防

重篤ではないものの、疼痛《とうつう》、浸軟《しんなん》、皮膚炎、発赤《ほっせき》などの合併症が起こることもあります。疼痛を緩和させるには、必要に応じて、局所麻薬のドレープ内への注入やコンタクトレイヤー（接触創）ドレッシング材の使用を検討します。

皮膚の浸軟・皮膚炎に対しては、辺縁皮膚への皮膚被膜保護剤やフィルム材・皮膚保護材を使用して予防します。

【引用・参考文献】

1）市岡　滋：創傷のすべて－キズをもつすべての人のために．東京，克誠堂出版，p307-311, 2012

2）真田弘美，溝上裕子ほか：アドバンスド創傷ケア．東京，照林社，p165-172, 2012

3）地域医療機能推進機構（JCHO）：看護師特定行為区分別科目研修テキスト　創傷管理関連．大阪，メディカ出版，p132-151, 2019

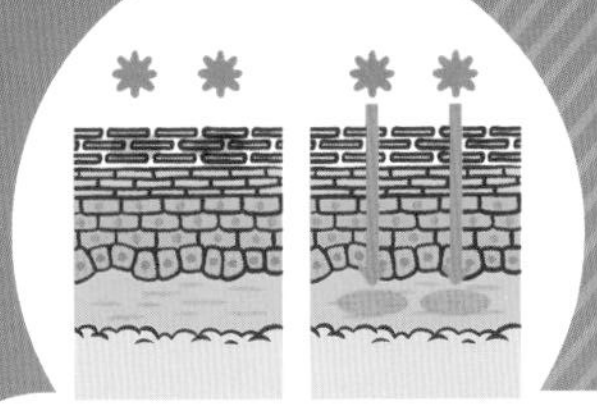

Part4

自重褥瘡と間違われやすい創傷

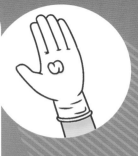

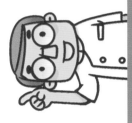

褥瘡と似た皮膚疾患の特徴を知ることで、
適切なケア・治療を選ぶことができます

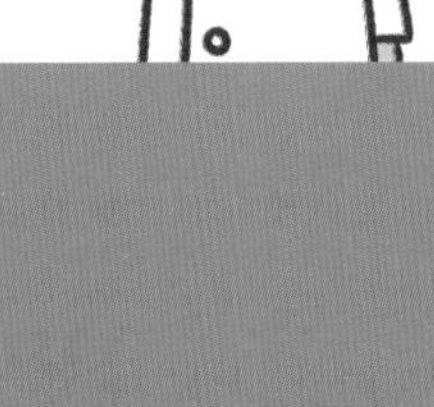

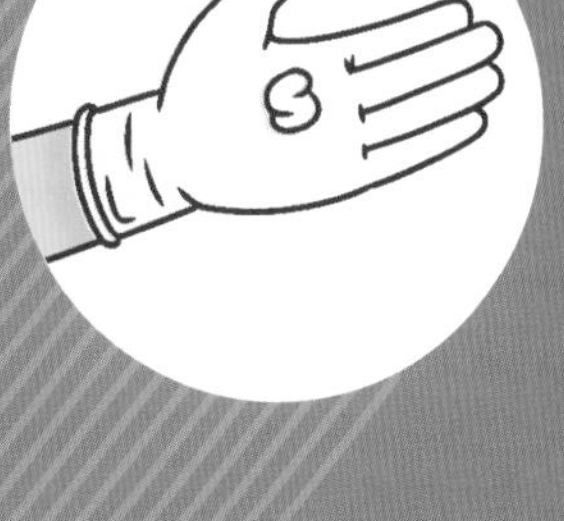

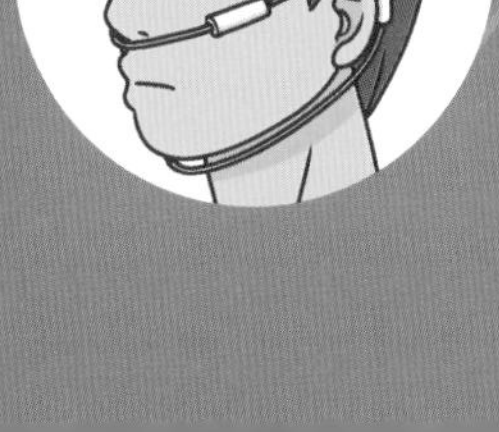

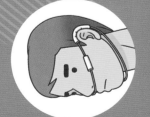

スキン-テア

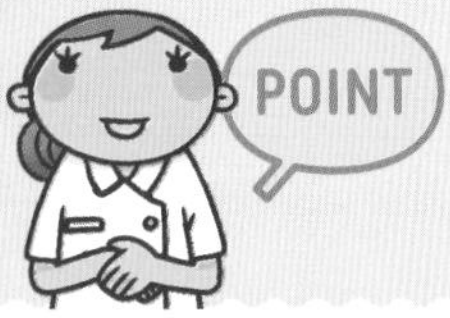

POINT
- スキン-テアは、摩擦やずれによって起こる皮膚裂傷。
- スキンケア（皮膚の洗浄、保湿）と保護で予防する。
- 発生時には止血し、皮弁の位置を戻す処置を行う。

スキン-テアとは

スキン-テア（skin tear：皮膚裂傷）とは、「摩擦やずれによって、皮膚が裂けて生じた外傷性損傷」で、「表皮と真皮の結びつきが離れてできた真皮深層までの部分層損傷」[1]のことです。**高齢者の四肢に多く発生します**が、小児や成人など年齢に関係なく発生します。

高齢者の皮膚は、加齢に伴い表皮と真皮が薄くなり（菲薄化）、表皮突起と真皮乳頭の突起が平坦化し結びつきがルーズになります。さらに、真皮の膠原《こうげん》繊維が減少し、皮膚の弾力性が低下し脆弱化することで、わずかな摩擦やずれでスキン-テアが発生しやすくなります[2]。

なお、スキン-テアは、褥瘡や医療関連機器圧迫創傷（MDRPU、154ページ参照）、失禁関連皮膚炎（IAD、162ページ参照）は除外されますが、天疱瘡や類天疱瘡、先天性表皮水疱《すいほう》症等の創傷は、疾患に由来するものか判断し難いため、スキン-テアに含まれます[1]。

皮膚の組織像

＜32歳男性、下肢皮膚＞

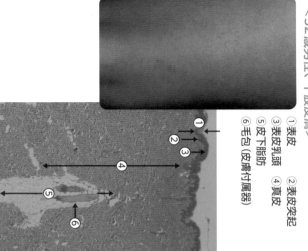

①表皮　②表皮突起
③表皮乳頭　④真皮
⑤皮下脂肪
⑥毛包（皮膚付属器）

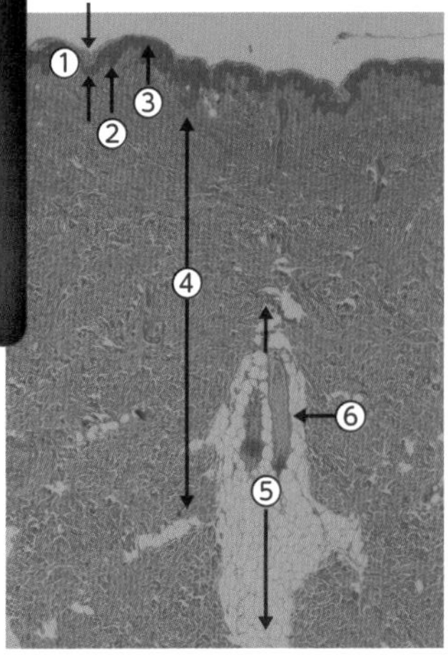

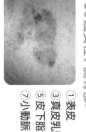

＜86歳女性、腸骨部＞

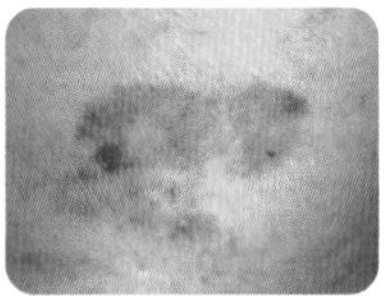

①表皮　②表皮突起
③真皮乳頭　④真皮
⑤皮下脂肪　⑥汗腺（皮膚付属器）
⑦小動脈　⑧小静脈

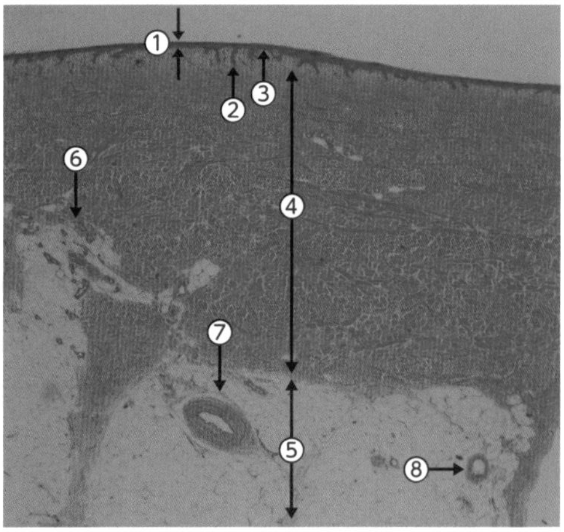

若い患者の皮膚に比べ、高齢者の皮膚は表皮と真皮が薄くなり、表面が平坦化している

（写真提供：昭和大学江東豊洲病院皮膚科　永田茂樹先生）

<外力発生要因>

患者行動 （患者本人の行動によって摩擦・ずれが生じる場合）	管理状況 （ケアによって摩擦・ずれが生じる場合）
・痙攣、不随意運動 ・不穏行為 ・物にぶつかる（ベッド柵や車椅子など）	・体位変換、移動介助 ・入浴、清拭等の清潔のケアの介助 ・更衣の介助 ・医療用テープの貼付 ・器具（抑制具、医療用リストバンドなど）の使用 ・リハビリテーションの実施

（日本創傷・オストミー・失禁管理学会編：ベストプラクティス　スキン-テア（皮膚裂傷）の予防と管理．東京，照林社，p19, 2015より引用）

さまざまなスキン-テア

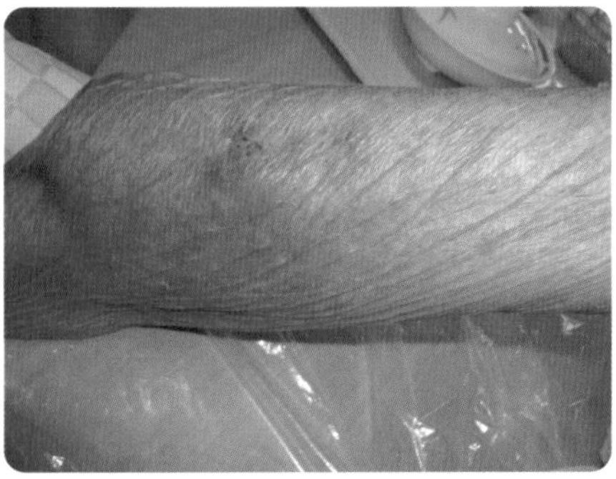

ティッシュペーパー様皮膚

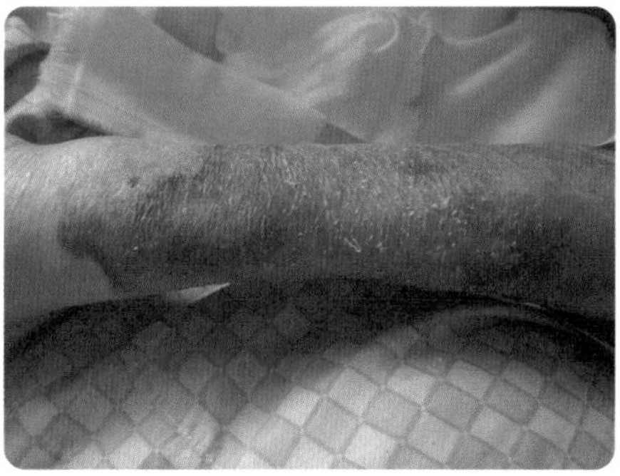

紫斑、皮下出血

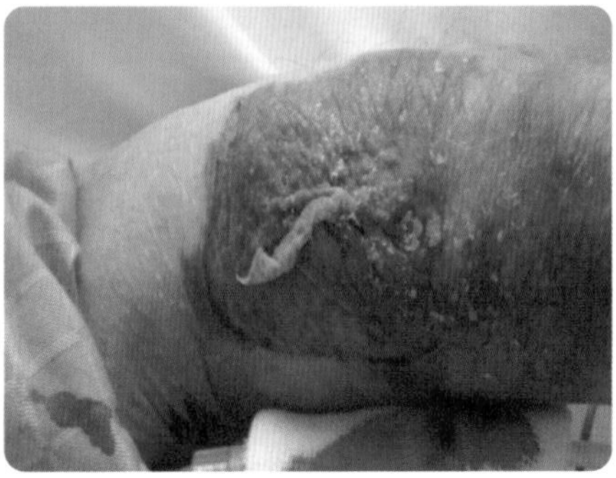

フィルムドレッシング材を剥がすときに発生したスキン-テア

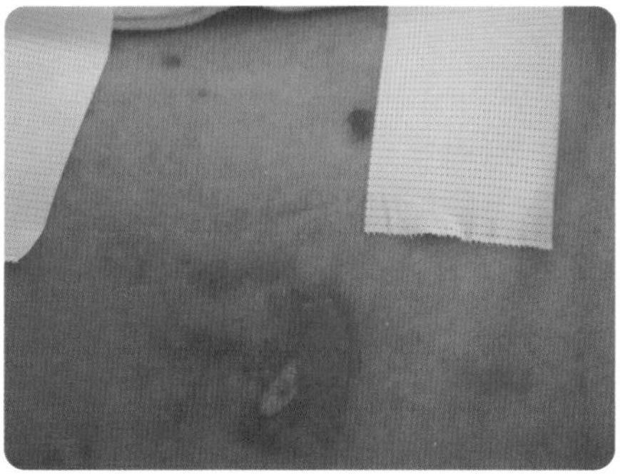

ガーゼを固定していたテープの剥離時に発生したスキン-テア

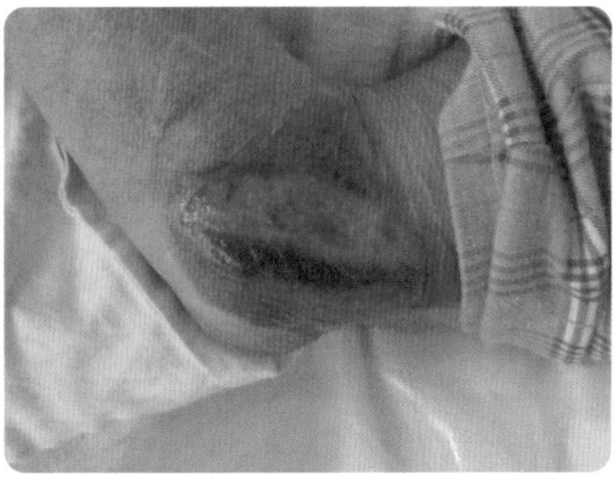

ベット柵にぶつけて発生したスキン-テア

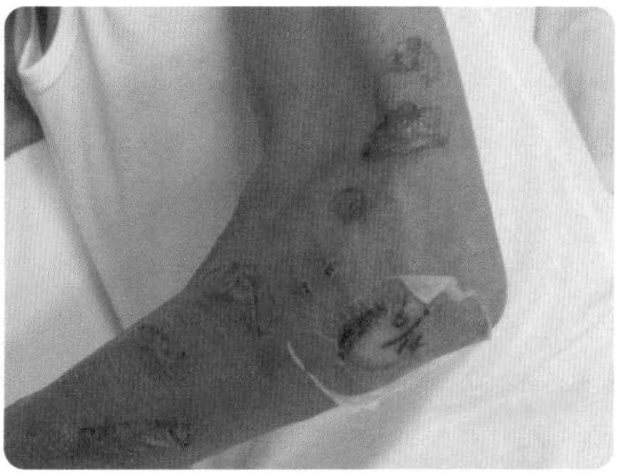

ラックにぶつかり発生したスキン-テア

予防ケア[3)]

■予防的なスキンケア
皮膚を清潔に保つために、毎日の**スキンケア（洗浄、保湿）**が重要です。

■外力からの保護
患者にかかる外力を緩衝する目的で、**患者の保護や周囲の環境を整える**ことが大切です。
- **安全な環境調整**：ベッドや車椅子の環境下、医療用リストバンドや抑制具の使用において安全な環境づくりを考える。
- **患者保護**：長袖や長ズボンを着用したり、締め付けすぎず、素材が柔らかいレッグウォーマーやアームウォーマー、筒状包帯を使用し手や足を保護する。
- **安全なケアの提供**：体位変換や移動介助では、身体を引きずらずらないように体位を整える。
- **医療用テープの貼付・剥離**：剥離刺激の少ないテープを選択し、テープの貼付や剥離時に力が加わらない貼り方、剥がし方を実施する。

■栄養管理（低栄養、脱水の予防、必要に応じNST介入依頼）
皮膚のバリア機能の維持や回復には、栄養管理も重要です。体重減少率や喫食率、血清アルブミン値（炎症・脱水がない場合）を定期的に測定し、栄養状態を評価します。必要に応じて管理栄養士や栄養サポートチーム（NST）に相談し介入を依頼します。

■患者・家族指導
スキン-テアは強い痛みを伴います。患者と家族にスキン-テアのリスクや発生しやすい状況を説明し、観察、保湿、保護など皮膚を守るための方法を指導します。また、スキン-テアが発生時した場合の対応を説明します。

洗浄と保湿のポイント

<洗浄>

①洗浄剤は、低刺激性で保湿効果のある弱酸性の洗浄剤を選択する。皮膚に力が加わらないよう泡で優しく洗い、洗浄剤の成分が残らないよう十分に洗い流す

②洗浄後は優しく押さえ拭きして水分を取り除く。入浴やシャワー浴は、高水圧や高温、長時間を避けて行う

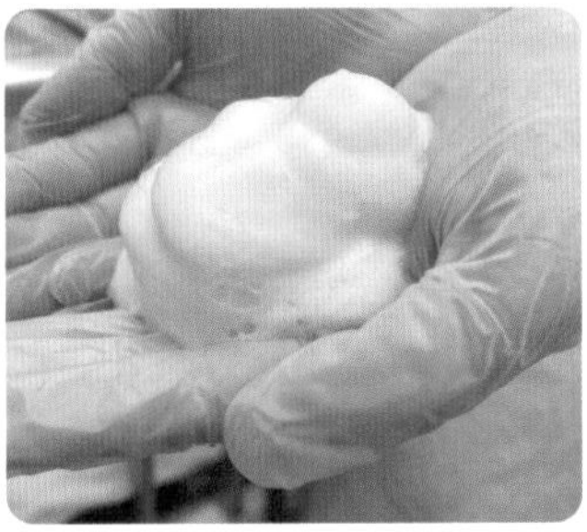
洗浄剤をしっかり泡立てる

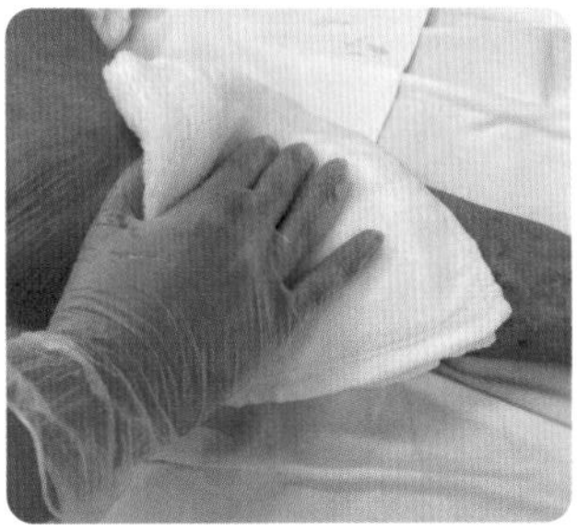
洗浄後の押さえ拭き

<保湿>

低刺激性で伸びがよいローションタイプの保湿剤を選択し、1日2回以上塗布する。

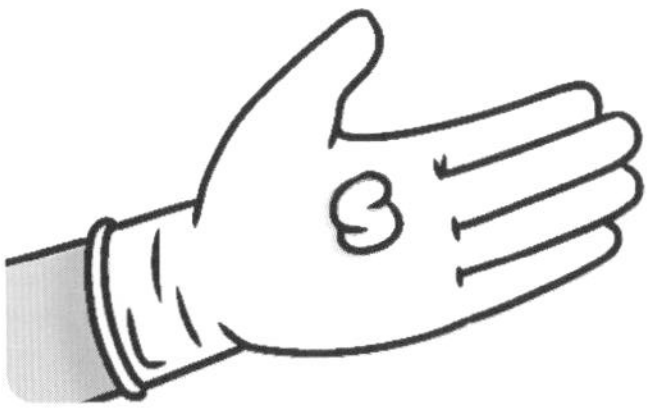
保湿剤を手に取る

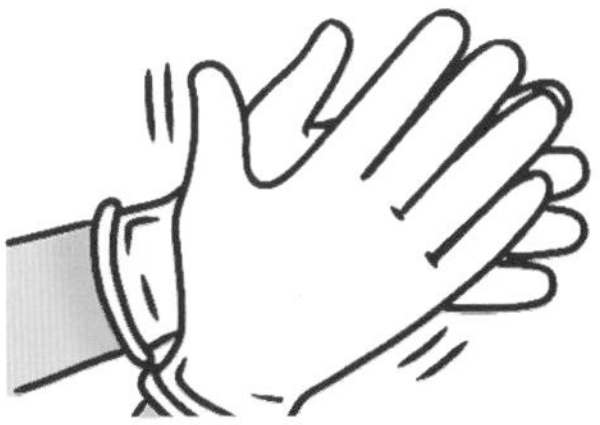
保湿剤を伸ばす

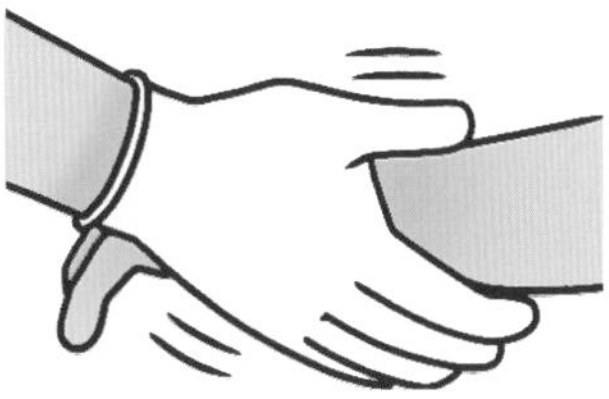
毛の流れに沿い押さえるように塗布する

おもな保湿剤

製品名	メーカー名
ベーテル保湿ローション	ベーテル・プラス
シルティ保湿ローション	コロプラスト
セキューラML	スミス・アンド・ネフュー

安全な環境調整

<ベッド、車椅子>

リスク	対策
ベッド柵にぶつかりやすい	ベッド柵カバーを付ける
転倒しやすい	衝撃吸収マットを敷く（転倒時の衝撃をやわらげる）
家具などにぶつかりやすい	家具の角にカバーを装着する
車椅子を利用する	・靴下と靴を着用して足を守る ・ズボン式の寝衣やレッグカバーを着用する ・アームカバーを装着し、上肢の損傷を予防する

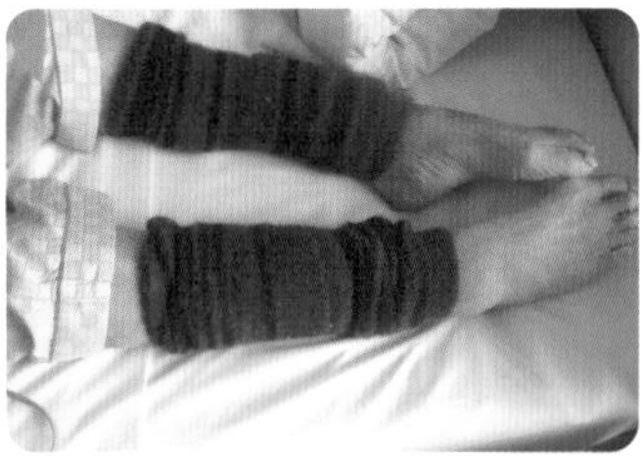
レッグウォーマー

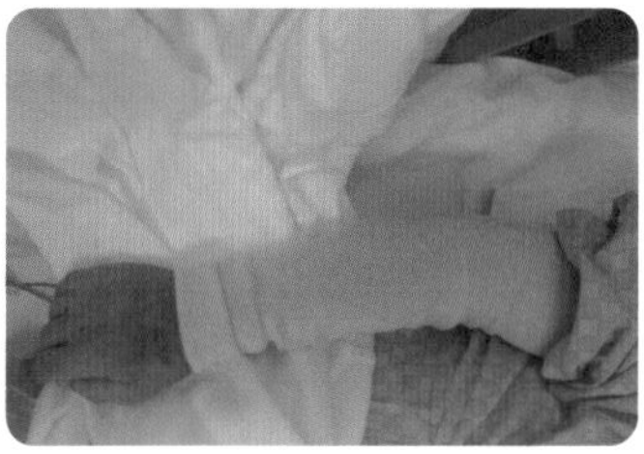
アームカバー

<医療用リストバンド、抑制具>

リスク	対策
医療用リストバンドを装着	柔らかい素材の筒状包帯やシリコン系のドレッシング材を貼付して皮膚補保護する
装着部に麻痺がある	健側に装着する
装着部に浮腫がある	浮腫がない部位に装着する
抑制具を使用	・抑制の必要性と終了が可能かを検討する ・抑制帯やミトンは締めすぎないよう装着する ・アームカバーや筒状包帯などを使用して装着する

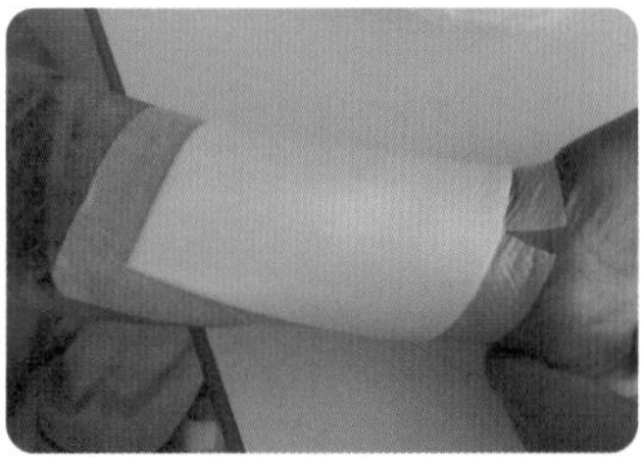
シリコン系ドレッシングを貼付

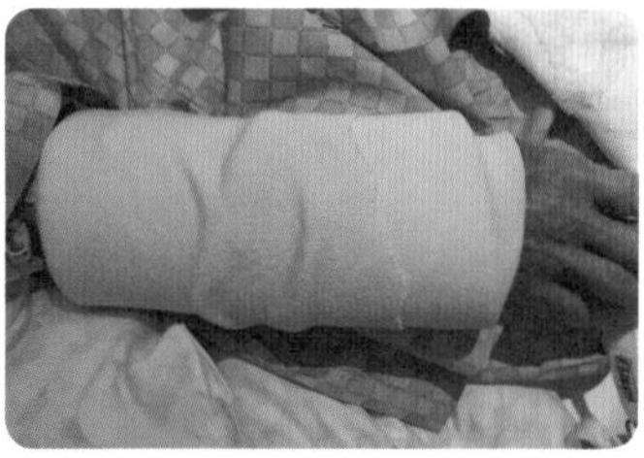
筒状包帯＋ウレタンを組み合わせて保護

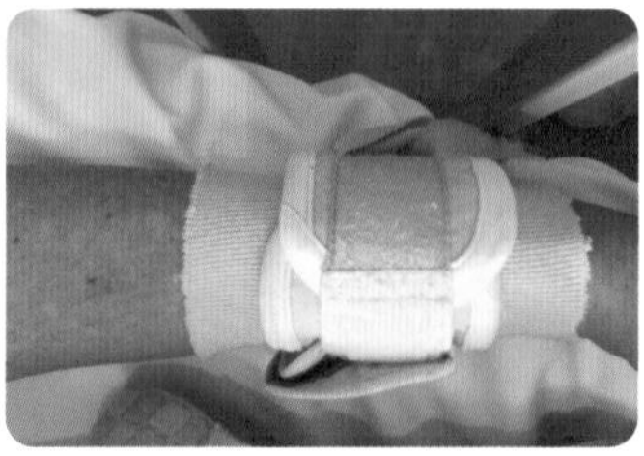
筒状包帯を用いて保護

<体位変換・移動介助>

リスク	対策
体位変換・移動介助	・スライディングシートや介助グローブなどを使用する ・2人以上で実施する ・身体を引きずらずに体位を整える ・四肢ではなく腰や肩を支えながら体位変換を行う ・四肢を挙上する際は、つかまず下から支えるよう保持する ・病衣やクッションを引っ張らない
四肢に麻痺がある	三角巾やベルトを使用し、麻痺した四肢を固定して保護する

OK

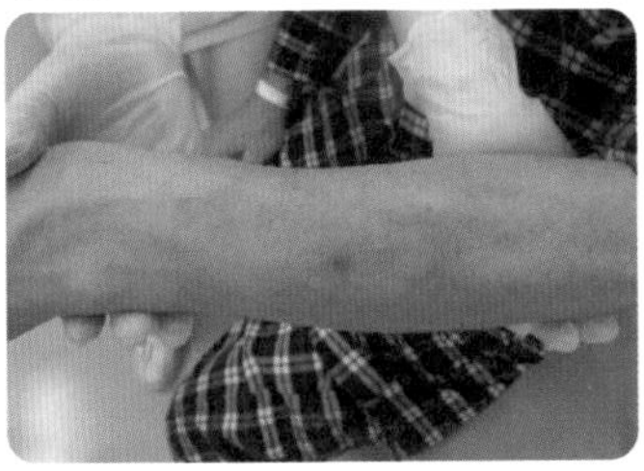

患者の腕を下から支えるように保持する

NG

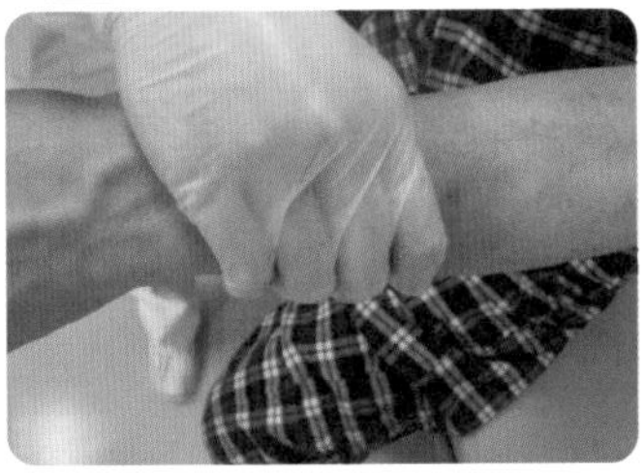

患者の腕をつかむと、1点に力がかかってしまう

<医療用テープの使用>

リスク	対策
貼付時	・医療用テープ以外の固定方法がないか検討する ・角層剥離が少ない低剥離刺激性の粘着剤（シリコーン系）を選択する ・被膜剤や板状皮膚保護材を使用した上にテープを貼付する ・皮膚に緊張が加わらないように、テープの中心から外側に向けて貼付する
剥離時	・粘着剥離剤を使用しながら、ゆっくりテープを反転させて剥離する ・テープの端を折り曲げてつまみを作っておく

貼付時

OK

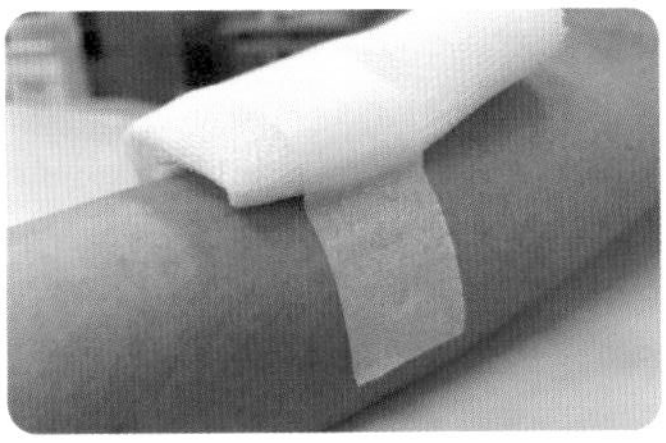

テープの中心から外側に向かって、ガーゼに沿うように貼付する

NG

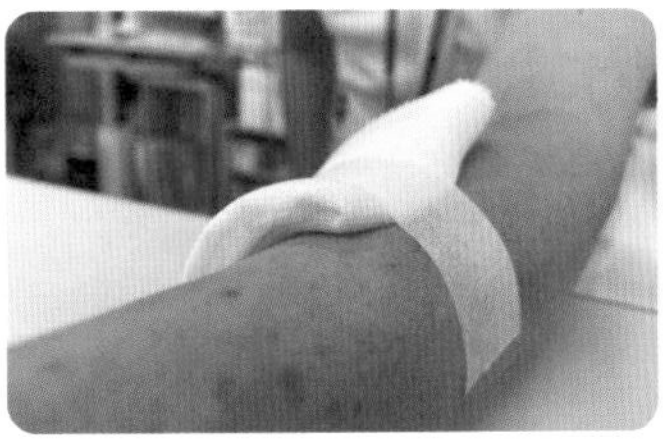

テープを引っ張りながら貼付すると、ガーゼの端に圧がかかる

剥離時

OK

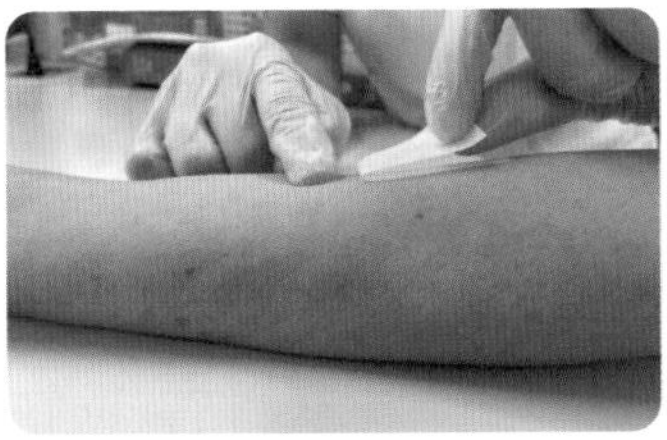

ゆっくりテープを反転させて剥離する

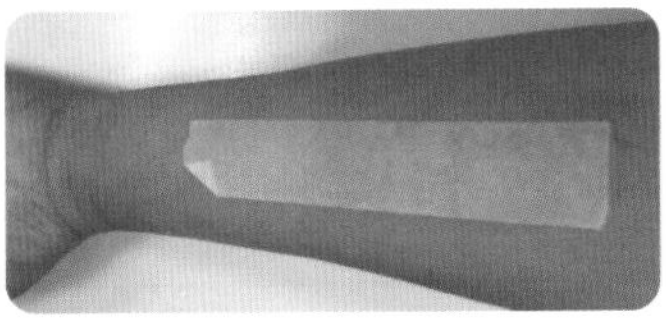

テープの端を折り曲げてつまみやすくする

NG

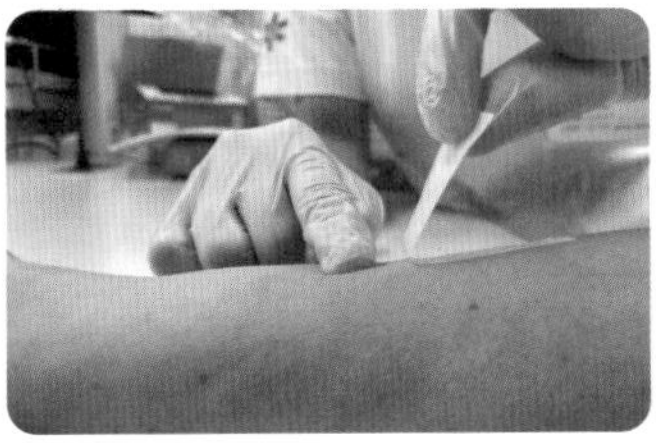

真上にテープを引っ張らない

スキン-テアの評価[1,2)]

スキン-テアは**「STAR《スター》分類」で評価**します。STAR分類は、創縁の状態と、皮弁の状態からカテゴリー1a、1b、2a、2b、3の5つに分類します。

STAR分類

カテゴリー1a	カテゴリー1b	カテゴリー2a	カテゴリー2b	カテゴリー3
創縁を（過度に伸展させることなく）正常な解剖学的位置に戻すことができる		創縁を正常な解剖学的位置に戻すことができない		皮弁が完全に欠損している
皮膚または皮弁の色が蒼白でない、薄黒くない、または黒ずんでいない	皮膚または皮弁の色が蒼白、薄黒い、または黒ずんでいる	皮膚または皮弁の色が蒼白でない、薄黒くない、または黒ずんでいない	皮膚または皮弁の色が蒼白、薄黒い、または黒ずんでいる	

（日本創傷・オストミー・失禁管理学会編：ベストプラクティス　スキン - テア（皮膚裂傷）の予防と管理. 東京, 照林社, p7, 2015より一部改変引用）

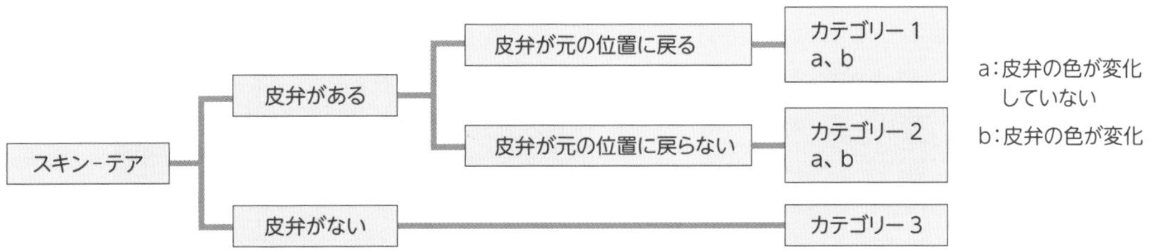

スキン-テアのリスクアセスメント[2,3)]

スキン-テアの発生要因には、**「個体要因」と「外力発生要因」**があります。

個体要因は、全身状態と皮膚状態に分けられます。特に、皮膚が白くカサカサして薄い「ティッシュペーパー様」の皮膚はスキン-テアが発生しやすい状態です。

外力発生要因は、物にぶつかる、不穏行動といった患者本人の行動によるものと、体位変換や移動介助、清潔ケアなどの管理状況に分けられます。

これらの発生要因をふまえてリスクアセスメントを行います。

スキン-テアの発生要因

<個体要因>

全身症状	皮膚状態
・加齢（75歳以上） ・治療（長期ステロイド薬使用、抗凝固薬使用） ・低活動性 ・過度な日光曝露歴（屋外作業、レジャーなど） ・抗がん剤、分子標的薬治療歴 ・放射線治療歴 ・透析治療歴 ・低栄養状態（脱水含む） ・認知機能低下	・乾燥、鱗屑《りんせつ》 ・紫斑 ・浮腫 ・水疱 ・ティッシュペーパー様（皮膚が白くカサカサして薄い状態）

スキン-テア発生時の対応[3)]

スキン-テアを発見したら、**止血し、皮弁を元の位置に戻す**処置を行います。その後、非固着性のドレッシング材で保護します。処置後、炎症や感染に注意して観察し、ドレッシング材は3～7日後に交換します。

スキン-テア発生時のケア

①止血

出血のコントロールができない場合や、脂肪あるいや筋層に至る損傷の場合は、医師に報告する。

②温めた生理食塩水で洗浄する

疼痛《とうつう》の軽減、汚れや血腫を取り除くために、できるだけ温かい生理食塩水で洗浄する。

③皮弁を元の位置に戻す

- 皮弁がある場合には、湿らせた綿棒、手袋をした指、または無鉤鑷子を使って、皮弁をゆっくりと元の位置に戻す。
- 皮弁の位置がずれて創面が露出する場合は、必要に応じてシリコーンゲルメッシュドレッシングや皮膚接合用テープを用いて皮弁を固定する。
- 皮膚接合用テープを使用して固定する場合は、関節の近くや紫斑部位への貼付は避け、テープ間の隙間をあけて貼付する。

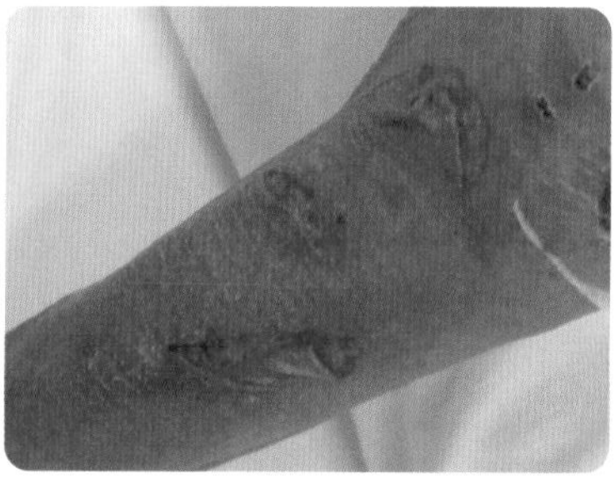

可動式PPEラックにぶつかり発生したスキン-テア

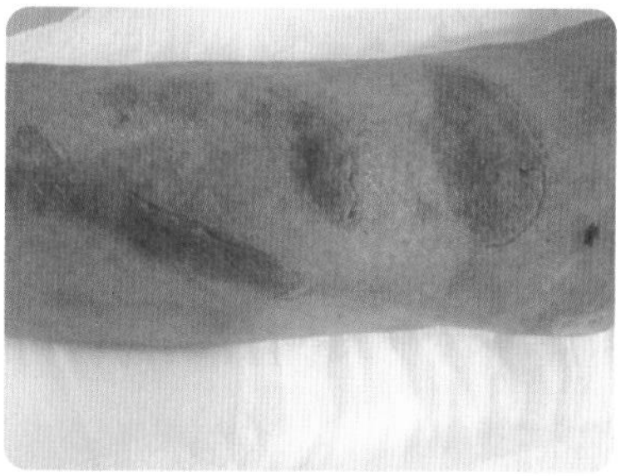

皮弁を解剖学的位置に戻した状態

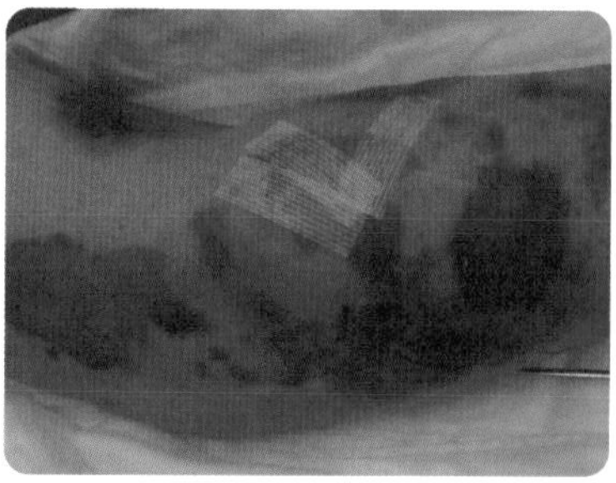

皮弁を戻した後、皮膚接合用テープで皮弁を固定した状態

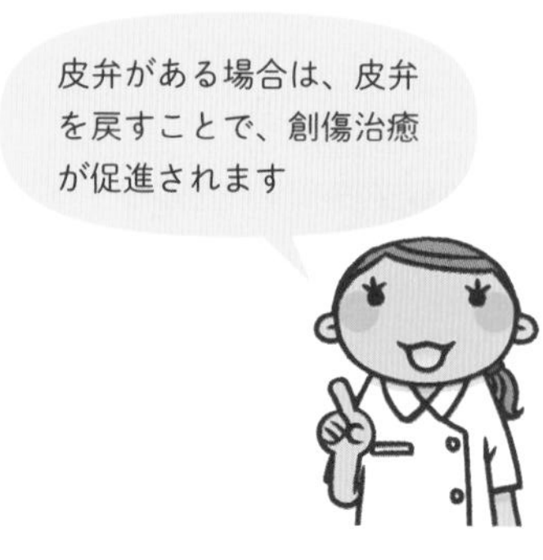
皮弁がある場合は、皮弁を戻すことで、創傷治癒が促進されます

④非固着性のドレッシング材を貼付する

・非固着性ガーゼを使用する場合は、上皮化を促進する白色ワセリンや創面保護効果の高い油脂性基剤のジメチルイソプロピルアズレンなどの外用薬を塗布し、その上から非固着性ガーゼで保護する。
・ドレッシング材は、シリコーンメッシュドレッシング、多孔性シリコーンゲルシート、ポリウレタンフォーム/ソフトシリコーンなどの非固着性のものを選択する。
・テープによる新たなスキン - テア発生が懸念される場合は、包帯や筒状包帯などテープ以外の固定方法を検討する。

ドレッシング材	・シリコーンメッシュドレッシング ・多孔性シリコーンゲルシート ・ポリウレタンフォーム／ソフトシリコーン
外用薬	・白色ワセリン ・ジメチルイソプロピルアズレン
	＋非固着性ガーゼ

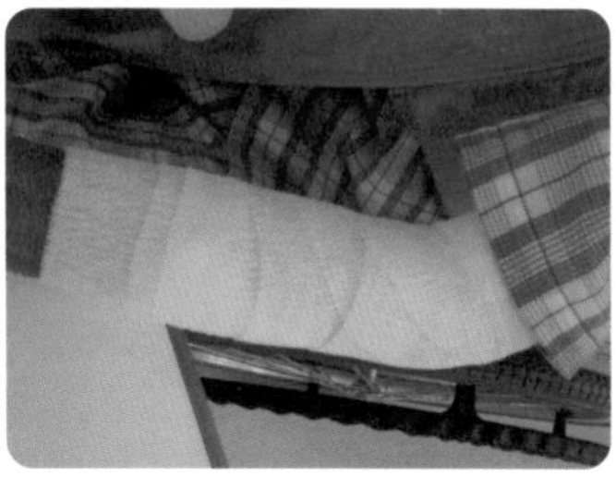

包帯による固定

・ドレッシング材の交換時に、皮弁を損傷しないよう、被覆材に皮弁の方向（剥がす方向）へ矢印を記載するとよい。
・剥がすときは、皮弁を損傷しないよう、剥離剤を使用しながら、貼付時に記載した矢印の方向にゆっくりと剥離する。

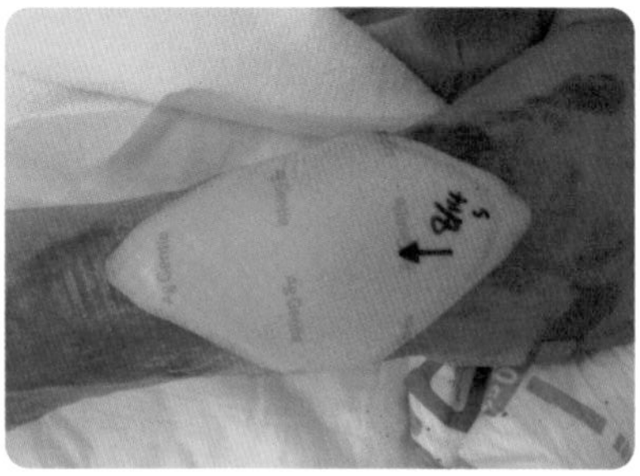

貼付時に皮弁の方向を矢印で記載しておくと、剥がす方向を間違えない

⑤炎症や感染の有無を観察する

・24 ～ 48時間以内は、炎症や感染がないかを確認する。
・その後、皮弁の損傷に注意しながら、3～7日後にドレッシング材を交換する。
・生着しない皮弁は、数日間、経過を観察した後に壊死《えし》した部分を切除する。

【引用・参考文献】

1）日本創傷・オストミー・失禁管理学会編：ベストプラクティス　スキン-テア（皮膚裂傷）の予防と管理．東京，照林社，p6-7, 2015
2）丹波光子編：だけでいい！褥瘡・創傷ケア．大阪，メディカ出版，p138-143, 2021
3）日本創傷・オストミー・失禁管理学会編：スキンケアガイドブック．東京，照林社，p 218-230, 2017
4）祖父江正代編：がん患者の皮膚障害　事例でわかるアセスメントとケアのポイント．東京，サイオ出版，p80 ～ 87, 2015

医療関連機器圧迫創傷（MDRPU）

- 圧迫で発生するMDRPUは、広義では褥瘡に含まれる。
- 個体要因、機器要因をアセスメントし、ケア計画をたてる。
- 医療機器により除圧、減圧、予防を行う。

医療関連機器圧迫創傷とは

医療関連機器圧迫創傷（Medical Device Related Pressure Ulcer：MDRPU）とは、「医療関連機器による圧迫で生じる皮膚ないし下床の組織損傷」です。尿道、消化管、気道などの粘膜に発生する創傷は含まれません。医療機器による圧迫が原因で発生するため、自重圧迫で発生する褥瘡とは区別されますが、どちらも圧迫で発生する創傷であることから、広義では褥瘡に含まれます[1]。

MDRPUの発生要因は**「機器要因」「個体要因」「ケア要因」**の3つに分類されます。医療関連機器装着の指示を受けたら、個体要因、機器要因をアセスメントし、医療関連機器の素材やサイズ選択に必要な身体計測や情報収集を行いながらケア計画を立案します。

MDRPUの発生要因

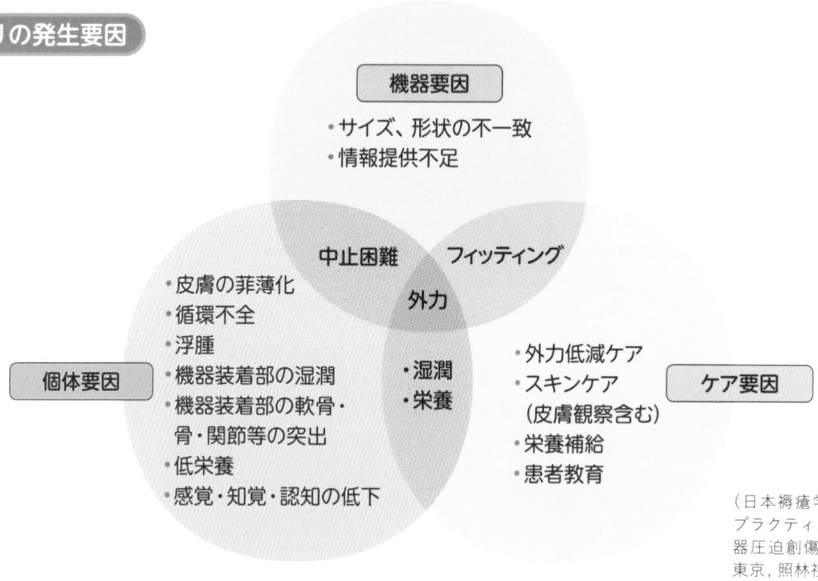

（日本褥瘡学会編：ベストプラクティス　医療関連機器圧迫創傷の予防と管理．東京，照林社，p16, 2016より引用）

MDRPUの原因となる医療機器

医療機器には、「圧迫を回避できるもの」と、「機器の性質上圧を回避できないもの」があります。医療機器による圧迫を回避できる場合は、計画的に除圧と減圧を行います。機器の性質上圧迫を回避できない医療機器は、MDRPUが発生するリスクが高いため、計画的に観察を行いながら、減圧できる方法の検討や医療機器の見直しを行います。

MDRPUの原因となる医療機器と対策

医療機器による圧迫を回避できる	医療機器による圧迫を回避できない	
除圧・減圧・予防できる	減圧・予防できる	減圧・予防できない
・酸素マスクなどの固定用ひも ・経鼻酸素カニューレ ・血管留置カテーテル（動静脈）固定部 ・気管カニューレ ・気管内挿管チューブ ・ギプス・シーネ ↓ **・クッション素材を挟む** **・固定位置を工夫する**	・NPPVマスク ・医療用弾性ストッキング ↓ **・サイス確認・選択、正しい使用の徹底** **・ポリウレタンフィルムなど創傷被覆材使用**	・パルスオキシメータープローブ ↓ **医療機器の見直し**

NPPVマスクによるMDRPU予防と管理

■個体要因のアセスメント

非侵襲的陽圧換起療法（Noninvasive Positive Pressure Ventilation：NPPV）とは、マスクやヘルメットで鼻や口を覆い、上気道から陽圧を加えて換気を行う方法です。MDRPUを予防するため、皮膚の菲薄化、マスクと接触する部位の皮膚の浮腫、浸軟《しんなん》、鼻や頬の骨突出、頬周囲の陥没などを観察します。

■機器要因のアセスメント

NPPVマスクには、鼻マスク、鼻口マスク、フェイスマスク、ピローマスクがあります。使用するマスクの種類に準じ、メーカーが推奨するゲージやサイズ表などを用いて計測しサイズを選択します。鼻口マスクの場合は、鼻根部・口角・下唇を覆えるサイズのマスクを選択します。

■ケアの実際

＜鼻口マスクの装着＞

下唇を覆い、鼻孔を塞がない位置で仮装着した後、ストラップを左右対称になるよう締めて固定し、アームの位置や角度を調整します。

ストラップが左右均一でない場合や、固定が緩すぎる場合、アームの調整が不適切な場合は、**鼻根部の圧迫やマスクのずれ**が起こり、リーク※や痛みの原因になります。

リークに対しストラップを締めすぎると、**過度な圧迫**を引き起こしてしまうため注意が必要です。

マスクがつぶれず、ストラップ部位に指が1～2本入る程度の固定を行います。

＜接触部の保護＞

正しくマスクを装着していても、骨突出や頬周囲のくぼみなどによりMDRPUのリスクが高くなります。その場合は、マスクの接触部位にクッション性のある被覆材を貼付し皮膚を保護します。その後、定期的に被覆材を剥離して皮膚の観察を行います。

＜スキンケア＞

顔面には皮脂腺が多く存在します。NPPVマスク内は高温多湿なことから、**マスク装着部位の皮膚は汚染や浸軟が起こりやすくなります。**拭き取りタイプの洗浄剤などを使えば、短時間でスキンケアを行うことができます。

※リーク：空気漏れ。NPPVでは、患者の呼気を逃す必要があるため、呼気ポートを設けて意図的にエア漏れするよう設定されている。

鼻口マスクによる圧迫創傷の発生部位

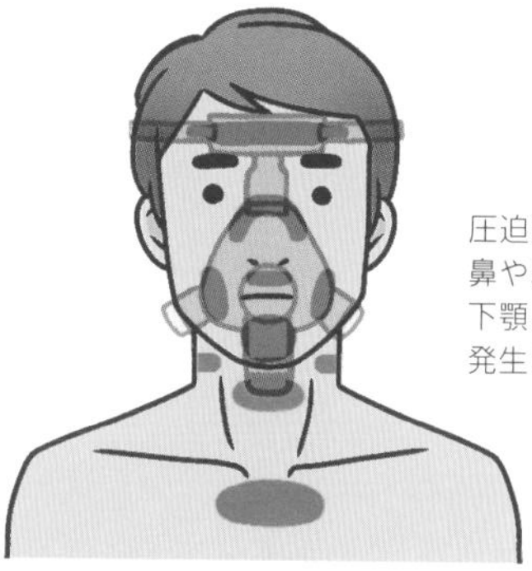

圧迫創傷は、額、鼻梁・
鼻や鼻腔の周囲、頬、
下顎、頸部、前胸部に
発生しやすい

鼻口マスクによる MDRPU

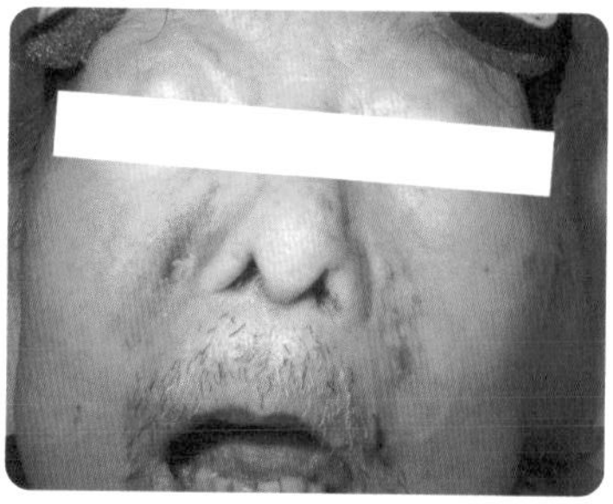

鼻周囲の圧迫創傷

鼻口マスクのサイズ選択

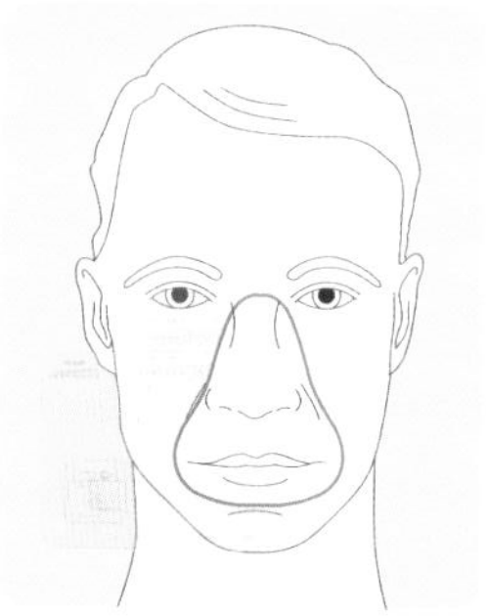

ゲージを用いたサイズ測定

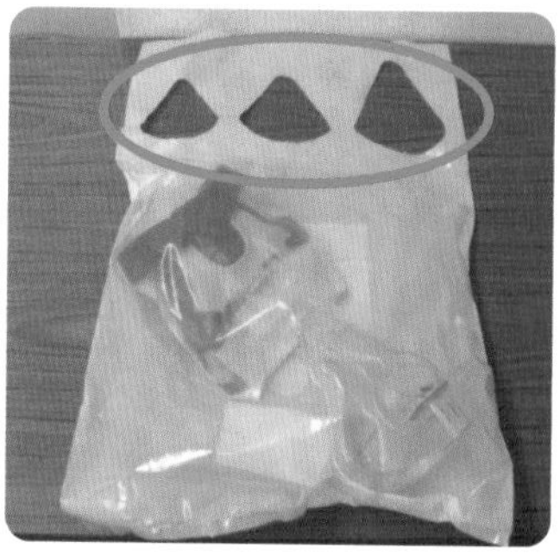

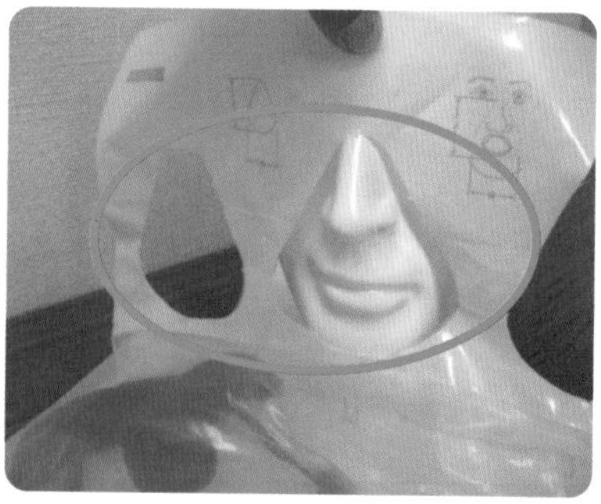

鼻根部、口角、下唇を覆うサイズのマスクを選択する

鼻口マスク装着時のポイント

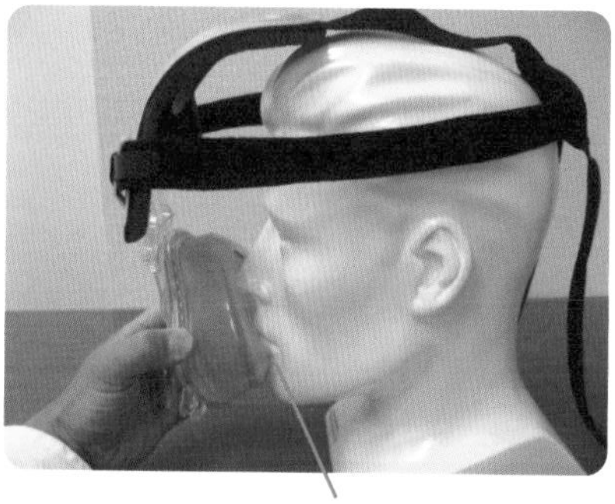

下唇を覆う

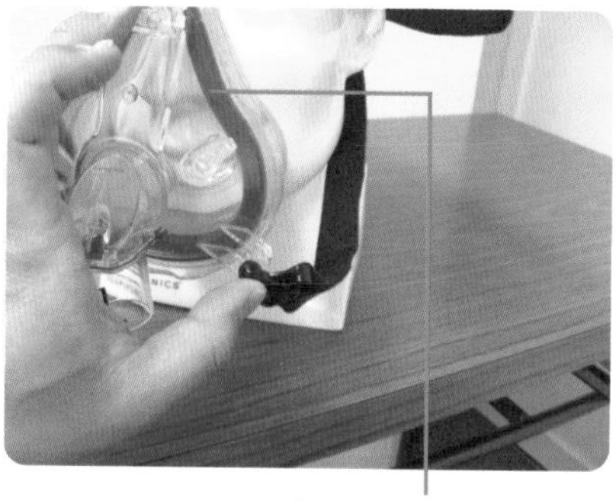

鼻孔を塞がない

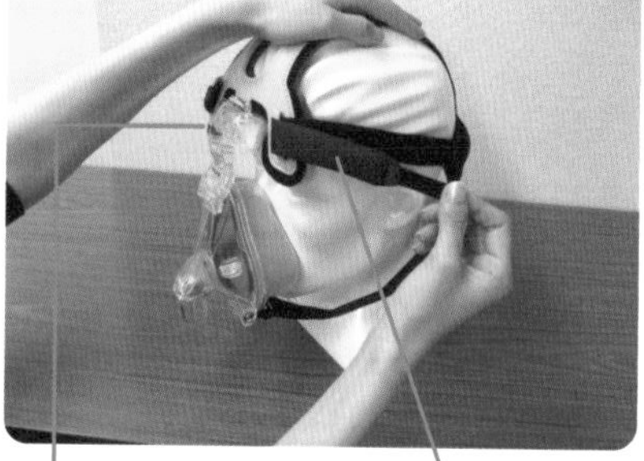

額の位置を決める　バンドの左右を持ち、均等に締める

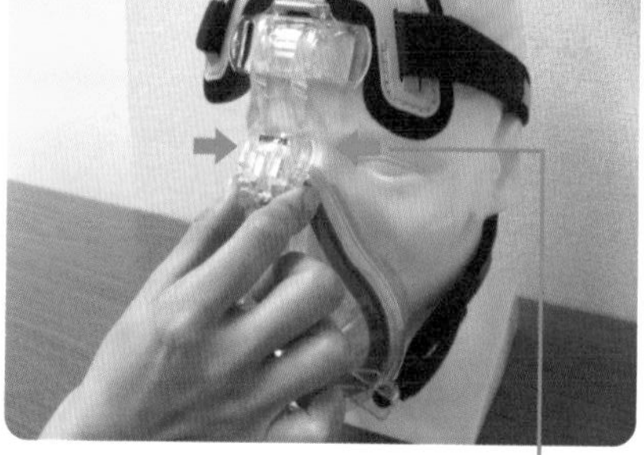

ロック部をつまんで角度を調節する

（写真提供：フィリップス・ジャパン）

ドレッシング材を用いた保護

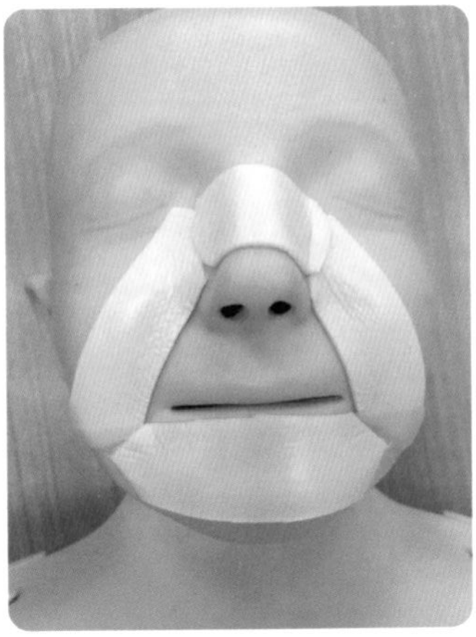

マスクの接触部位にドレッシング材を貼付する

ドレッシング材例

・ふぉーむらいと（コンバテック ジャパン）
・メピレックス トランスファー（メンリッケヘルスケア）

弾性ストッキング

■個体要因のアセスメント

皮膚の脆弱性、装着部の浮腫、関節の突出、足趾《そくし》の変形、下肢の知覚鈍麻や神経障害の有無を確認します。これらは弾性ストッキングのリスクであり、予防を検討する必要があります。

動脈血行障害やうっ血性心不全、有痛性青股腫、感染性静脈炎などは、圧迫療法が禁忌・禁止、警告とされている疾患です。弾性ストッキングの着用前にそれらの疾患がないことを確認し、血流障害が疑われる場合は、医師に確認してください。そのほかにも、装着部位に極度の変形がある場合は、適切な圧迫圧が得られないという理由から禁忌とされています。

また、神経症状がある場合は、痛みなどの異常を認識できないため、使用については十分注意する必要があります。

■機器要因のアセスメント

採用されている弾性ストッキングの取り扱いに準じて、専用のメジャーなどで測定部位を測定し、サイズ表に合わせてサイズを選択します。

圧迫療法が禁忌・禁止、警告とされているおもな疾患

疾患	理由
動脈血行障害	圧迫によって血行障害を増悪させるおそれがある
うっ血性心不全	圧迫によって症状を悪化させるおそれがある
有痛性青股腫	
感染性静脈炎	菌血症や敗血症を発生、増悪させるおそれがある

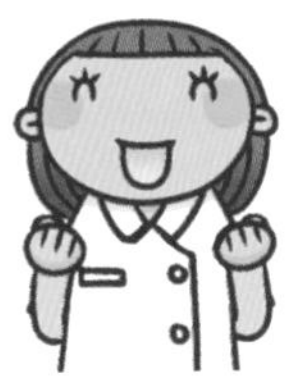
弾性ストッキングの選択とケアの選択については、日本褥瘡学会による『ベストプラクティス　医療関連機器圧迫創傷の予防と管理』（照林社）のフローチャートが参考になります

弾性ストッキング選定のための測定方法

①下腿長を測る

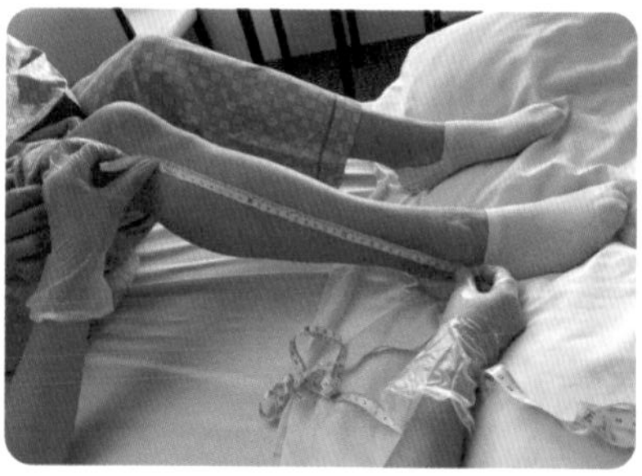

膝関節からくるぶしまでの長さを測る

②下腿周囲、足首周囲などを測る

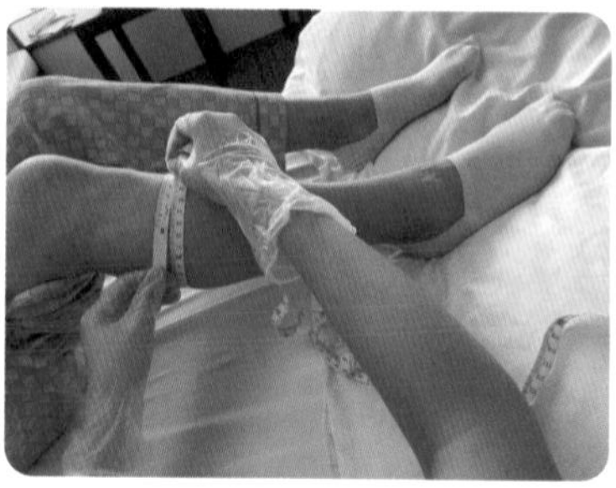

下腿周囲は、ふくらはぎの最も太い部分を測る

③弾性ストッキング製品のサイズ表をもとに、適切なサイズを選ぶ

■ケアの実際

<着用時>

骨突出部には圧が集中しやすいため、クッション性のある医療材料やドレッシング材、綿包帯などを用いて突出部を保護します。着用時にフットスリップを使用すると、摩擦を軽減することができます。

着用したら、引っ張りすぎていないか、踵部《しょうぶ》やモニターホールが正しい位置にあるかを確認します。

<着用中>

1日2回以上、弾性ストッキングをはずして皮膚障害が起こりやすい部位を観察します。適宜、着用状況を確認し、**シワやよじれ、丸まり**があれば正して圧迫を解除します。浮腫や腫脹《しゅちょう》などで下肢の状態が変化した場合は、サイズの変更を検討します。

<スキンケア>

皮膚の乾燥は、かゆみなどの皮膚トラブル、摩擦やずれの原因になるため、保湿を実施します。装着部の皮膚の変化、かゆみや痛み、しびれなどがある場合は、早期に対応することが大切です。

着用時の確認

OK

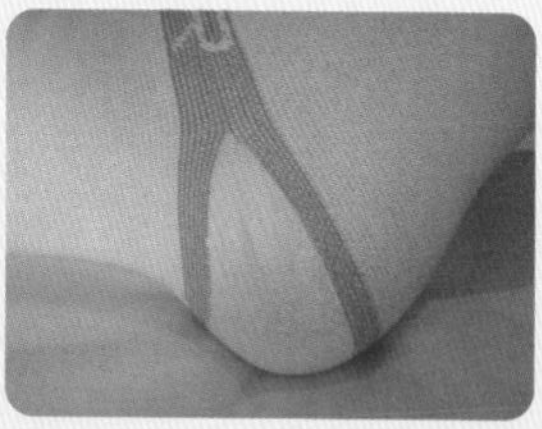

踵とポジションマーカーの位置があっている

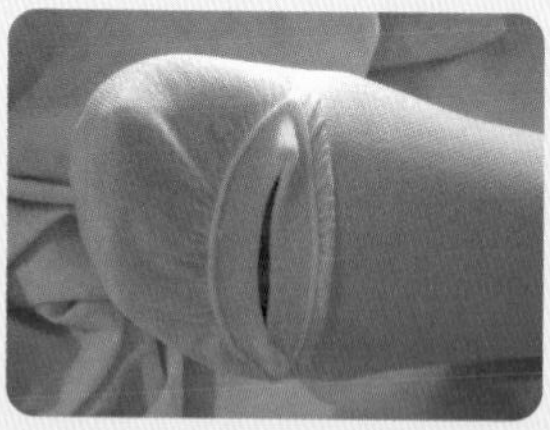

モニターホールの位置があっている

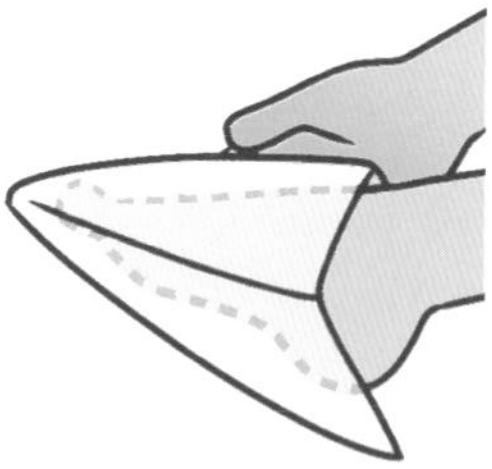

着用前にフットスリップを装着することで、弾性ストッキングをスムーズに着用できる

NG

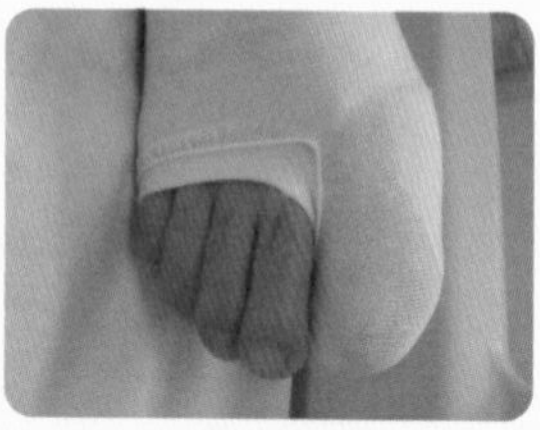

モニターホールから足の指が出ている

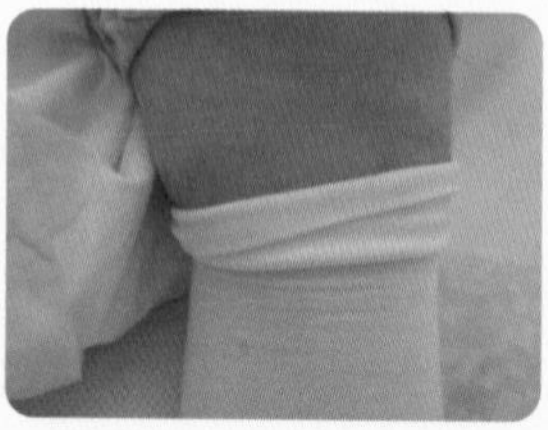

弾性ストッキングが丸まっている

→正しく装着する

圧迫による足部の皮膚障害の好発部位

・腓骨部 ・外踝部 ・足指部	・脛骨部 ・内踝部 ・足背部　　など

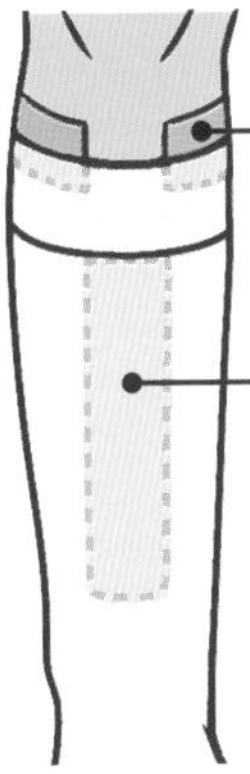

ストッキングの履き口や骨突出部など皮膚障害が起こりやすい部位に、クッション性のある医療材料やドレッシング材などで保護する

突出部の保護に用いるドレッシング材、医療材料例

	製品名（メーカー名）
ドレッシング材	ふぉーむらいと（コンバテック ジャパン）
医療材料	綿包帯：オルテックス（アルケア） テープ：ココロール（共和）

弾性ストッキングによる皮膚障害例

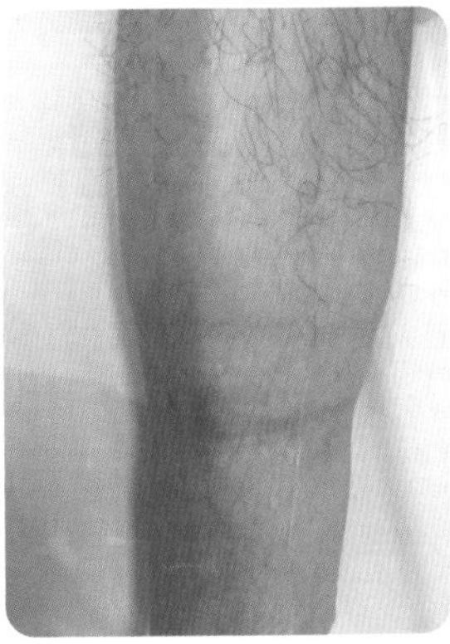

弾性ストキングのずり落ちや丸まりが原因で発生した

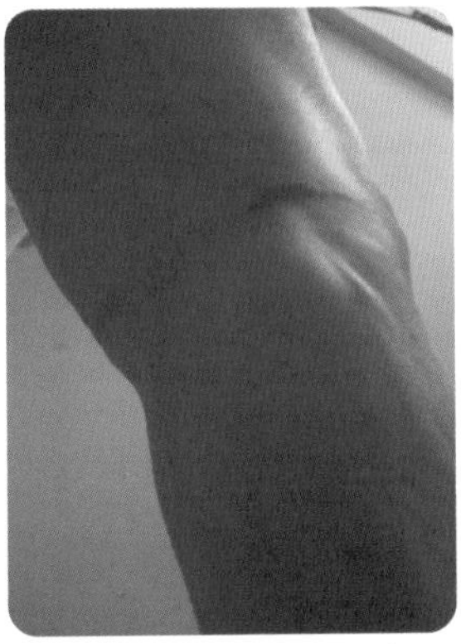

不適切なサイズを折り曲げて使用したため発生した

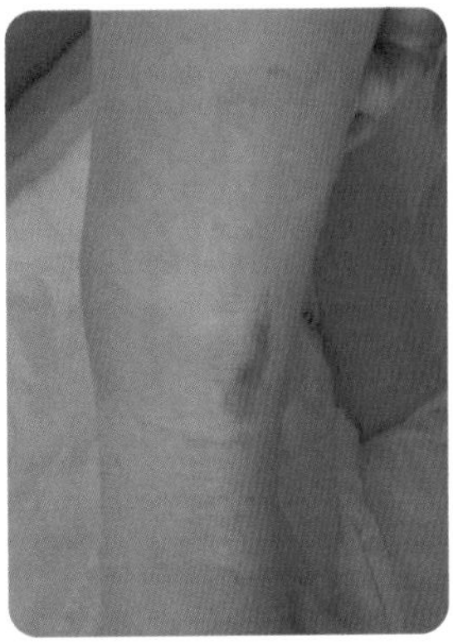

シワが寄った部位で圧迫されたため発生した

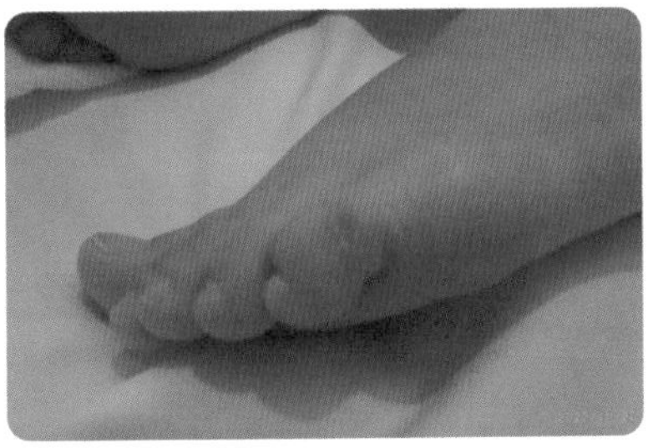

モニターホールから足の指が出ていたために圧迫されて発生した

下肢拘縮《こうしゅく》のある患者に弾性ストッキングを使用する場合は、拘縮部位の皮膚の観察を頻回に行うことが大切です

経鼻胃チューブ

経鼻胃チューブは、胃液採取、薬液注入などの目的で短期に使用します。鼻は鼻汁や汗で汚染や浸軟《しんなん》が生じやすい環境であることに加え、硬い材質のチューブを使用した場合などに、皮膚のびらんや潰瘍《かいよう》などのMDRPUが発生しやすくなります。MDRPUが発生しやすい部位は、**鼻孔周囲、鼻翼、鼻粘膜など**です。

チューブを固定するときは、チューブが鼻翼や鼻柱を圧迫しないよう注意し、口周囲の可動域を避けて鼻腔と頬の2か所で固定します。固定テープには、経鼻チューブ専用のテープ（製品例：クリアフォールド）があります。透明なフィルムで貼ったまま肌の状態を確認できるため、MDRPUの予防に役立ちます。

テープを交換するときは、洗顔や清拭を実施し、皮膚の清潔を保ちます。

鼻翼に発生したMDRPU

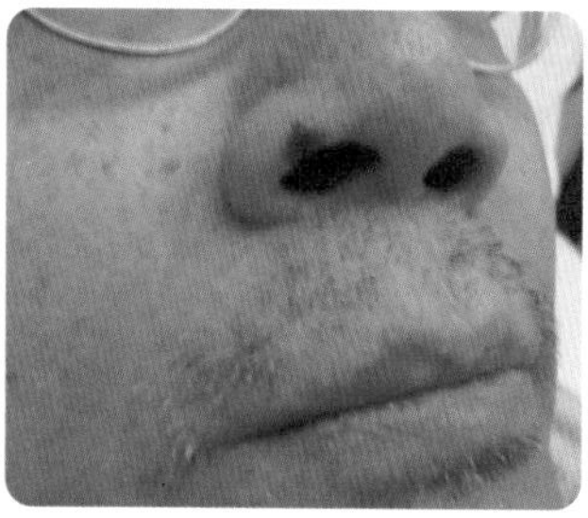

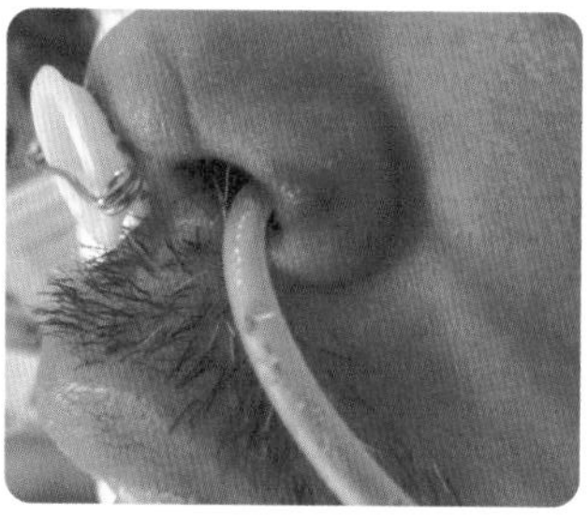

いずれも、経鼻胃チューブが鼻翼を圧迫し、MDRPUが発生

血管留置カテーテル

留置針（カテーテル）とチューブを接続するハブ（カテーテルハブ）は、材質が硬く、圧迫によるMDRPU発生の原因となる部分です。カテーテルは挿入すると抜針まで除去できないため、MDRPUの予防は挿入時に行います。

カテーテルをテープで固定するときに、カテーテルハブとロックナットの接続部を皮膚に押し付けないように注意し、カテーテルハブの下にクッション性のあるドレッシング材やテープを使用することで、**カテーテルハブによる圧迫を軽減する**ことができます。

カテーテルハブ固定時の圧迫予防

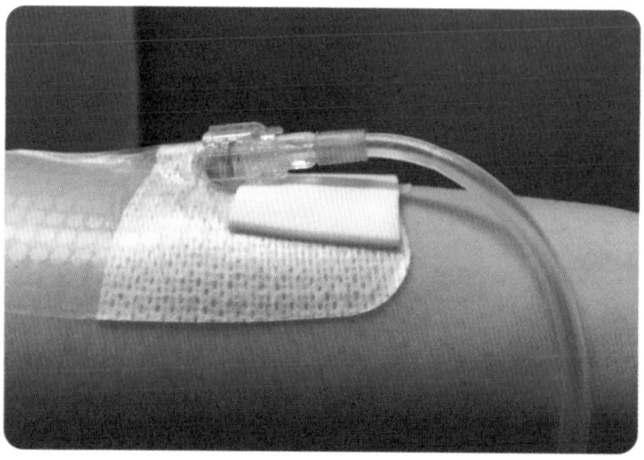

カテーテルハブの下にクッション性のあるドレッシング材などを挟む

カテーテルハブ固定に用いるドレッシング材、テープ例

	製品名（メーカー名）
ドレッシング材	[優肌] パーミエイド ピロー（ニトムズ）
テープ	ココロール（共和）

経鼻酸素カニューレ

経鼻酸素カニューレは、経鼻的に酸素を供給するために用います。

MDRPU予防として、固定時にクッション性のあるテープ（製品例:アンダーラップテープ）や**ドレッシング材、ガーゼなどを経鼻カニューレに巻き**、接触部を保護します。また、頸部の**ストラップを締めすぎない**ことも大切です。

経鼻酸素カニューレ装着時の圧迫予防

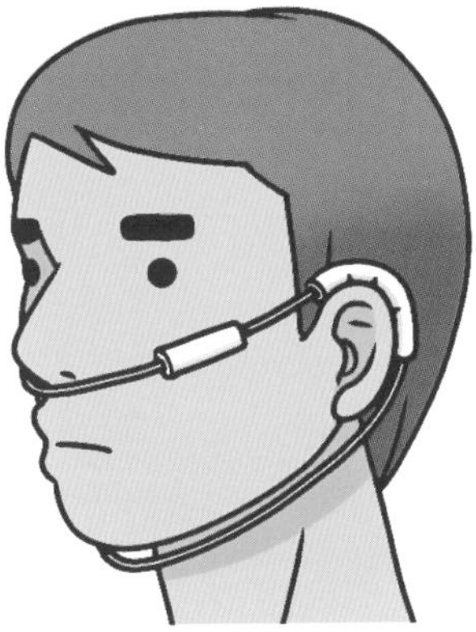

耳介はMDRPUが発生しやすい。ストラップが直接当たらないようクッション性のあるテープなどを巻く。
また、頬もMDRPUが発生しやすい部位のため、同様に保護する

ガーゼ+ポリウレタンフィルムによる保護例

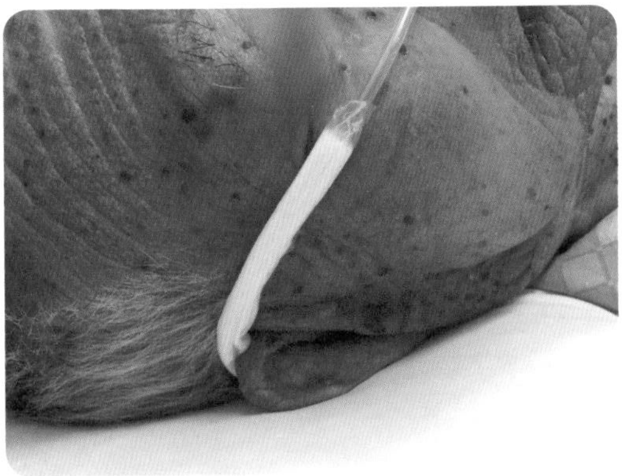

ストラップにガーゼを巻き、その上からフィルムドレッシング材で固定して圧迫を防止

【引用・参考文献】
1) 日本褥瘡学会編：ベストプラクティス　医療関連機器圧迫創傷の予防と管理．東京，照林社，p6, 2016
2) 野村好美，村上正洋ほか：医療機器による褥瘡の現状と医療機器の分類による対策指標．褥瘡学会誌，14(4), 553-557, 2012
3) 日本創傷・オストミー・失禁管理学会編：スキンケアガイドブック．東京，照林社，p280-289, 2017
4) 丹波光子編：だけでいい！褥瘡・創傷ケア．大阪，メディカ出版，p150-155, 2021
5) 平井正文，岩井武尚編：新弾性ストッキング・コンダクター：静脈疾患・リンパ浮腫における圧迫療法の基礎と臨床応用．東京，へるす出版，p68-76, p96-104, 2010

失禁関連皮膚炎（IAD）

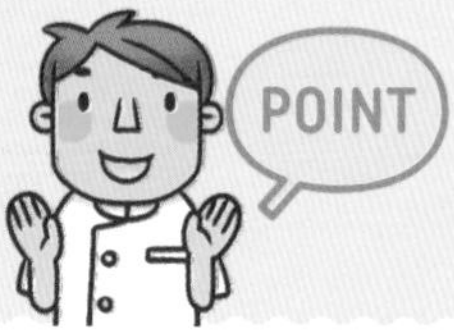

- 失禁関連皮膚炎（IAD）は、尿または便の接触で生じる。
- 予防ケアは失禁ケアとスキンケアが重要。
- IADの類似症の鑑別は医師のコンサルテーションを求める。

失禁関連皮膚炎とは

失禁関連皮膚炎（Incontinence-Associated Dermatitis：**IAD**）とは、尿または便（あるいは両方）が皮膚に接触することにより生じる皮膚炎[1)]です。

好発部位は、**おむつの使用により排泄物が付着しやすい陰嚢や会陰部、肛門周囲、殿部など**ですが、尾骨部や仙骨部、鼠径《そけい》部、下腹部、大腿部に及ぶこともあります。そのため、排泄物が接触するすべての範囲を観察することが必要です。

失禁によって皮膚に尿や便が接触すると、皮脂膜が喪失し皮膚は浸軟《しんなん》します。バリア機能が低下した皮膚はとても弱く、力が加わることで簡単に損傷が生じます。また、損傷した角層から尿や便中の消化酵素や細菌といった刺激物が経皮的に真皮まで侵入し増殖することで、炎症や皮膚障害を引き起こします。

IAD症例

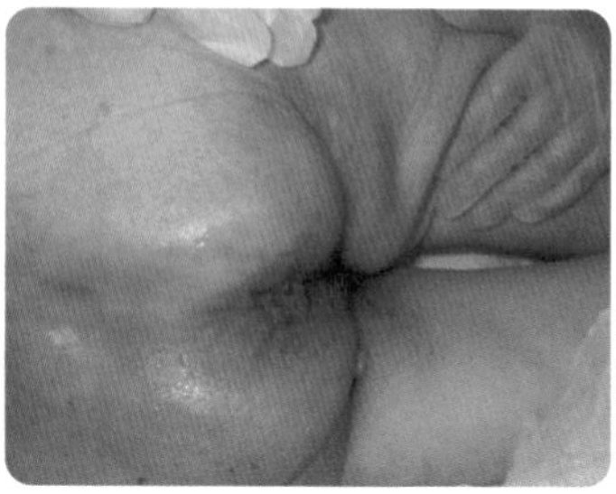
水様便の付着で紅斑とびらんが発生した状態

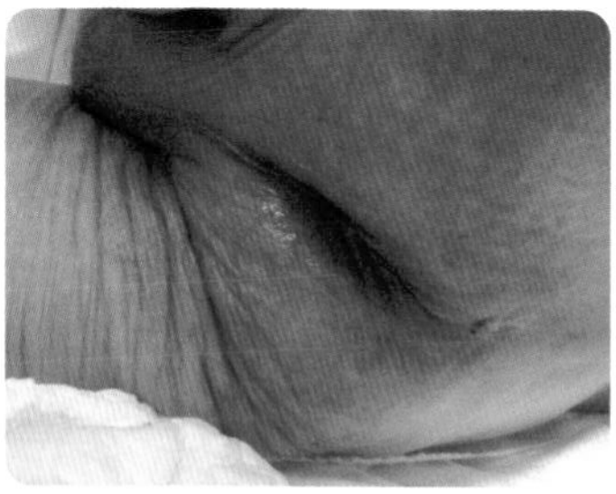
水様便と尿の付着で、おむつ着用部全体に紅斑とびらんが発生した状態

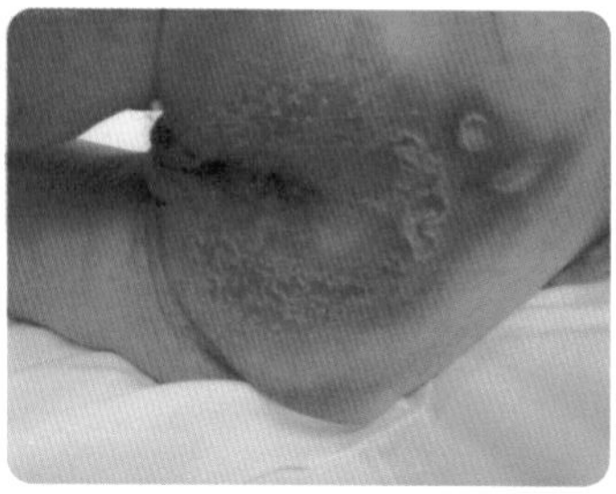
水様便の付着で、紅斑とびらんと潰瘍が混在した状態

IADの作用

IADは、皮膚表面の炎症と皮膚内部の組織傷害によって起こる

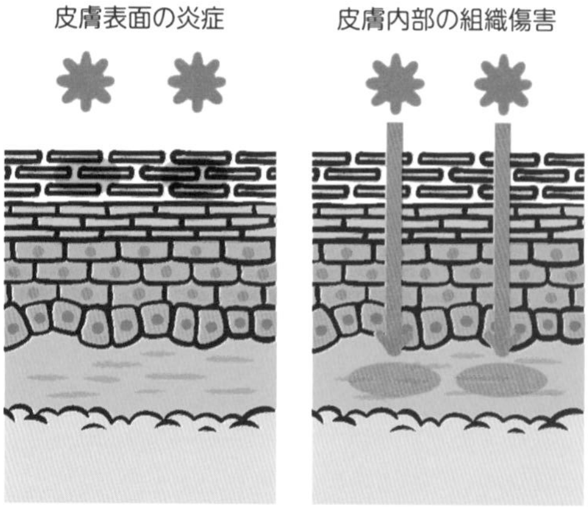

排泄物の付着によって接触性皮膚炎を引き起こす

排泄物の消化酵素や細菌が真皮にまで侵入し、内部組織が傷害される

IADとの鑑別が必要な疾患

IADとよく似た疾患として、乳房外パジェット病や有棘《ゆうきょく》細胞がん、梅毒、軟性下疳《げかん》、単純ヘルペス、股部白癬《はくせん》、天疱瘡、類天疱瘡、重症薬疹、固定薬疹などがあります。また、これまでの経験で、現場から「IAD」という報告があったが、実は褥瘡、褥瘡と真菌感染が混在したもの、帯状疱疹《たいじょうほうしん》、薬剤性の中毒診であったということもあります。

IAD以外の疾患を疑った場合は、医師に報告し鑑別診断を依頼します。

IADと類似した疾患

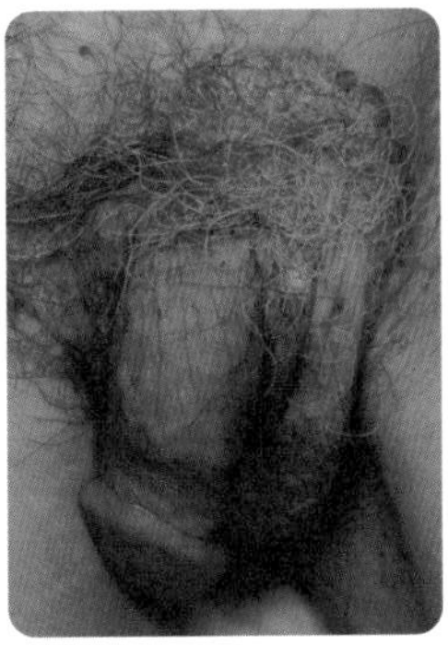

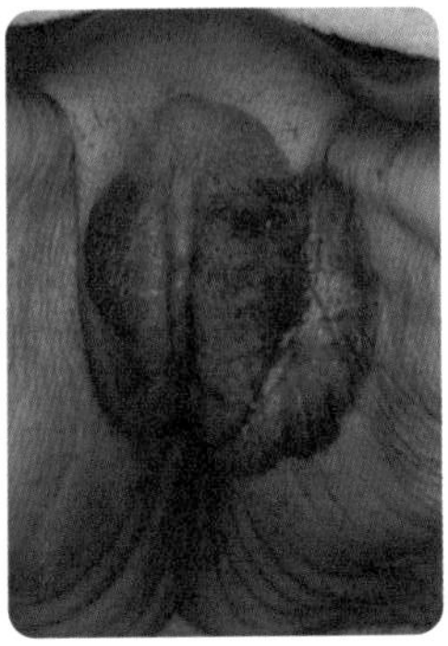

乳房外パジェット病

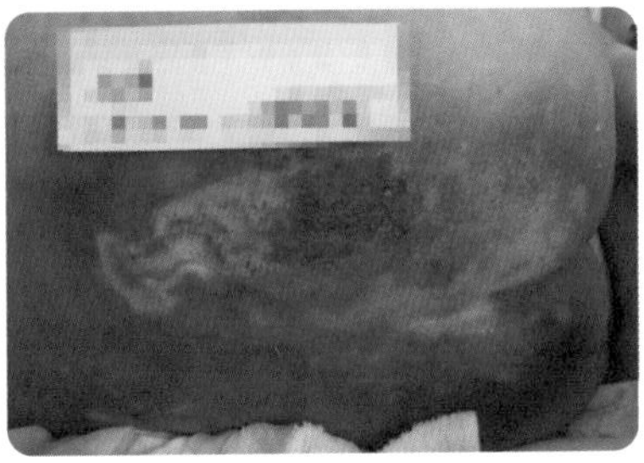

褥瘡とカンジダ性間擦疹

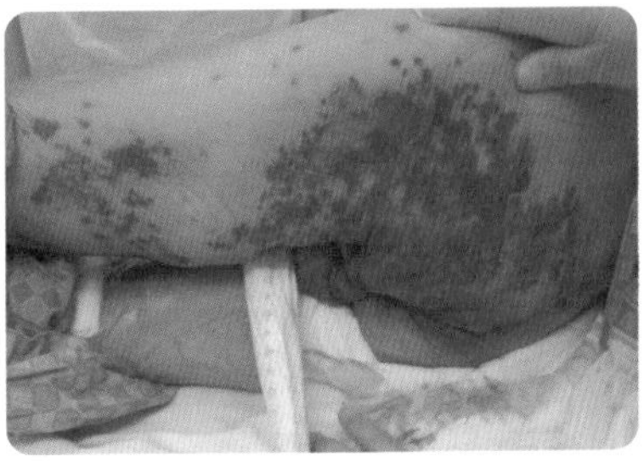

帯状疱疹

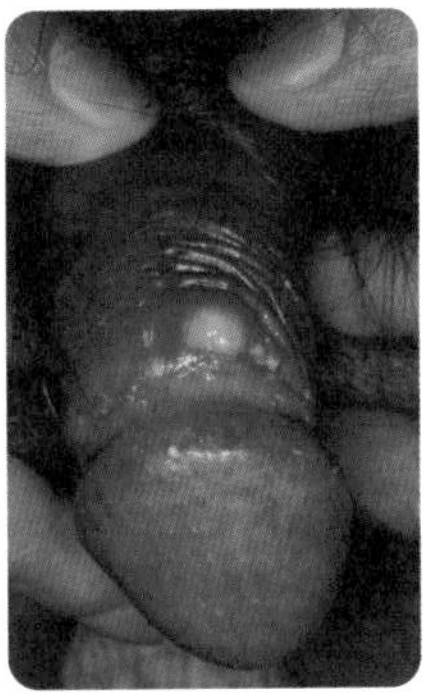

硬性下疳

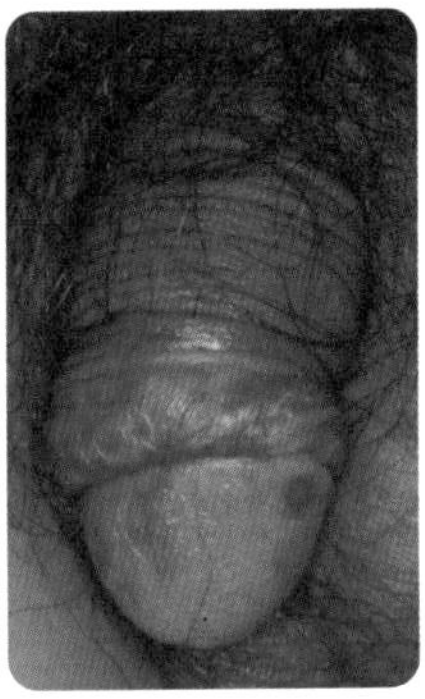

扁平コンジローマ

梅毒は、初期症状として外陰部に浅い潰瘍（硬性下疳）などが出現し、感染後３ヵ月を過ぎると扁平隆起性丘疹（扁平コンジローマ）などが認められる

（帯状疱疹以外の写真提供：昭和大学江東豊洲病院皮膚科　永田茂樹先生）

IADの予防ケア

■失禁のアセスメント

便失禁では、便の性状によりIADのリスクが異なります。ブリストルスケールを参考に便の形状を把握し、泥状便（タイプ5および6）や水様便（タイプ7）の場合は、医師やNSTと改善に向けて相談します。

尿失禁では、感染を疑う尿が付着していたり、真菌感染があるとIADリスクが高まるので注意します。

■スキンケア

おむつの着用を開始したら、スキンケアも始めます。

皮膚から排泄物を除去するときは、滑りのよいウエットワイプタイプを使用し、優しく拭き取ります。

陰部・殿部の洗浄は、弱酸性の洗浄剤を使用した洗浄を１日１回実施し、それ以外は微温湯で汚れを洗い流します。たるみや肥満で皮膚が密着している場合は、排泄物が皮膚と皮膚の間

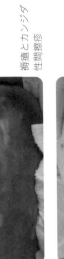

に残存するので注意して洗浄し、洗浄後は水分を押さえ拭きします。
おむつの内部は高温多湿で、真菌感染のリスクが高い環境です。皮膚の状態によって、抗真菌作用のあるミコナゾール硝酸塩配合の洗浄剤の使用を検討してもよいと思います。

洗浄後は、撥水効果のある皮膚保護剤や皮膚被膜剤を、排泄物が付着しやすい部位に広範囲に塗布し、排泄物の付着を予防します。

■排泄物の回収

IADは、排泄物が皮膚に接触することで発生します。特に感染性の尿や泥状便、水様便は皮膚への刺激が強いことから、吸収性や通気性が高いおむつを使用していても、長時間皮膚に接触してしまうとIADを発生します。そのため、おむつ交換の頻度や皮膚の清潔を維持するための工夫が必要になります。

＜尿失禁ケア用品＞

日常生活自立度や身体のサイズ、失禁量を考慮し、おむつやパッドを選択します。通気性のよい高性能のパッドや、男性用や女性用の尿取りパッドもあるので、患者に合ったものを選択します。

男性に対し、尿取りパッドでのケアが難しい場合は、コンドーム型収尿器を使用する方法もあります。膀胱留置カテーテルは、尿路感染症のリスクや膀胱機能の低下につながるので、十分検討したうえで使用します。

＜便失禁ケア用品＞

便失禁の量や回数が多い場合は、尿取りパッドに比べ便の収集率が高い軟便専用パッドやポリエステル繊維綿を使用することで、便の付着面を減らすことができます。

水様便が続く場合は、便失禁管理システムを使用するとよいでしょう。このシステムは、便がコレクションパウチに回収されるので、便の付着を防ぐことができます。使用にあたっては、適応及び禁忌事項を医師と確認してください。

便失禁管理システムが使用できない場合は、ストーマ装具を用いて便を回収することができます。ストーマ装具を使用した場合、細菌感染がある場合は悪化する可能性があるので注意が必要です。また、肛門に装具を装着するため、違和感を感じることがあります。使用にあたっては、適応や禁忌、患者の希望などを考慮して検討します。

ブリストルスケールによる便の性状分類

タイプ	1	2	3	4	5	6	7
性状	コロコロ便 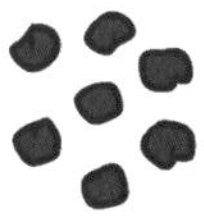	硬い便 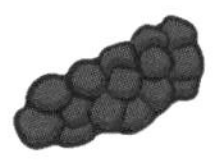	やや硬い便 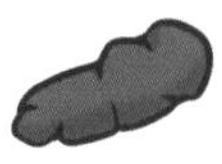	普通の便 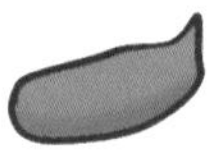	やや軟らかい便 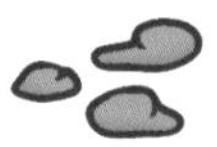	泥状便 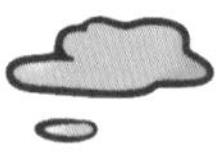	水様便 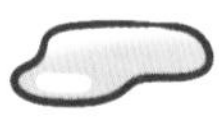

※ブリストルスケール：便の形状と硬さで7段階に分類する指標

排泄物除去に用いるおしりふき用品例

製品名（メーカー名）
・ライフリー おしりふき こすらずスッキリ（ユニ・チャーム） ・アテント 流せるおしりふき（大王製紙） ・リリーフ トイレに流せるおしりふき（花王） ・オリーブオイルのおしりふき（オオサキメディカル） ・リフレ　トイレに流せるやわらかおしりふき（リブドゥコーポレーション） ・トイレに流せるパッとおしりふき（ピジョンタヒラ）

弱酸性の皮膚洗浄剤例

製品名（メーカー名）
・泡ベーテルF清拭・洗浄料（ベーテル・プラス）
・プライムウォッシュ 薬用洗浄料（サラヤ）
・ソフティ　泡洗浄料（花王）
・コラージュフルフル泡石鹸（持田ヘルスケア）
・セキューラ CL（スミス・アンド・ネフュー）

撥水性皮膚保護剤例

製品名（メーカー名）
・3Mキャビロン ポリマーコーティング クリーム（スリーエム ジャパン）
・リモイス バリア（アルケア）
・セキューラ PO（スミス・アンド・ネフュー）
・ソフティ 保護オイル（花王）

皮膚被膜剤例

製品名（メーカー名）
・3M キャビロン 非アルコール性皮膜（スリーエム ジャパン）
・リモイス コート（アルケア）
・セキューラ ノンアルコール スキンプレップ（スミス・アンド・ネフュー）

尿取りパッド例

製品名（メーカー名）
・アテント 尿とりパッド スーパー吸収〔男性用、女性用〕（大王製紙）
・アテント 夜1枚安心パッド〔巻かずに使える男性用〕〔モレを防いで朝までぐっすり〕（大王製紙）
・ライフリー〔さわやか男性用安心パッド〕〔さわやかパッド〕〔お肌あんしん 尿とりパッド〕（ユニ・チャーム）
・サルバ 尿とりパッドスーパー〔男性用、女性用〕（白十字）
・リフレ スーパー尿パッド〔男女共用〕（リブドゥコーポレーション）

便取りパッド例

製品名（メーカー名）
・アテント お肌安心パッド 軟便モレも防ぐ／Sケア 軟便安心パッド（大王製紙）
・リフレ 軟便モレを防ぐシート（リブドゥコーポレーション）

コンドーム型収尿器

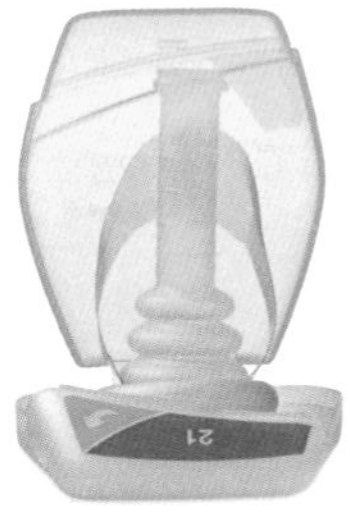

コンビーン オプティマE
コンドーム型収尿器
（コロプラスト）

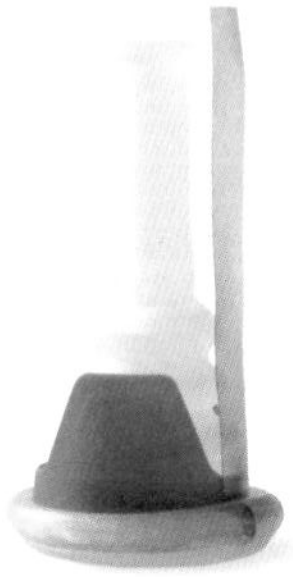

コンビーン セキュアー E
コンドーム型収尿器
（コロプラスト）

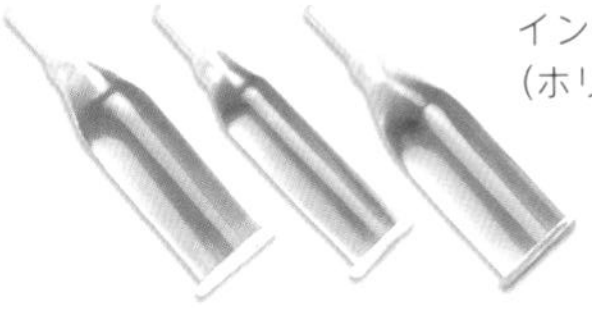

インケア・インビューカテ
（ホリスター）

肛門にストーマ装具を装着した例

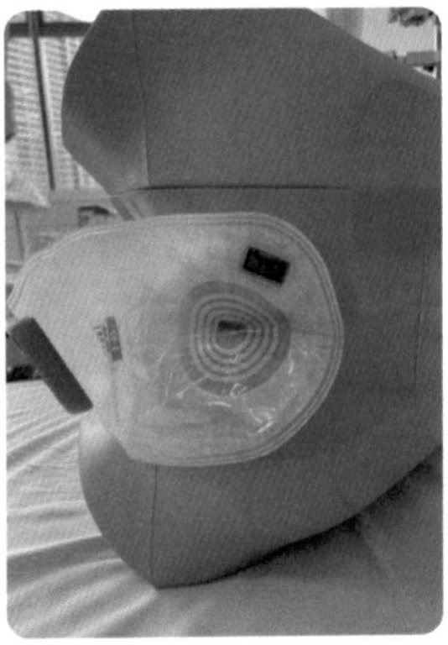

便失禁管理システム例

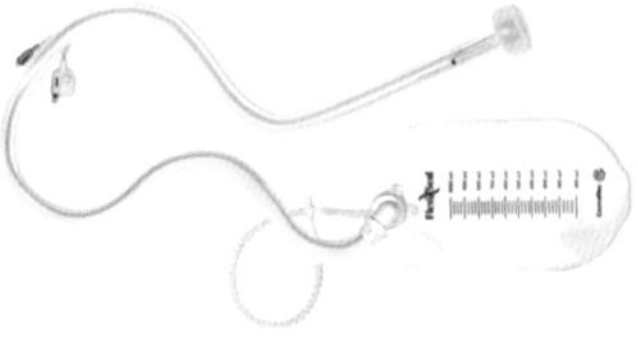

フレキシシール SIGNAL OC
（コンバテック ジャパン）

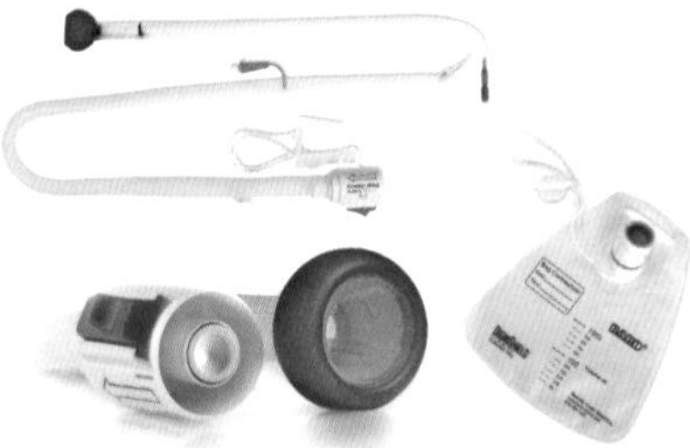

バード ディグニシールド（メディコン）

IAD発症後のケア

■紅斑《こうはん》

撥水性皮膚保護剤または皮膚被膜剤を塗布し、排泄物の付着を予防します。浮腫を伴う場合は、塗布時の機械的刺激を軽減するために、オイルタイプのスキンケア用品を選択し、排泄物が付着する範囲よりも広めに塗布します。

■びらん

痛みを伴う場合は、医師に鎮静剤の使用を依頼します。

温めた生理食塩水で洗浄した後、アルカリ性に傾いた皮膚に対し、緩衝作用を期待してストーマ用粉状皮膚保護剤（製品例：アダプト ストーマパウダー）を散布します。粉状皮膚保護剤が容易に剥がれてしまう場合は、亜鉛化軟膏に粉状皮膚保護剤を追加し塗布します。

びらん面からの滲出《しんしゅつ》液が多量の場合は、亜鉛華軟膏が皮膚に付きにくいため、粉状皮膚保護剤を散布した後に亜鉛華軟膏を厚めに塗布するようにします。

なお、亜鉛華軟膏の基剤は油性のため、除去するときは水だけで落とすことはできません。そこでメイク落としのように、オリーブ油やベビーオイルを患部の亜鉛華軟膏になじませた後、優しく拭き取り、弱酸性洗浄剤で洗浄します。そうして皮膚を清潔にした後に亜鉛華軟膏を塗布します。これを1日1回行います。

このほか排泄時のケアでは、便を優しくつつみ取った後、亜鉛華軟膏を重ね塗りします。

ただし、こうした軟膏類をしっかり塗布しても、短時間のうちに除去されてしまう場合があります。その場合は、ハイドロコロイドドレッシング材やストーマケア用の板状皮膚保護材を適当な大きさにカットし、モザイク状に局所へ貼付する方法もあります。

おむつ交換では、おむつを引っ張らないよう側臥位《そくがい》で交換し、パッドは重ねて使用せず、1枚で使用します。

亜鉛華軟膏の除去と塗布方法

①
オリーブ油を指の腹にとり、手で円を描くように亜鉛華軟膏になじませる。
おしりふきなどを使って、やさしく拭き取る

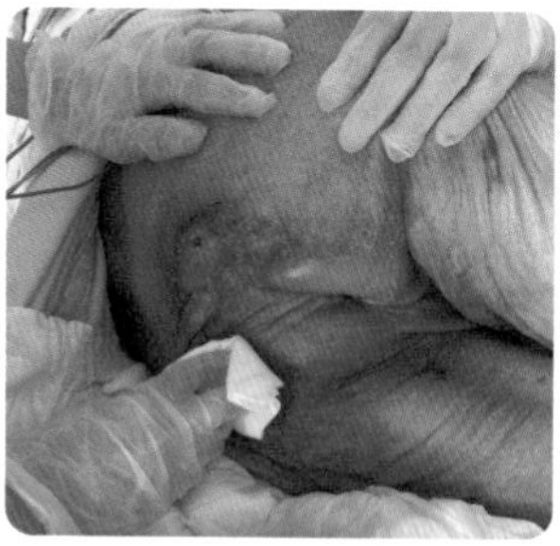

②
十分な洗浄剤で殿部を洗浄する

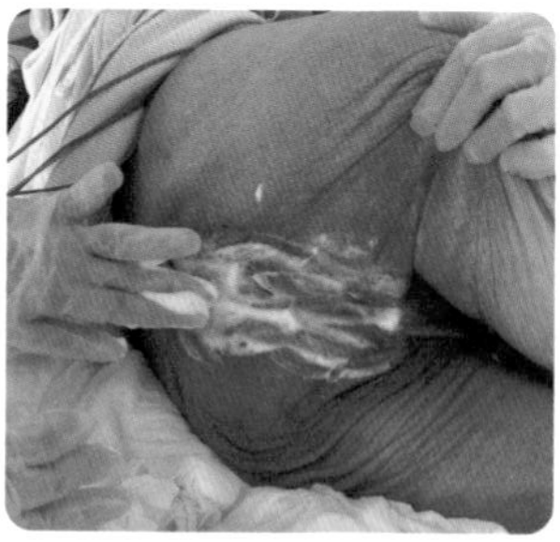

③
洗浄剤や亜鉛華軟膏の残留がないかを確認し、皮膚の清潔を保つ

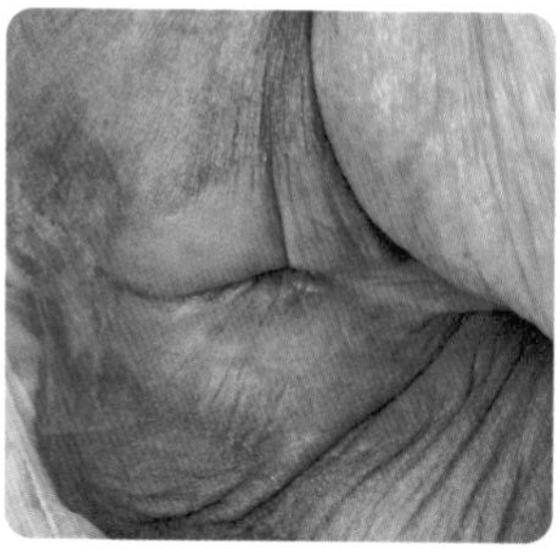

④
亜鉛化軟膏を2～3mmほどの厚さに塗布する

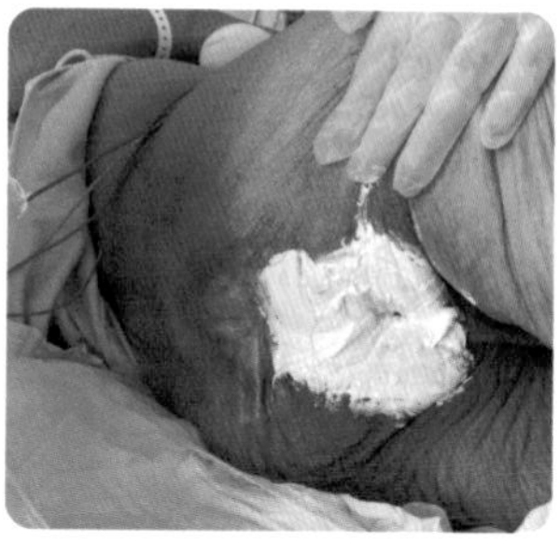

皮膚カンジダ症を疑う場合

皮膚カンジダ症を疑う場合は、主治医もしくは**皮膚科医にコンサルテーションを依頼**して感染の有無を確認します。

皮膚カンジダ症が確定した場合は、洗浄や入浴で病変部の清潔・乾燥を保ちます。洗浄剤には、抗真菌成分のミコナゾール硝酸塩と殺菌成分が配合され、敏感肌の方でも使用できる薬用抗菌石鹸（製品例：コラージュフルフル泡石鹸）を用いることも効果的です。

カンジダ菌は湿潤した環境を好みます。過度な湿潤を防ぐことも必要です。おむつ交換はこまめに行い、蒸れやすいマットレスやシーツは通気性のよいものに変えるなど、生活環境の見直しも必要です。

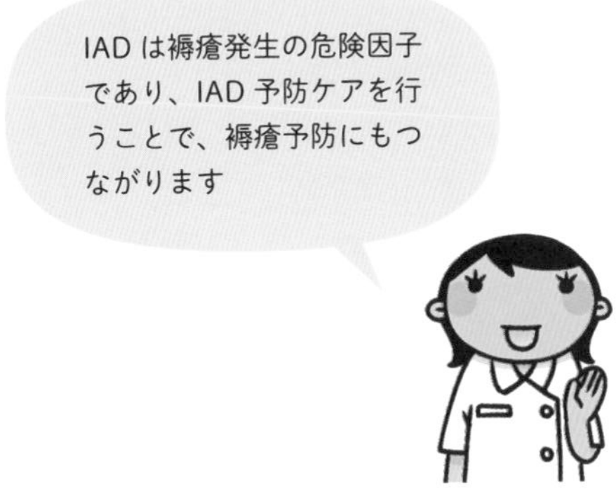
IADは褥瘡発生の危険因子であり、IAD予防ケアを行うことで、褥瘡予防にもつながります

NOTE IADの重症度評価

IADの予防、重症化の回避に向けて、日本創傷・オストミー・失禁管理学会では、IADの重症度を評価するスケール「IAD-set（アイエーディ・セット）」を開発しました。このツールは、「排泄物が付着するところの皮膚の状態」と「付着する排泄物のタイプ」をアセスメントするものであり、臨床現場における重症度に応じた適切なケアの提供に役立ちます。

IAD-setについては、同学会より下記の書籍が発刊されています。

日本創傷・オストミー・失禁管理学会編『IADベストプラクティス』（照林社）

【引用・参考文献】

1) 日本創傷・オストミー・失禁管理学会編：IAD-setに基づくIADの予防と管理　IADベストプラクティス．東京，照林社，p6, 2019
2) 日本創傷・オストミー・失禁管理学会編：スキンケアガイドブック．東京，照林社，p231-243, 2017
3) 丹波光子編：だけでいい！褥瘡・創傷ケア．大阪，メディカ出版，p144-149, 2021
4) 祖父江正代編：がん患者の皮膚障害　事例でわかるアセスメントとケアのポイント．東京，サイオ出版，p97-103, 2015

足病変

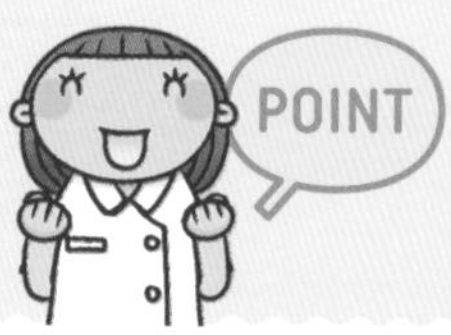

- 虚血性疾患、糖尿病などに起因する潰瘍《かいよう》に注意する。
- 足趾の変形、爪白癬《はくせん》、巻き爪も足病変に含まれる。
- 足の観察と評価、足のケアで予防・早期発見に努める。

褥瘡以外の足病変《あしびょうへん》

歩行していない臥床患者では、大殿筋をはじめとする下肢の筋肉が萎縮し、外旋する傾向にあります。下肢の褥瘡は、多くが踵部からアキレス腱の外側に発生しますが、外旋位をとる時間が長くなれば、外踝や腓骨に沿った部位にも褥瘡が生じることがあります。

一方、足病変には虚血性疾患に起因する潰瘍などが発生するため、褥瘡との鑑別が必要です。特に踵部の外側に創傷がある場合は、褥瘡が合併することがあるので注意します。

そのほか、足・爪白癬《つめはくせん》や陥入爪、足趾や爪の変形なども足病変に含まれます。

足病変の例

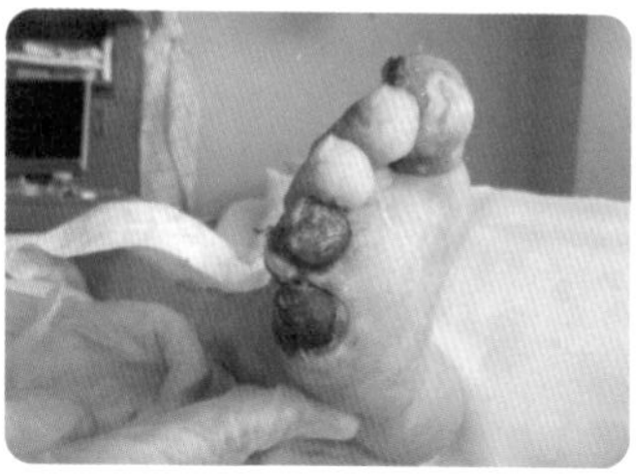
動脈性潰瘍

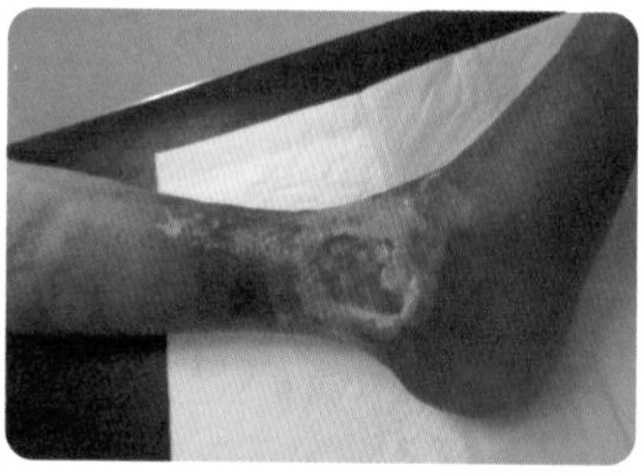
静脈性潰瘍

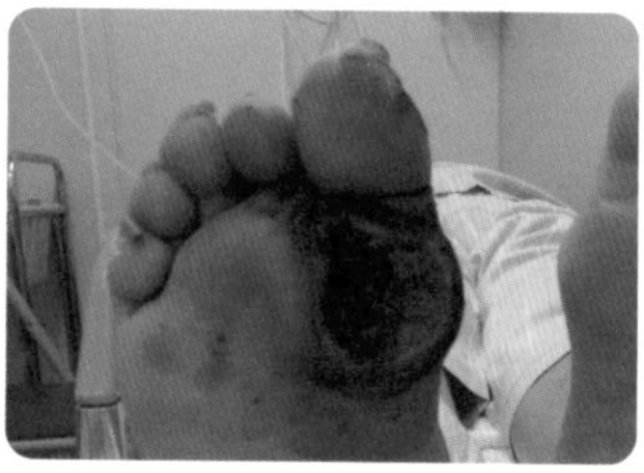
糖尿病性潰瘍

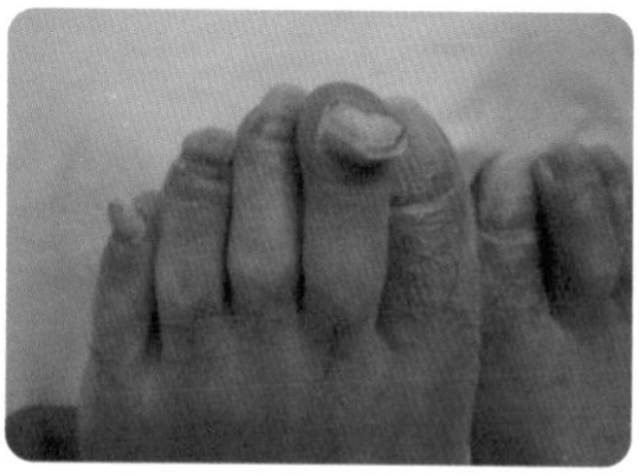
爪白癬

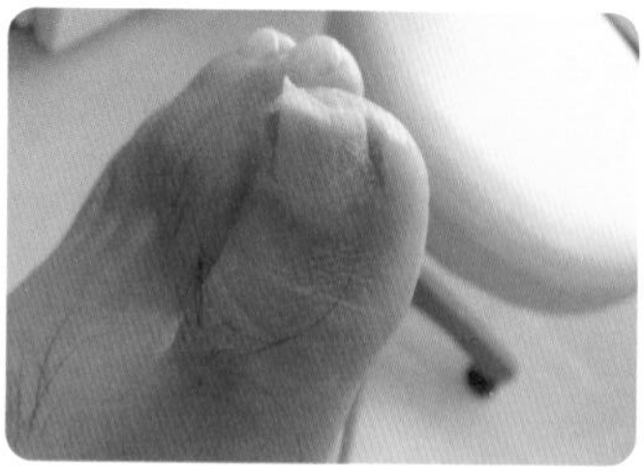
陥入爪

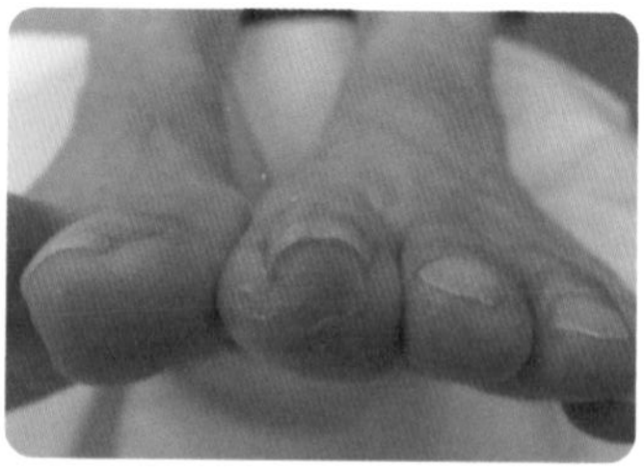
巻き爪

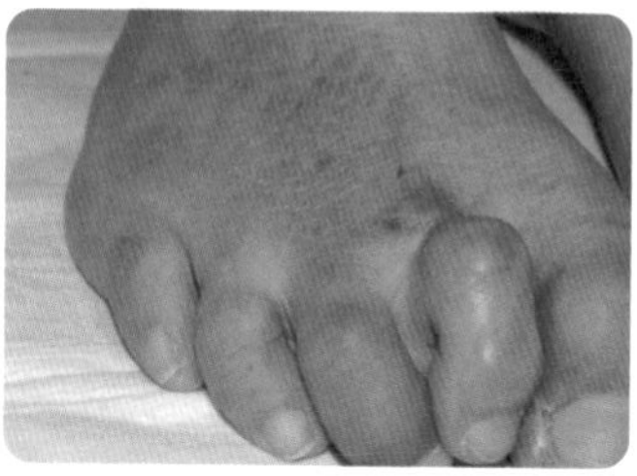
ハンマートゥー

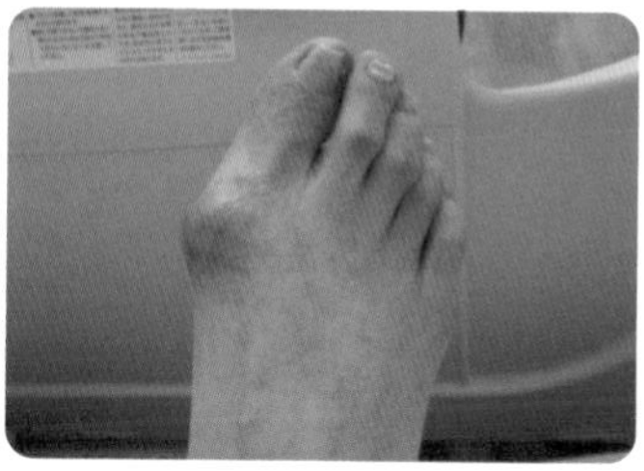
外反母趾

足の観察[1)]

足の観察では、皮膚の色や状態、関節の状態、下肢の骨格、足・足趾の変形、爪の状態、歩行、靴・靴下の状態など、全体をていねいに観察します。

また、下肢は糖尿病神経障害による知覚神経障害を起こしやすい部位であり、気づかないまま外傷を作り、皮膚潰瘍へと移行する危険があります。したがって、神経障害のアセスメントは大切であり、触圧覚を評価するモノフィラメントによるタッチテストなどでしっかり評価する必要があります。

足の観察ポイント

①神経障害	足趾・関節の変形の有無、潰瘍・壊疽・胼胝《べんち》・鶏眼の有無、皮膚の乾燥・角化・亀裂の有無
②血流障害	動脈の触知（触知の有無、強さ、左右差）、皮膚の色、冷感の有無、潰瘍・壊疽の有無、疼痛の有無など
③その他	浮腫の有無、爪の状態（巻き爪、陥入爪など）、白癬（足趾・趾間、爪）の有無、毛の有無など

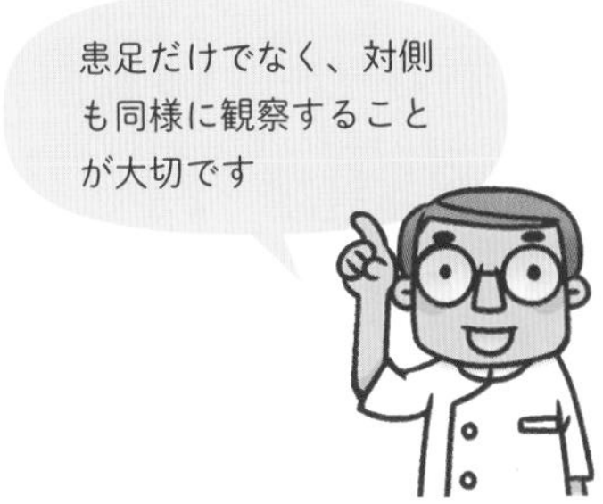
患足だけでなく、対側も同様に観察することが大切です

モノフィラメントによるタッチテスト

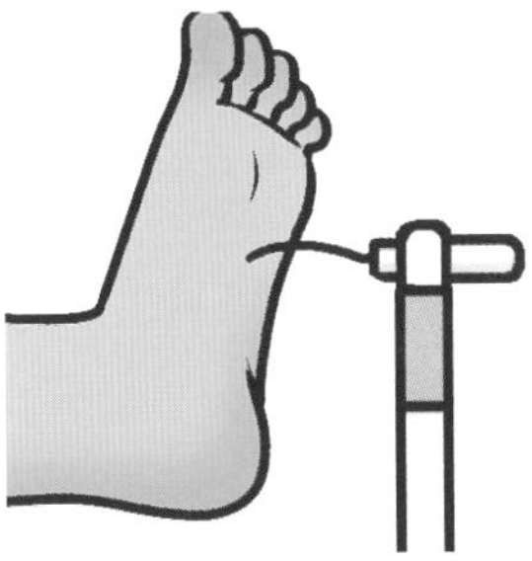

モノフィラメントという硬いナイロン糸を使った検査

患者に目をつぶってもらい、フィラメントを足の裏などに、直角90度にたわむように当てて離し、患者にどちらの足に触れた感じがあったかを確認する

血流障害のアセスメント[2,3)]

■動脈の触知

動脈の触知は、血管外科医も推奨している方法で、血流を簡易的に把握することができます。下肢では足背動脈、後脛骨動脈、膝窩動脈の触知を行います。その際、必ず左右差がないかを確かめてください。

■血流障害の評価

重度の末梢動脈疾患である重症虚血肢が疑われる場合は、動脈の触知のほかに足関節上腕血圧比（Ankle Brachial Index：ABI）測定、足趾上腕血圧比（Toe-Brachial Index：TBI）、皮膚灌流《かんりゅう》圧（Skin Perfusion Pressure：SPP）測定などの検査も行います。

・**足関節上腕血圧比（ABI）**：下肢の血流障害を評価する方法。ABI＜0.9で、動脈の閉塞による虚血を疑う。糖尿病患者では、動脈壁の石灰化でABIが高値となる場合がある（TBIにて評価）。褥瘡患者におけるABI測定の有用性も報告されている。踵部褥瘡の場合、

ABI＜0.6で全層損傷褥瘡となりやすいといわれている。ABIが寝たきり患者などの踵部褥瘡の深達度予測の手段の1つとなり、重症化予防につながる。
・**足趾上腕血圧比（TBI）**：足関節以下の血流障害を評価する方法。TBI＜0.6で虚血を疑う。
・**皮膚灌流圧《かんりゅう》（SPP）**：皮膚表面の毛細血管の血圧を測定し、虚血重症度を評価する。一般に、30mmHg未満は重症下肢虚血とされ予後不良となる。

動脈の触知

下肢の動脈触知部位

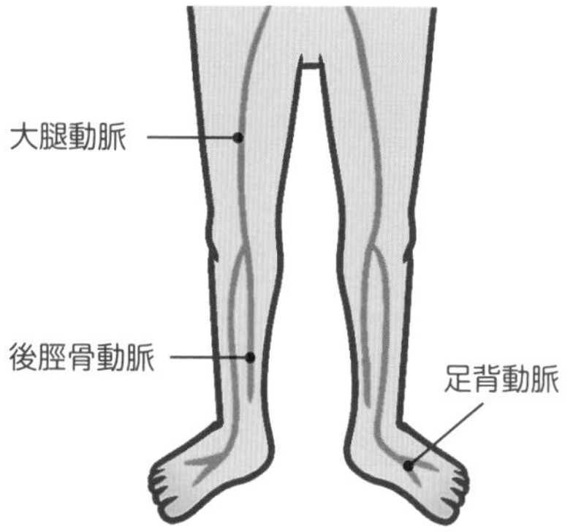

動脈に閉塞や狭窄があると、その部位の脈拍は微弱または触知不能となる

動脈の触知

末梢から中枢の動脈に向かって触診するとよい

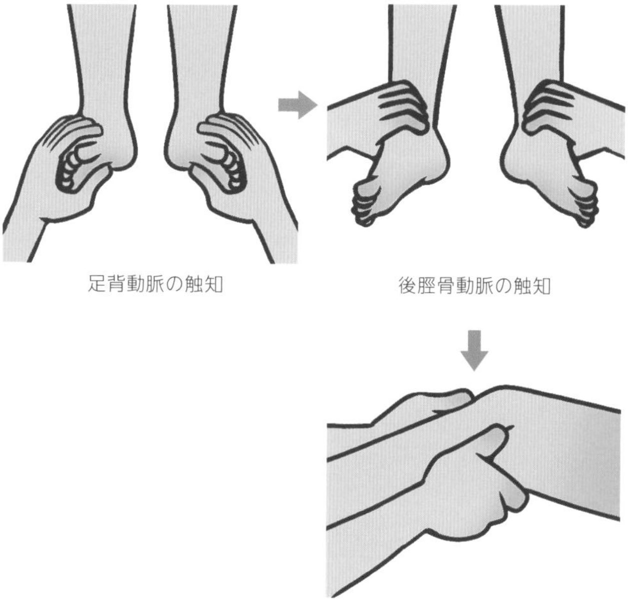

足背動脈の触知

後脛骨動脈の触知

膝窩動脈の触知

代表的な足病変《あしびょうへん》 4,5)

■下肢の虚血

末梢血管障害（peripherals arterial disease：PAD）は、以前は閉塞性動脈硬化症（Arteriosclerotic Obliterans：ASO）と呼ばれていた疾患です。肥満や高血圧、糖尿病など動脈硬化の進展により起こります。

PADでは、心臓から最も離れた足趾や踵部に発生する壊死《えし》は乾燥していることが多く、また、糖尿病神経障害を併発すると虚血性の強いがたい疼痛《とうつう》を伴います。Fontaine分類で、Ⅰ度（冷感、しびれ）、Ⅱ度（間欠跛行）、Ⅲ度（安静時疼痛）、Ⅳ度（潰瘍《かいよう》・壊疽《えそ》）と進行していき、Ⅲ度とⅣ度は重症下肢虚血と診断されます。

一方、バージャー病は血管の炎症が原因で動脈が閉塞し、四肢に虚血症状を示します。発症には喫煙が強く関与していることがわかっています。

・**自覚症状**：冷感、しびれ感、歩くと痛みが出て止まると痛みが消える（間欠跛行）、安静時の足の痛みなど。
・**生活習慣**：喫煙など。
・**外観の変化**：変色（蒼白や暗紫色）、潰瘍、壊疽など。

■下肢静脈疾患

深部静脈血栓症は、エコノミークラス症候群とも呼ばれるように、立ち仕事や臥床状態など足を動かす時間が少ない状況が続くことで起こりやすくなります。

下肢静脈瘤は、下肢の静脈に血液がたまりコブのように膨れる疾患で、立ち仕事や妊娠・出産に伴う腹圧の低下などが原因と考えられています。

- **自覚症状**：静脈のコブ（静脈瘤）、むくみ（浮腫）、下肢のだるさ、患足の痛みなど。
- **生活習慣**：立ち仕事など。
- **外観の変化**：色素沈着、静脈瘤など。

■糖尿病足病変

糖尿病足病変は、糖尿病神経障害、動脈硬化による血流障害、高血糖による易感染が原因となり、潰瘍や壊疽、胼胝《べんち》、鶏眼などさまざまな病変がみられます。

- **自覚症状**：足が冷たい、しびれがある、足の感覚低下、足の痛みなど。
- **外観の変化**：潰瘍、壊疽、胼胝、鶏眼、変形（シャルコー足）など。

下肢潰瘍の特徴と褥瘡の違い

	動脈性潰瘍	静脈性潰瘍	糖尿病性潰瘍	褥瘡
好発部位	下腿の外側、足趾の尖端部・第5指など	下腿の下方1/3の内側、内踝の上部など	踵部、中足骨部、足趾の尖端部など	骨突出部
創の状態	初期では深さは不明だが、徐々に明確になり、皮下組織を越えることもある。創縁境界は明瞭	潰瘍は浅く、真皮から皮下組織まで。形状はさまざまで、辺縁は不規則	皮下組織より深くまで及び、骨に達したり、足背や足底などにまで及ぶこともある	創によって異なる。骨に達することもある。円形や楕円形を示すことが多い
肉芽組織	血流低下で白色肉芽を示し、虚血が進むと壊死に陥ることもある	浮腫状の肉芽を示し、血色のよい赤色を呈する	壊死組織に覆われているが、感染や除圧のコントロールが良好ならば、鮮紅色の良性肉芽が出現する	内因性の血流障害がなく、除圧コントロールできれば、デブリードマンによって良性肉芽組織が促進される
壊死組織	黒色化し、壊疽になることがある	やわらかい黄色の薄い壊死組織を伴うことがある	壊死組織を伴う	皮下組織より深部に及ぶと壊死組織を伴う
周囲皮膚の状態	蒼白、光沢のある皮膚で、無毛になることも多い	茶色、褐色などの色素沈着、肥厚、硬化が認められる	神経障害や血流障害などにより皮膚の乾燥、亀裂などがある	特徴的な所見はない
感染	炎症反応や感染徴候が出現しにくい	感染を合併することがある	感染の合併によりさまざまな炎症症状がみられる	血流低下があると、感染を合併しやすい

足病変《あしびょうへん》の予防ケア

■足浴

足を清潔にすることは、皮膚の新陳代謝促進による皮膚機能の維持や、感染を予防する効果があります。

■爪切り

足病変には、爪白癬《はくせん》や陥入爪、巻き爪など、さまざまな爪の病変がみられ、特に高齢者になると本人で爪を切れず放置されていることが多くなります。

爪が伸びすぎたり、爪の変形があると、下肢機能の低下につながります。足の観察、清潔とともに、正しく爪を切ることも足病変の予防に必要です。

足浴の方法

●お湯の温度：38～40℃(風呂と同じくらい)

① お湯に足をひたす

足をひたす時間は10分程度。糖尿病や末梢血管疾患の患者では、小さな傷が潰瘍《かいよう》や感染のきっかけになることがあるため、皮膚を浸軟させないよう注意する

② 洗浄

足は汚れやすい部位のため、石鹸を使って洗浄する。
石鹸を十分に泡立て、スポンジや柔らかいタオルまたは手を用いて優しく洗う
趾間は湿潤しやすく、汚れも溜まりやすいので、入念に洗う
爪溝や爪甲下などの爪周囲も汚れや角質が溜まりやすい。柔らかい爪ブラシを使っていねいに洗う

③ 洗い流す

石鹸が残らないよう、しっかり洗い流す

④ 拭き取り

タオルで水分を拭き取る。趾間もしっかり拭き取る

⑤ 保湿

保湿剤を足底、足背、下腿に薄く塗布する。趾間の保湿は、細菌の増殖を助長させる可能性があるため避ける

※足浴後に爪切りを行うときは、爪切り後に保湿する

【引用・参考文献】

1) 溝上祐子編著：創傷ケアの基礎知識と実践　褥瘡・手術部位感染・糖尿病性足潰瘍. 大阪, メディカ出版, p188-189, 2011
2) 真田弘美, 大桑麻由美編著：ナースのためのプロフェッショナル"脚"ケア　大腿から足先まで. 東京, 中央法規出版, p222-223, 2009
3) 大桑麻由美ほか：寝たきり高齢者における踵部褥瘡の深達度とABI(ankle brachial index)との関係. 褥瘡会誌. 9(2), 177-182, 2007
4) 真田弘美, 大桑麻由美編著：ナースのためのプロフェッショナル"脚"ケア　大腿から足先まで. 東京, 中央法規出版, p21, p30-35, 2009
5) 市岡　滋著：実践 創傷治癒―慢性創傷・難治性潰瘍へのアプローチ. 京都, 金芳堂, p87-96, 2006

爪切りの順序

- ●タイミング：足浴後、爪が柔らかくなっているときが切りやすい
- ●頻度：足爪が伸びる速度は、手爪の半分程度。爪切りは1か月に1回を目安に

① **爪の真ん中から少しずつ水平に切る**
② **爪の左右の角も水平に切る**
③ **爪やすりで、爪の角を削る**
④ **爪を点検する**

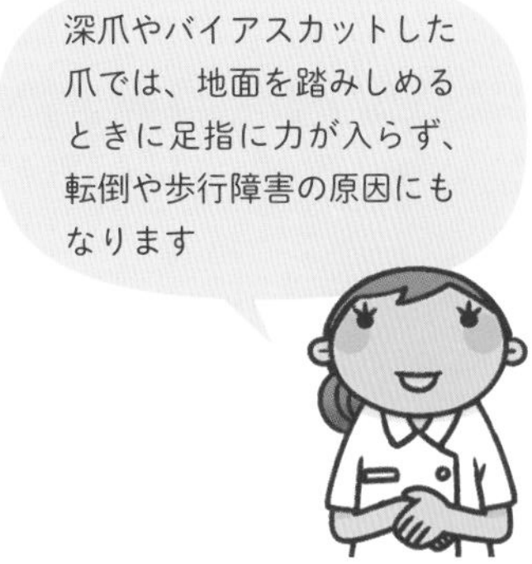
深爪やバイアスカットした爪では、地面を踏みしめるときに足指に力が入らず、転倒や歩行障害の原因にもなります

爪の切り方

OK

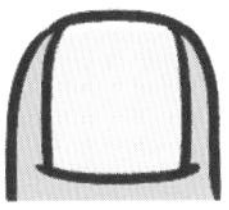

スクエアカット

- ・指先と同じか、やや長めに切り、両端の角を少しカットした後、指先のカーブに合わせるようヤスリで整える
- ・爪の端と皮膚が付着しているので、爪が指先の皮膚に当たったり、食い込むことがない

NG

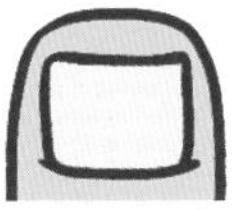

深爪

- ・指先や角を切りすぎた状態。
- ・指先の皮膚が地面の圧力で徐々に盛り上がり、爪が埋もれた状態になる
- ・爪がまっすぐ伸びない、肥厚する、内側に曲がるなど、巻き爪、陥入爪の原因になる

NG

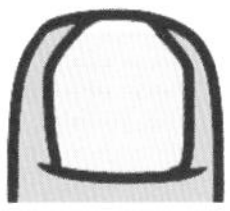

バイアスカット

- ・両端の角を大きく斜めに切る方法
- ・爪は縦方向と横方向の繊維が3層構造になっている。布のバイアス部分を切ったときに内向きに巻くように、爪を斜めに切ると内向きに巻いてしまう
- ・巻き爪、陥入爪の原因になる

やすりのかけ方

①第4・5指でやすりの端を持ち、第1指でもう片方の端を固定する。やすりの端を握る方法もある

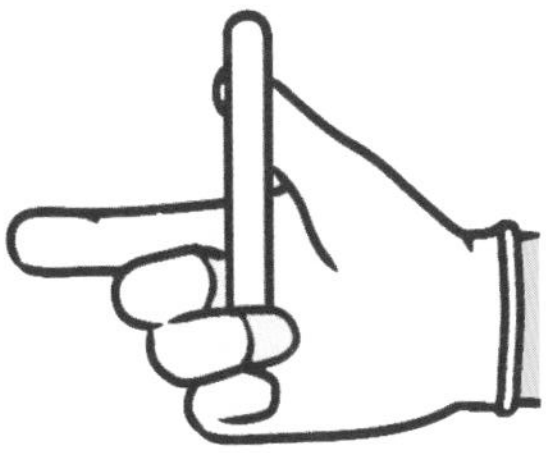

②左右それぞれの端から中央へ向かって削る。やすりを往復させず、一方向に表面の毛羽だけを取るように軽く削ると、爪への負担が少ない

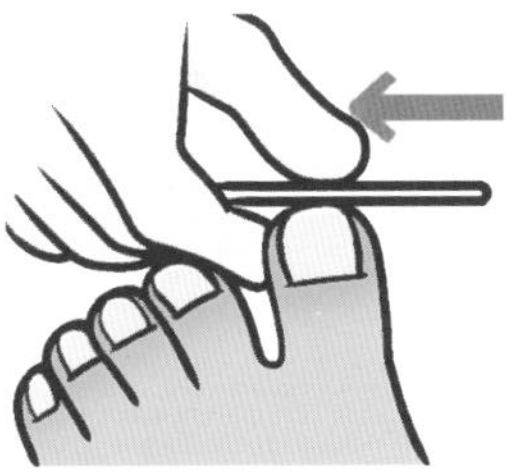

やすりの動き
爪の端から中央へ

③最後に、やすりを縦方向に使い、下から上に向かってかけて仕上げる。切り口がなめらかになっていればよい

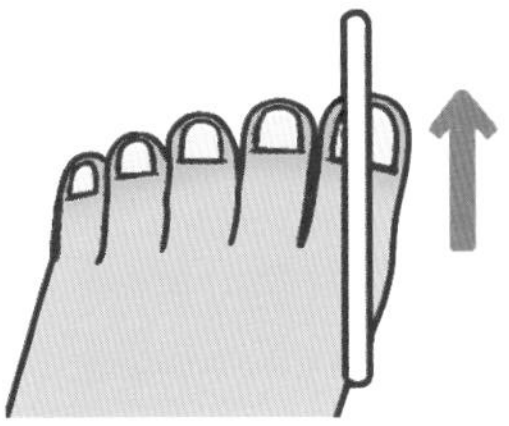

やすりの動き
爪先の中央部分を下から上へ

その他の皮膚疾患

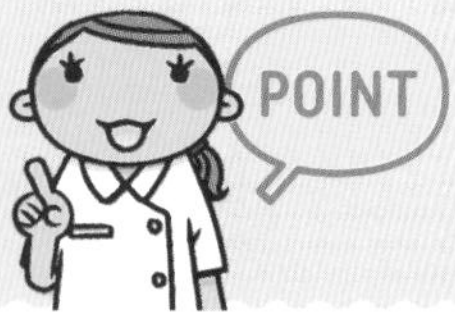

- 褥瘡の好発部位には褥瘡以外の皮膚疾患が生じる。
- 褥瘡と紛らわしい皮膚疾患の特徴を理解する。
- 疑わしい所見は褥瘡以外の疾患も考慮する。

褥瘡以外の皮膚疾患を知る

日常診療において、目の前の患者の病変が褥瘡であるのか、あるいは他の皮膚疾患であるのかをアセスメントすることが求められます。たとえば、褥瘡の好発部位である殿部や足部などに生じた皮疹がすべて褥瘡であるとは限りません。褥瘡以外にもさまざまな皮膚疾患があるのです。

ここでは、褥瘡と紛らわしい皮膚疾患を取り上げています。「外力が加わらない部位に皮疹がある」「鱗屑《りんせつ》や膿疱《のうほう》など、褥瘡では出現することの少ない皮膚所見がある」「疼痛《とうつう》が強い」といった症状がある場合は、褥瘡以外の疾患の可能性を考慮することが大切です。

細菌感染疾患

■臀部《でんぶ》慢性膿皮症

＜原因＞

殿部の深い再発性毛嚢炎が主体となり発症します。長時間の座位は増悪因子です。

＜皮膚病変、症状＞

多数の再発性膿瘍、瘻孔、瘢痕《はんこん》を認めます。

■蜂窩織炎《ほうかしきえん》

＜原因＞

ブドウ球菌、連鎖球菌による真皮深層から皮下組織に及ぶ感染症です。

＜皮膚病変、症状＞

境界不明瞭な発赤《ほっせき》が出現し、浸潤、腫脹《しゅちょう》、疼痛を伴います。悪寒、発熱がみられることもあります。

■フルニエ壊疽《えそ》

＜原因＞

陰嚢、陰茎、会陰に生じた壊死《えし》性筋膜炎をフルニエ壊疽と呼びます。A群溶連菌、嫌気性菌による浅在性筋膜の感染症で、皮下組織から筋膜の壊死を起こします。糖尿病、肝疾患などの基礎疾患があると、発症しやすいことがわかっています。

＜皮膚病変、症状＞

発赤と高度の疼痛、腫脹、熱感を伴います。病状の進行は速く、命にかかわることがあるため、早期発見・治療が求められます。

臀部慢性膿皮症

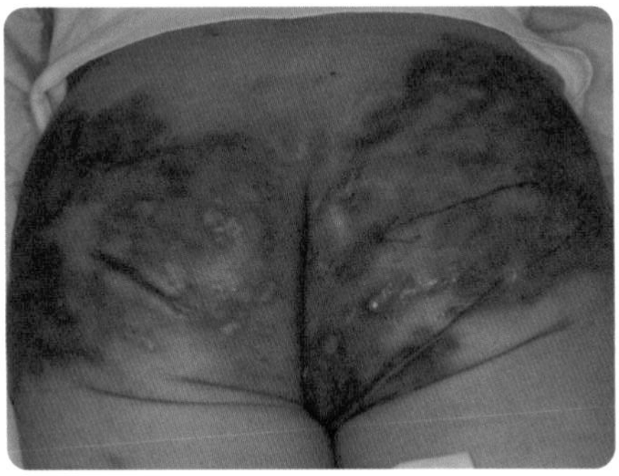

蜂窩織炎

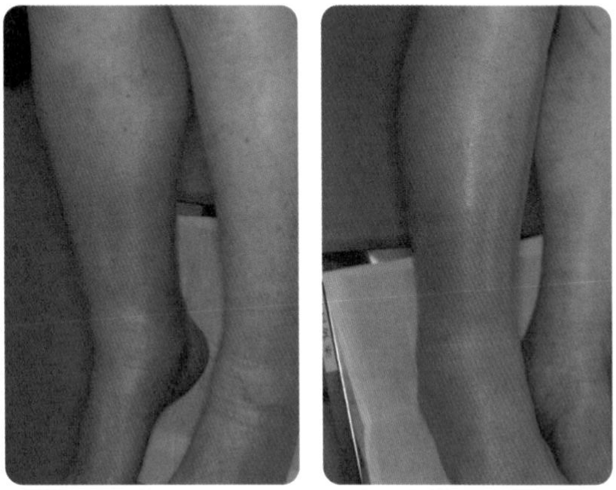

フルニエ壊疽

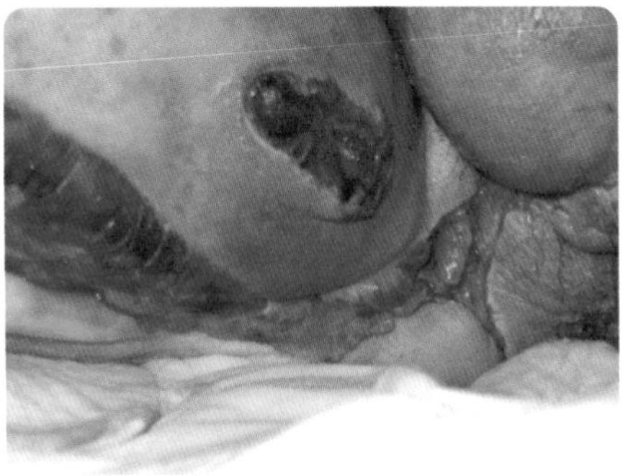

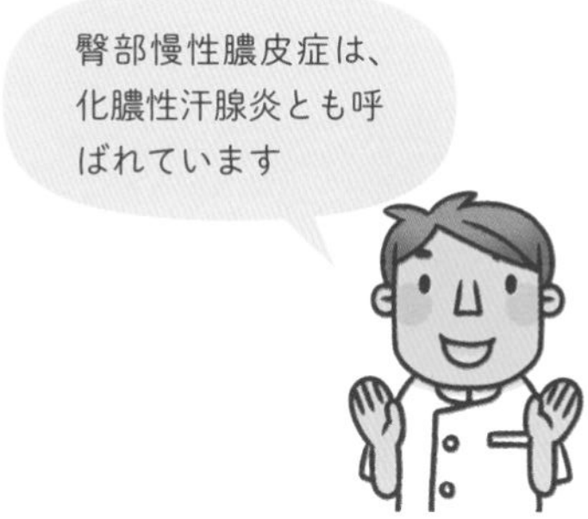
臀部慢性膿皮症は、化膿性汗腺炎とも呼ばれています

ウイルス感染疾患

■単純性疱疹

＜原因＞

単純ヘルペスウイルスは、皮膚や粘膜に初感染し、軽快後、神経節細胞に潜伏感染します。その後、発熱、疲労、ストレス、日光照射、寒冷刺激などを契機に再燃します。

＜皮膚病変、症状＞

皮疹は、口唇に多く出現しますが、殿部に現れることもあります。まず、患部にピリピリとした痛みなどが生じ、それとともに皮疹が２、３カ所現れます。その後、浮腫性紅斑《こうはん》が現れ、続いて漿液性丘疹、小水疱《すいほう》が出現します。

■帯状疱疹《たいじょうほうしん》

＜原因＞

原因は、水痘（いわゆる水ぼうそう）と同じ水痘・帯状疱疹ウイルスです。初感染で水痘を発症し軽快した後、水痘・帯状疱疹ウイルスは神経節細胞に潜伏感染します。その後、免疫機能の低下をきっかけにウイルスが再活性し、帯状疱疹を発症します。

＜皮膚病変、症状＞

身体の左右どちらかに、浮腫性紅斑、漿液性丘疹、紅暈《こううん》※を伴う小水疱が帯状に散在します。多くの場合、皮疹部位で神経痛様の疼痛を伴います。

※紅暈：丘疹や水疱、膿疱などを取り囲むようにしてみられる紅斑

単純性疱疹

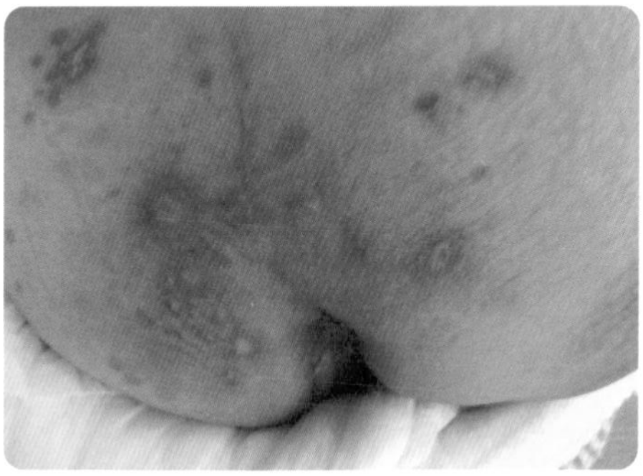

帯状疱疹

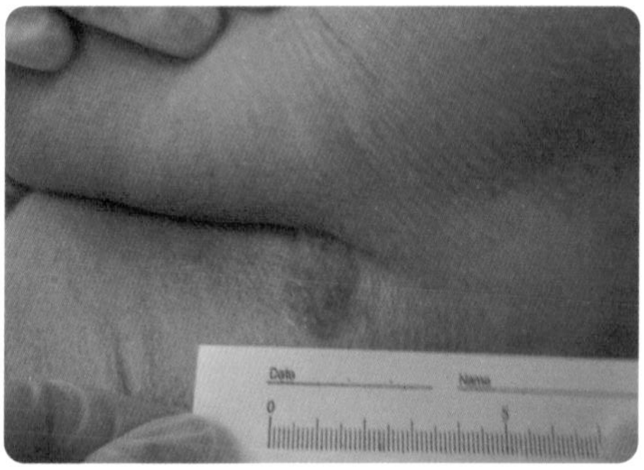

帯状疱疹

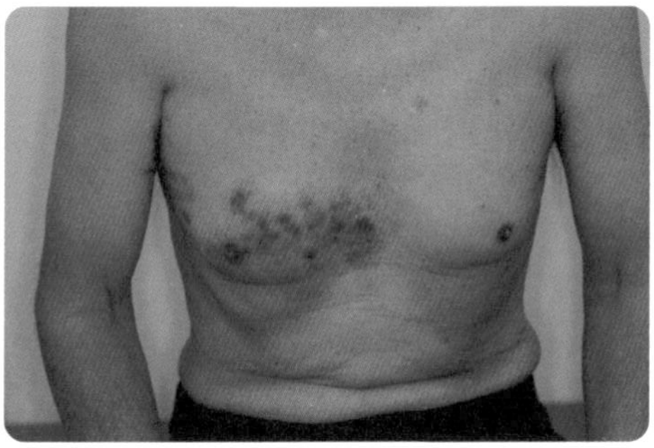

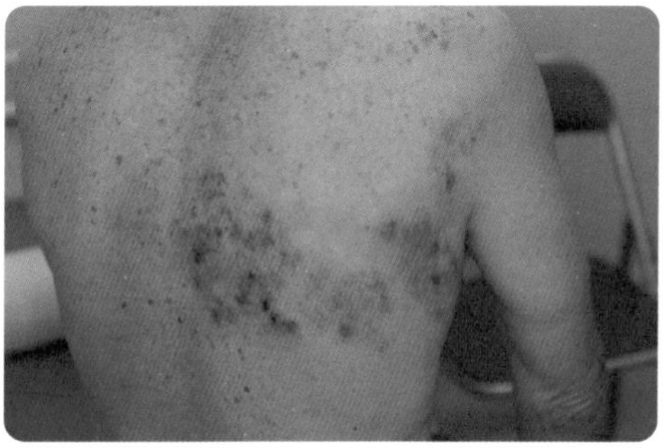

真菌感染症

■体部白癬《はくせん》

＜原因＞

白癬は、皮膚糸状菌という真菌によって生じる感染症です。足白癬、爪白癬が知られていますが、体部白癬もよくみられる疾患です。

＜皮膚病変、症状＞

体部白癬は、境界明瞭な紅斑《こうはん》～淡紅褐色斑が形成され、その辺縁に鱗屑《りんせつ》が付着した丘疹が環状に並び、中心治癒傾向※を示します。多くの場合、掻痒感を伴います。

＜診断＞

鱗屑を採取して直接鏡検で菌糸を確認します。

※中心治癒傾向：病変部の中央部分が治ったかのようにみえる状態

■皮膚カンジダ症

＜原因＞

カンジダ症は、カンジダ属の真菌による感染症です。皮膚カンジダ症は、皮膚と皮膚が擦れ合う間擦部（股部、陰部など）、おむつ部などに生じます。

＜皮膚病変、症状＞

境界明瞭な紅斑に膜状の鱗屑、浸軟《しんなん》、びらんなどを伴います。周囲に膿疱が散在している場合もあります。軽いかゆみを訴えることがあります。

＜診断＞

白癬と同じく、鱗屑または膿疱蓋などを直接鏡検で調べます。

皮膚カンジダ症（鼠径部）

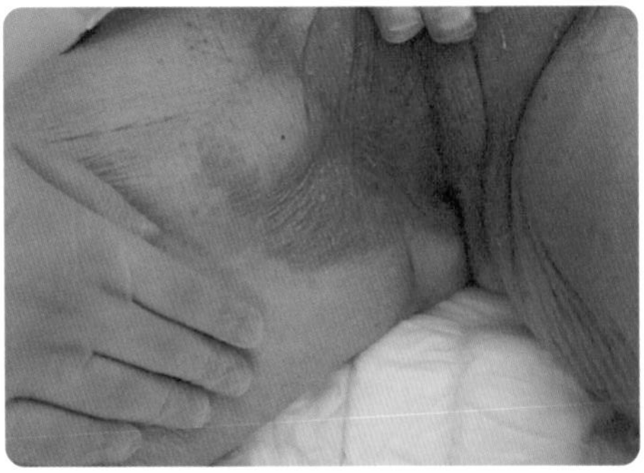

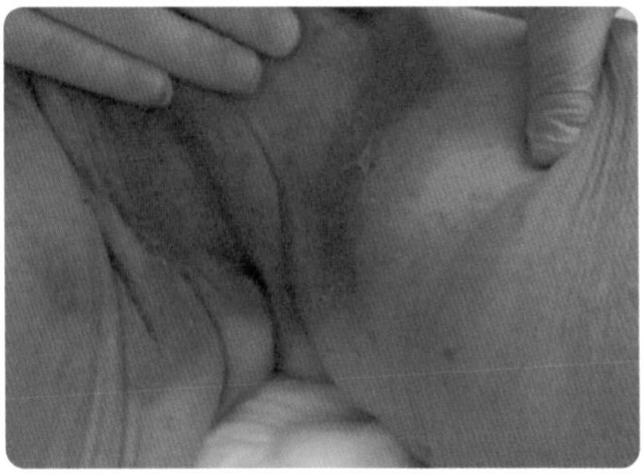

皮膚カンジダ症（殿部）

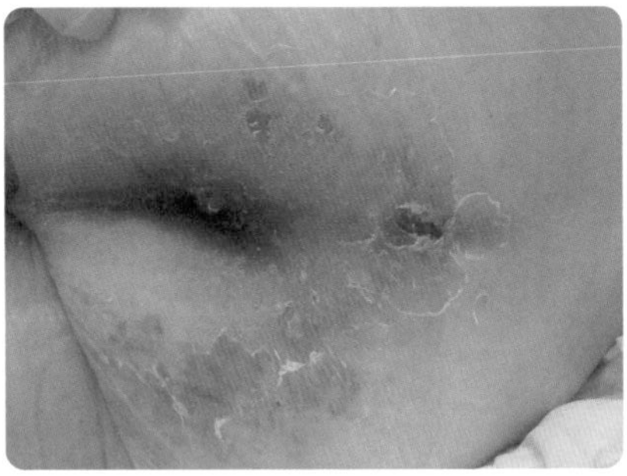

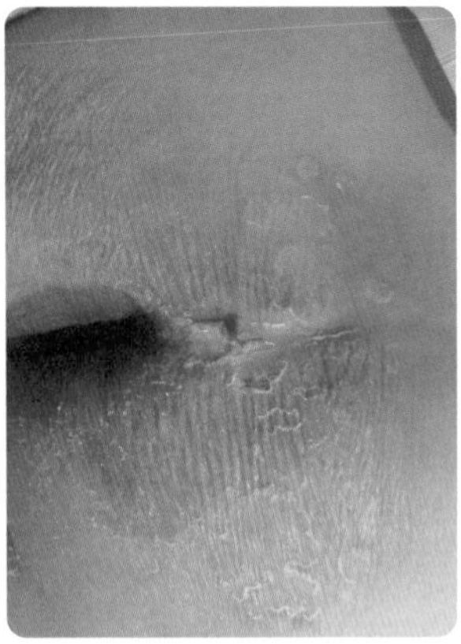

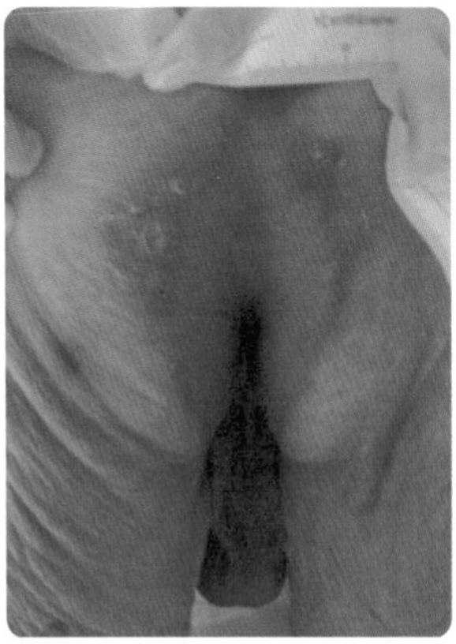

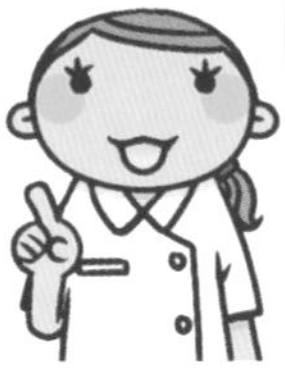

褥瘡部位の周囲には真菌感染症が起こりやすいので、病変部の観察に注意が必要です

乳房外パジェット病

＜原因＞

皮膚悪性腫瘍の１つで、アポクリン腺由来と考えられています。

＜皮膚病変、症状＞

外陰部に好発しますが、肛囲、会陰、腋窩、臍囲にも出現します。

初期は、比較的境界明瞭な紅斑が認められ、多くが自覚症状を伴いません。進行すると、びらんや痂皮が認められ、浸潤や結節の形成が確認されます。

＜診断＞

初期病変が湿疹、真菌感染症と類似していることから、しばしば間違われることがあります。また、これらの疾患と併発していることもあるので注意が必要です。確定診断には、皮膚生検を行います。

乳房外パジェット病（女性）

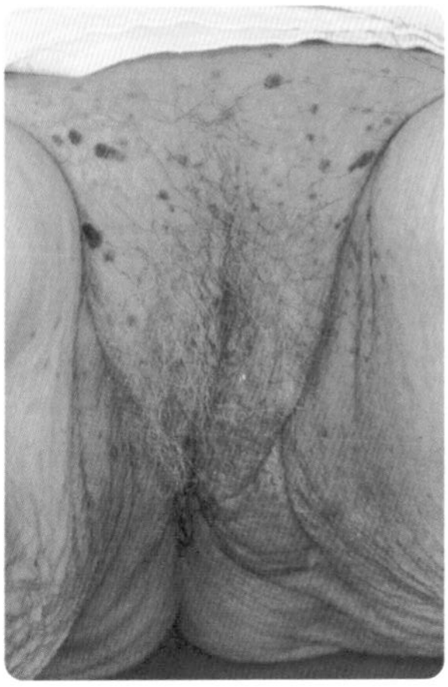

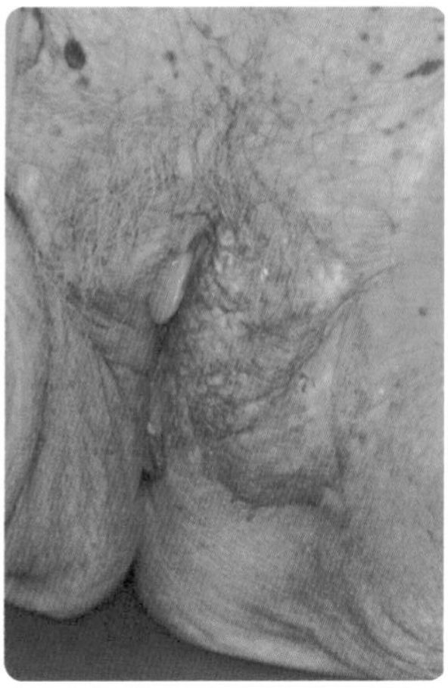

乳房外パジェット病（男性）

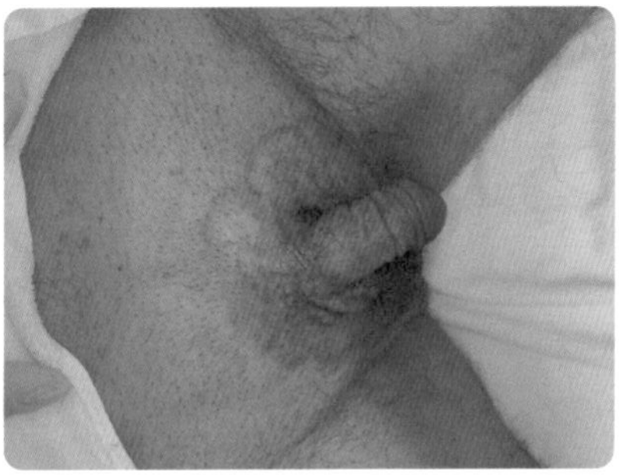

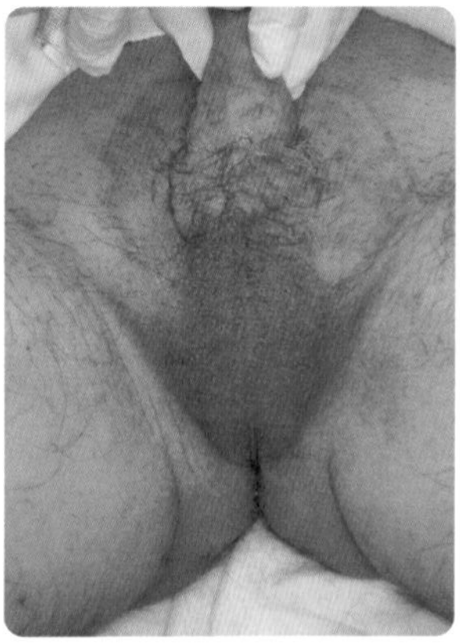

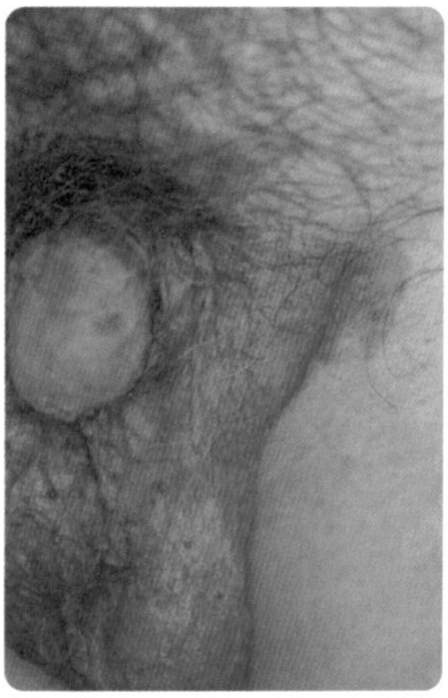

壊《え》疽《そ》性《せい》膿《のう》皮《ひ》症《しょう》

＜原因＞

病因不明の非感染性の潰瘍《かいよう》性皮膚疾患です。

＜皮膚病変、症状＞

下肢、殿部、腹部に好発します。膿疱、小水《すい》疱《ほう》から始まり、多発融合して穿掘性潰瘍となり、遠心性に拡大します。潰瘍の辺縁は紅色調を示しており、堤防状に隆起します。潰瘍底は膿苔、壊《え》死《し》物質が付着し、易出血性です。

壊疽性膿皮症は潰瘍性大腸炎、クローン病、関節リウマチ、血液疾患、大動脈炎症候群を合併することが知られています。

壊疽性膿皮症

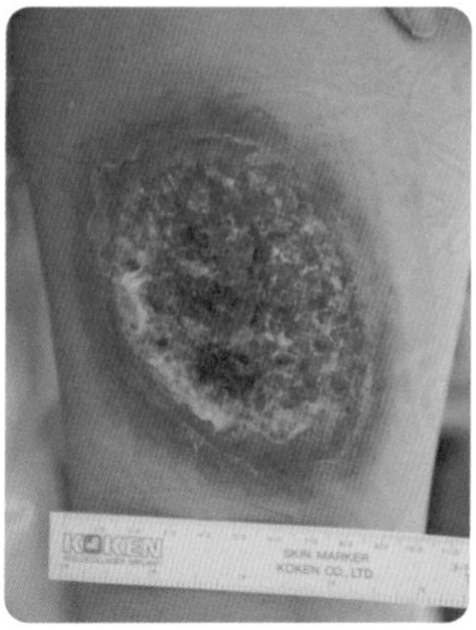

医原性疾患

■放射線皮膚炎

<原因>

放射線皮膚炎は、放射線を照射した部位に現れます。曝露直後に発生する急性放射線皮膚炎と、照射時期からしばらくたって発生する慢性放射線皮膚炎に大別されます。

<急性放射線皮膚炎>

照射開始から2週間ほどで、紅斑《こうはん》、水疱、びらんが生じ、灼熱感、疼痛《とうつう》を伴います。照射により放射線が皮膚に入る部位と出る部位に皮疹を生じる可能性があります。陰部や殿部に放射線照射することもあり、皮膚炎が認められたら、褥瘡との鑑別が必要です。

<慢性放射線皮膚炎>

照射後16週から2年が経過した後に、多形皮膚萎縮、肥厚角化、潰瘍が出現することがあります。慢性放射線皮膚炎が発生母地となり、有棘細胞《ゆうきょく》がん（表皮の有棘細胞から発生する悪性腫瘍）が生じることがあります。

慢性放射線皮膚炎

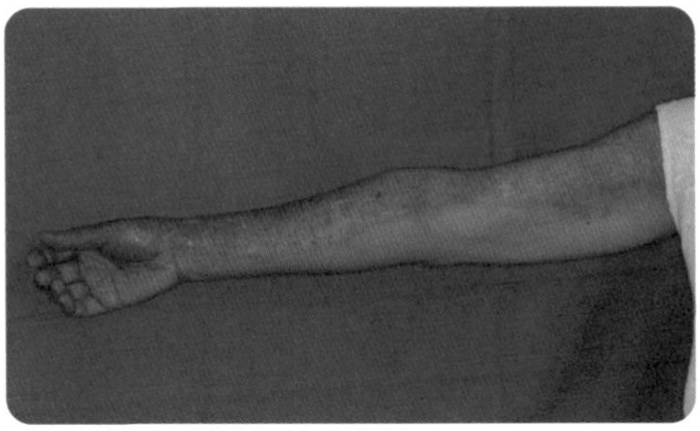

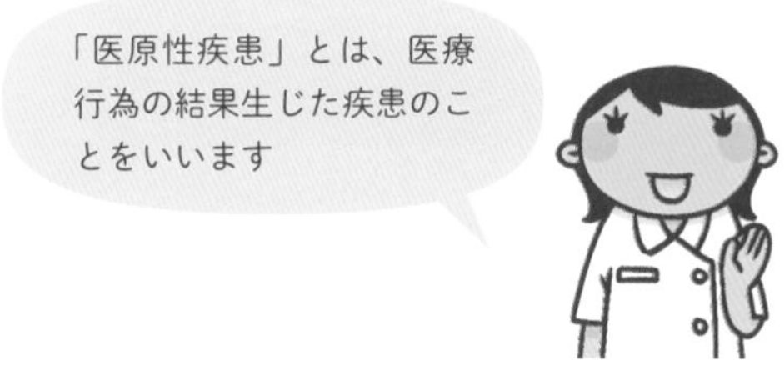
「医原性疾患」とは、医療行為の結果生じた疾患のことをいいます

ベーチェット病

<原因>

全身性に多彩な症状を起こす、病因不明の炎症性疾患です。

<皮膚病変、症状>

口腔粘膜のアフタ様潰瘍、皮膚症状（結節性紅斑、ざ瘡様皮疹）、外陰部潰瘍、眼症状（ぶどう膜炎）が4大主徴です。

陰嚢、大陰唇内側、小陰唇に境界明瞭な穿掘性の潰瘍を生じますが、まれに肛囲にも出現します。

ベーチェット病

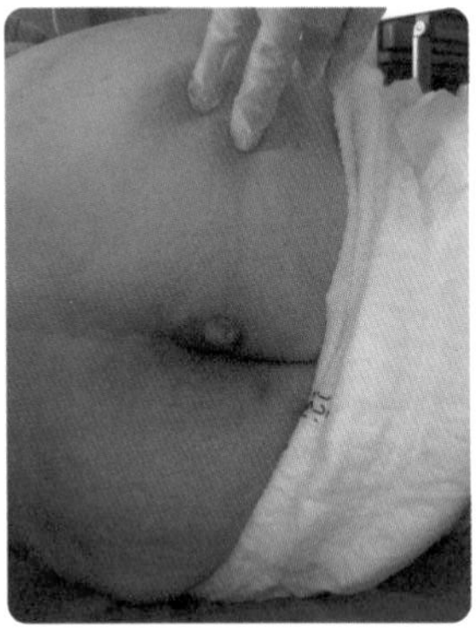

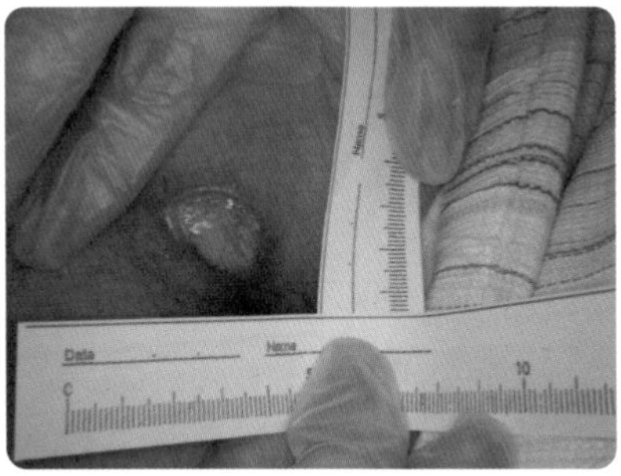

臀部《でんぶ》老人性苔癬化《たいせんか》局面（臀部角化性苔癬化皮膚）

＜原因＞

高齢者の殿裂の両側に発生する皮膚病変で、老人性の皮膚変性と考えられています。

＜皮膚病変、症状＞

殿裂から殿部にかけて、左右対称に境界不明瞭な褐色斑、淡紅褐色斑がみられ、漣状（さざ波状）、放射状の角化、苔癬化を認めます。鱗《りん》屑《せつ》、びらんが出現することもあります。

多くの場合、自覚症状はみられません。

臀部老人性苔癬化局面

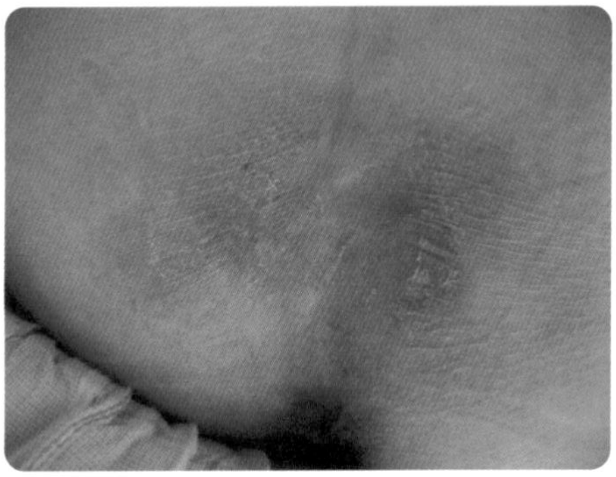

臀部老人性苔癬化局面は、加齢による殿部筋肉の減少、座位時間の増加などで皮膚が角化して発生します。褥瘡発生の背景と似ており、合併することもあります

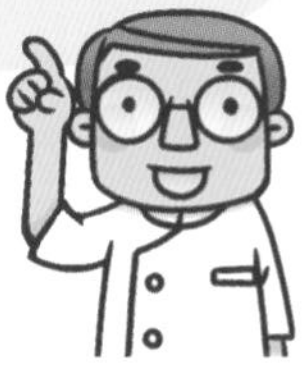

NOTE　消毒液による化学熱傷

医原性疾患の中には、手術時の術野消毒に用いられる消毒液が残留したまま仰臥位《ぎょうがい》で手術が行われると、殿部に消毒液がたまり化学熱傷を生じることがあります。化学熱傷によって生じた紅斑《こうはん》は褥瘡と間違われやすいため、術後の皮膚障害には、褥瘡以外に消毒液による化学熱傷があることに留意しておく必要があります。

皮膚・排泄ケア認定看護師とは

●皮膚・排泄ケア認定看護師の役割

認定看護師とは、日本看護協会が実施している認定看護師認定審査に合格・登録した看護師のことです。特定の看護分野において熟練した看護技術と深い知識をもち、水準の高い看護を実践できると認められ、さらに看護スタッフに対して指導やコンサルテーション（相談）を行う役割も期待されています。

「皮膚・排泄ケア認定看護師」は、Wound（創傷）、Ostomy（ストーマ；人工肛門、人工膀胱）、Continence（失禁）に関する専門の技術と知識をもった看護師で、それぞれの頭文字をとって医療現場でWOCナースとも呼ばれています。

- **Wound（創傷）**：皮膚トラブルや創傷のリスクが高い皮膚に対して、スキンケアの実践や創傷治癒の管理などを行う。
- **Ostomy（ストーマ；人工肛門、人工膀胱）**：ストーマが必要な患者に対して、装具や周囲皮膚のケア方法など、患者の日常生活をサポートする。
- **Continence（失禁）**：病気や手術で生じた失禁に対して、皮膚トラブルの予防やケアなど、排泄・排便で抱えている問題をサポートする。

●資格を取得するには

認定看護師の資格は、次の流れで取得することができます。

認定看護師の資格取得の流れ

① **看護師として通算5年以上の実務経験（うち3年以上は認定看護分野の実務研修）**

↓

② **認定看護師教育機関（課程）修了　A課程、B課程**
（2020年度よりB課程がスタート。A課程は2026年度で終了）

↓

③ **認定審査（筆記試験）**

↓

④ **認定看護師認定証の交付・登録**

↓

⑤ **更新の手続き（5年ごとに更新）**

資格取得にはこのようなハードルを越えなければなりませんが、専門性の高いスペシャリストになることで、他職種からの信頼も得やすくなり、活動範囲も広がります。

皮膚・排泄ケア認定看護師に興味のある方は、日本看護協会のホームページで情報を入手してください。

日本看護協会　https://www.nurse.or.jp

チーム医療で褥瘡ケアを支える
－昭和大学横浜市北部病院の褥瘡対策チームの取り組み－

●褥瘡対策チームの構成

昭和大学横浜市北部病院では、医師（形成外科、皮膚科、リハビリテーション科）、看護師、薬剤師、管理栄養士、事務、必要に応じて理学療法士や臨床工学技士などで褥瘡対策チームを作り、横断的活動を通して病棟における褥瘡対策に取り組んでいます。

褥瘡対策チーム

褥瘡管理室	褥瘡管理者（専従）	褥瘡発生リスクアセスメント・褥瘡ケアの評価・ケア計画立案、ケアの実施、指導、褥瘡予防・治療に関するコンサルテーションなど
	医師	褥瘡の診断、治療方針の提示、難渋症例の処置など
	看護師（専従以外のWOC）	必要に応じて看護ケアと褥瘡ケアの総合的なアドバイスなど
	薬剤師	院内の褥瘡治療薬の情報提供など
	管理栄養士	患者の栄養評価、栄養投与方法のアドバイス、栄養剤の選択など
	事務員	診療報酬点数上の管理・委員会の運営
病棟	褥瘡専任医師	褥瘡の診断、治療方針、治療計画の立案、治療の実際（局所ケア、デブリードマン、手術など）
	褥瘡専任看護師	褥瘡のリスクアセスメントの実施、褥瘡に関する知識・技術の周知、褥瘡予防計画の立案、ケアの実際、指導など
（必要に応じて）		臨床工学技士、理学療法士

WOC：Wound Ostomy Continence

●褥瘡対策チームの活動内容

褥瘡対策チームのおもな活動は、以下の３つです。

①褥瘡管理対策：週１回、木曜日の午後にチームカンファレンスを実施し、褥瘡を保有あるいは褥瘡リスクの高い入院患者について、各メンバーが専門分野の視点から意見を出し合い、最適な褥瘡ケア・処置を提案、検討する。さらに治療方針を統合した後、褥瘡回診を行いながら病棟スタッフへ情報を提供していく。

②褥瘡予防対策に向けての支援：各病棟、院内の褥瘡発生状況や推定褥瘡発生率などを把握し、褥瘡予防ケア、スタッフ教育・啓発活動につなげる。

③教育・啓発活動：看護部教育研修、全職員を対象とした報告会、研修会を実施する。

褥瘡対策チームによる褥瘡回診の流れ

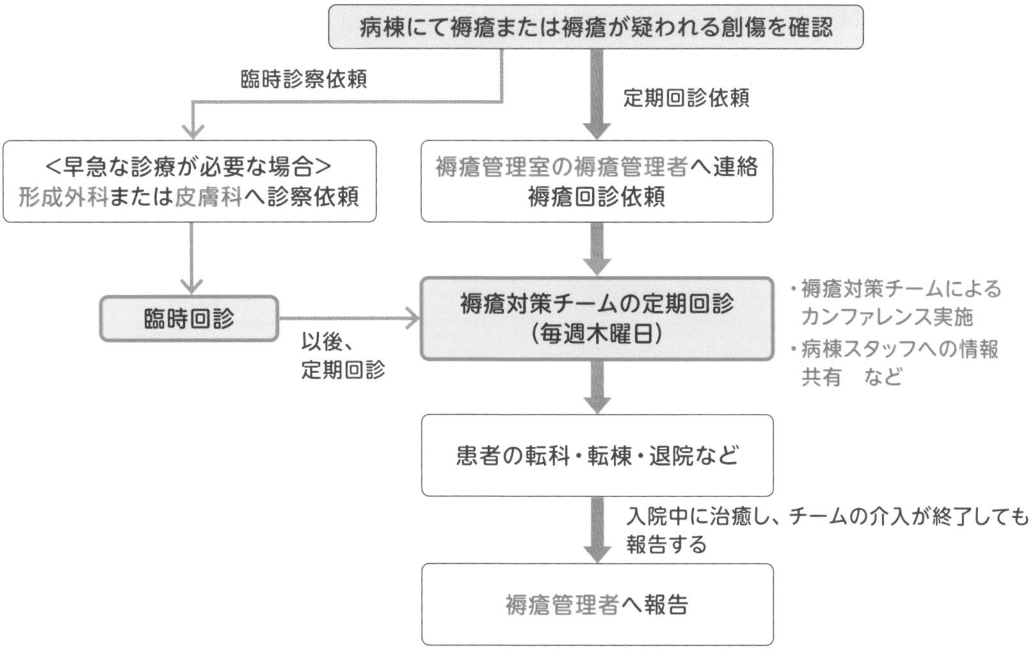

●褥瘡専従看護師の役割

当院には３名の皮膚・排泄ケア認定看護師（WOCナース）が、看護管理部門（１名）、褥瘡専従（１名）、病棟配属（１名）で活動をしています。それぞれ活動内容は異なりますが、週１回は３名でミーティングの場を設けています。そこでは、それぞれの立場から問題点や課題を抽出し、情報共有と活動の確認、今後の改善策などについて話し合い、その結果をタイムリーに現場へフィードバックすることを重視しています。

褥瘡専従看護師は、日々病棟ラウンドを行いながら、褥瘡ケアが継続されているか、病棟で困っていることはないかなど確認し、必要に応じてケアの実践や看護計画の評価などを病棟スタッフと協力しながら行っています。また、多職種が常に最新の情報を共有できるよう、職種間をコーディネートすることも、チーム医療における褥瘡専従看護師の重要な役割となっています。

●2022年度の活動

当院では入院時より褥瘡予防ケアに努めていますが、2022年度は体圧管理と湿潤（失禁）ケアを重点課題の１つとして取り組みました。

褥瘡専従看護師を中心に、それまで使用していた褥瘡関連の物品について、それぞれの特性と使用方法を見直し、さらにWOCナースが介入して、皮膚障害が起こる前の失禁のアセスメントを強化するなど、看護師への教育を徹底しました。その結果、標準的なケアが実施されるようになり、褥瘡推定発生率が低下しました。看護師教育の重要性を示した結果であり、褥瘡専従看護師の役割がいかに重要であるかを再認識した取り組みでした。

今後は、他のケアについても標準的なケアをめざして教育を進めていく予定です。ちなみに2023年度は、クリティカル領域でのハイリスク患者の深さ判定不能な褥瘡発生の予防と看護補助者への褥瘡予防ケアの教育に取り組みたいと考えています。

褥瘡ケアに用いる略語一覧

ABI	ankle brachial index	足関節上腕血圧比
ADL	activities of daily living	日常生活動作
Alb	Albumin	アルブミン
ASO	arteriosclerotic obliterans	閉塞性動脈硬化症
BEE	basal energy expenditure	基礎エネルギー消費量
BMI	body mass index	体格指数
BUN	blood urea nitrogen	血中尿素窒素
CCU	cardiac care unit	循環器系集中治療室
CONUT	controlling nutritional status	アルブミン値、総コレステロール値、リンパ球数による栄養状態スクリーニングツール
CRP	C-reactive protein	C反応性蛋白
D in D	decubitus in decubitus	褥瘡の中に形成された褥瘡
DESIGN	Depth（深さ）、Exudate（滲出液《しんしゅつ》）、Size（大きさ）、Inflammation/Infection（炎症/感染）、Granulation（肉芽組織）、Necrotic tissue（壊死《えし》組織）の6項目	
DFU	diabetic foot ulcer	糖尿病性足潰瘍《かいよう》
DIC	disseminated intravascular coagulation	播種性血管内凝固症候群
DTI	deep tissue injury	深部損傷褥瘡
EPS	extracellular polymeric substance	細胞外高分子物質
EPUAP	European Pressure Ulcer Advisory Panel	欧州褥瘡諮問委員会
FGF	fibroblast growth factor	線維芽細胞増殖因子
FS	face scale	フェイススケール
FTU	finger tip unit	フィンガーチップユニット
GVHD	graft versus host disease	移植片対宿主病
HRQOL	health related quality of Life	健康関連QOL

IAD	incontinence-associated dermatitis	失禁関連皮膚炎
ICU	intensive care unit	集中治療室
MDRPU	medical device related pressure ulcer	医療関連機器圧迫創傷
MMP	matrix metalloproteinase	マトリックスメタプロテアーゼ
MNA	mini nutritional assessment	簡易栄養状態評価表
MRSA	Methicillin-resistant Staphylococcus aureus	メチシリン耐性黄色ブドウ球菌
MWH	moist wound healing	湿潤環境下療法
NMF	natural moisturizing factor	天然保湿因子
NPPV	noninvasive positive pressure ventilation	非侵襲的陽圧喚起療法
NPWP	negative pressure wound therapy	局所陰圧閉鎖療法
NST	nutrition support team	栄養サポートチーム
ODT	occlusive dressing therapy	密封包帯法
PAD	peripheral arterial disease	末梢動脈疾患
PEM	protein-energy malnutrition	蛋白質・エネルギー低栄養状態
QOL	quality of life	生活の質
SF-36	MOS 36-Item Short-Form Health Survey	SF-36
SGA	subjective global assessment	主観的包括的栄養評価
SPP	skin perfusion pressure	皮膚灌流圧
TBI	toe brachial pressure index	足趾上腕血圧比
TEE	total energy expenditure	総エネルギー必要量
TEWL	trans epidermal water loss	経皮水分蒸散量
TPN	total parenteral nutrition	中心静脈栄養法
VAS	visual analogue scale	視覚的アナログスケール
WBP	wound bed preparation	創面環境調整
WOCN	wound ostomy continence nurse	皮膚・排泄ケア認定看護師

さくいん

あ

い

う・え

お

か

き

せ

そ

た

ち・つ

て

と

な・に・の

欧文

執筆者一覧

●編著者

佐々木舞子（ささき　まいこ）
昭和大学横浜市北部病院 看護部次長　老人看護専門看護師／皮膚・排泄ケア認定看護師

●執筆者（執筆順）

山﨑正雄（やまざき　まさお）
昭和大学病院 看護部　皮膚・排泄ケア認定看護師

髙野真理（たかの　まり）
昭和大学病院 看護部 皮膚・排泄ケア認定看護師

瀬畑洋子（せばた　ようこ）
昭和大学横浜市北部病院 看護部　皮膚・排泄ケア認定看護師

小松美奈子（こまつ　みなこ）
昭和大学横浜市北部病院 看護部　皮膚・排泄ケア認定看護師

遠藤由布（えんどう　ゆう）
昭和大学病院 看護部　皮膚・排泄ケア認定看護師

中田美江（なかた　みえ）
昭和大学横浜市北部病院　管理栄養士

吉川あづ美（よしかわ　あづみ）
昭和大学藤が丘病院 看護部　皮膚・排泄ケア認定看護師

八尾早希子（やお　さきこ）
昭和大学藤が丘病院 看護部　皮膚・排泄ケア認定看護師

大塚尚治（おおつか　たかはる）
昭和大学横浜市北部病院 形成外科　教授

冨田和也（とみた　かずや）
昭和大学藤が丘病院 看護部　皮膚・排泄ケア認定看護師

藤尾敬子（ふじお　けいこ）
昭和大学江東豊洲病院 看護部　皮膚・排泄ケア認定看護師

島田洋子（しまだ　ようこ）
昭和大学横浜市北部病院 皮膚科　医師

●編著者
佐々木舞子（ささき・まいこ）
昭和大学横浜市北部病院　看護部次長
1972年生まれ。1994年昭和大学医学部付属看護専門学校卒、2005年法政大学人間環境学部卒、2011年東京福祉大学社会福祉学部卒、2020年日本赤十字看護大学大学院看護学研究科老年看護学専攻卒。
1994年に昭和大学病院に入職し、その後同大学付属豊洲病院、同大学藤ヶ丘病院（看護部次長、褥瘡専従）を経て、2020年より現職。
2010年皮膚・排泄ケア認定看護師取得、2020年老人看護専門看護師取得。
所属学会は日本ストーマ・排泄リハビリテーション学会、日本褥瘡学会、日本創傷・オストミー・失禁管理学会、日本老年看護学会、日本CNS看護学会。

●スタッフ
本文イラスト／赤澤英子
本文デザイン／株式会社シーツ・デザイン
動画制作／株式会社ゴッフィー
編集協力／有限会社エディプロ
編集担当／柳沢裕子（ナツメ出版企画株式会社）

本書に関するお問い合わせは、書名・発行日・該当ページを明記の上、下記のいずれかの方法にてお送りください。電話でのお問い合わせはお受けしておりません。
・ナツメ社webサイトの問い合わせフォーム
https://www.natsume.co.jp/contact
・FAX（03-3291-1305）
・郵送（下記、ナツメ出版企画株式会社宛て）
なお、回答までに日にちをいただく場合があります。正誤のお問い合わせ以外の書籍内容に関する解説・個別の相談は行っておりません。あらかじめご了承ください。

ナツメ社Webサイト
https://www.natsume.co.jp
書籍の最新情報（正誤情報を含む）はナツメ社Webサイトをご覧ください。

これならわかる! 褥瘡《じょくそう》ケア

2023年10月3日　初版発行

編著者　佐々木舞子《ささきまいこ》
発行者　田村正隆
発行所　株式会社ナツメ社
東京都千代田区神田神保町1-52　ナツメ社ビル1F（〒101-0051）
電話 03(3291)1257(代表)／FAX 03(3291)5761
振替00130-1-58661
制　作　ナツメ出版企画株式会社
東京都千代田区神田神保町1-52　ナツメ社ビル3F（〒101-0051）
電話 03(3295)3921(代表)
印刷所　ラン印刷社

ISBN978-4-8163-7430-2
〈定価はカバーに表示してあります〉
〈落丁・乱丁本はお取り替えします〉